Collection
accréditée
Formation continue
JPIO
Dirigée par Henri Koskas

L'assistante en implantologie chirurgicale et prothétique

G. DROUHET
P. MISSIKA
F. ARNAUD

Avec la collaboration de :

P. Cherfane
P. Dormagen
Y. Saizou
E. Zaghroun

et

J. Fesneau
K. Denys
N. Villatte

Editions CdP

Retrouvez toutes nos publications sur :
www.editionscdp.fr

Éditions CdP

Wolters Kluwer France SAS
1, rue Eugène-et-Armand-Peugeot - 92856 Rueil-Malmaison Cedex

ISBN 978-2-84361-125-8 - ISSN 1294-0585

Dans la même collection

- *Accéder à l'implantologie*
  P. Missika, A. Benhamou, I. Kleinfinger
- *Anatomie clinique* (2e édition)
  J.-F. Gaudy
- *Chirurgie plastique parodontale* (2e édition)
  A. Borghetti, V. Monnet-Corti
- *Communiquer en odonto-stomatologie*
  Obligations et stratégies
  R. Nossintchouk
- *Droit et chirurgie dentaire*
  Prévention, expertises et litiges
  P. Missika, B. Rahal
- *Esthétique et parodontie : les clés du succès*
  Ch. Romagna-Genon, P. Genon
- *La Fonction occlusale*
  Implications cliniques (2e édition)
  M. Le Gall, J.-F. Lauret
- *Hygiène, asepsie, ergonomie*
  Un défi permanent
  P. Missika, G. Drouhet
- *Les Implants : chirurgie et prothèse*
  Choix thérapeutique stratégique
  H. Martinez, P. Renault
- *Maîtriser la prothèse amovible partielle*
  P. Santoni
- *Manuel d'implantologie clinique* (2e édition)
  M. Davarpanah, S. Szmukler-Moncler
- *Occlusodontie pratique*
  J.-D. Orthlieb, D. Brocard, J. Schittly, A. Manière-Ezvan
- *Parodontie médicale*
  J. Charon, Ch. Mouton
- *Parodontites sévères et orthodontie*
  M. Danan, F. Fontanel, M. Brion
- *Prescrire en odontologie*
  M. Sixou
- *Prothèse amovible complète*
  Prothèse immédiate
  Prothèses supraradiculaire et implantaire
  Ch. Rignon-Bret, J.-M. Rignon-Bret
- *Prothèse amovible partielle*
  Clinique et laboratoire
  J. Schittly, E. Schittly
- *Réhabilitation orale immédiate ou rapide à l'aide d'implants*
  D. van Steenberghe
- *Le Traitement parodontal*
  Questions et réponses
  J. Egelberg
- *Le Traitement parodontal raisonné*
  P. Genon, Ch. Romagna-Genon
- *Traumatismes dentaires*
  Du diagnostic au traitement
  C. Naulin-Ifi
- *Urgences dentaires et médicales*
  Conduites à tenir et prévention chez les patients à risque
  Y. Boucher, E. Cohen

Table des matières

Guillaume DROUHET

- Attaché de l'unité d'implantologie chirurgicale, faculté de chirurgie dentaire Garancière-Hôtel-Dieu (Paris 7)
- Diplôme universitaire d'implantologie chirurgicale et prothétique, université Paris 7
- Diplôme d'expertise médicale et odontologique, hôpital Fernand-Vidal (Paris 6)

Patrick MISSIKA

- Maître de conférences des universités
- Praticien hospitalier
- Directeur du diplôme universitaire d'implantologie chirurgicale et prothétique, faculté de chirurgie dentaire Garancière-Hôtel-Dieu (Paris 7)
- Professeur associé, Tufts University Boston (États-Unis)
- Expert national agréé par la Cour de cassation

François ARNAUD

- Président de la Commission nationale de qualification des assistants en odontostomatologie
- Ex-attaché, faculté de chirurgie dentaire, université Clermont 1
- Diplôme universitaire d'informatique odontologique, université Clermont 1
- Diplôme universitaire de pédagogie appliquée en odontologie, université Clermont 1

Collaborateurs

Chirurgiens dentistes

Pascaline DORMAGEN

- Docteur en chirurgie dentaire
- Attaché de l'unité d'implantologie prothétique, service d'odontologie Garancière-Hôtel-Dieu (Paris 7)
- Diplôme universitaire d'implantologie chirurgicale et prothétique, université Paris 7
- Ancien assistant des universités, université Paris 5
- Praticien hospitalier, hôpital Paul-Guiraud-Villejuif

Pierre CHERFANE

- Docteur en chirurgie dentaire
- Attaché de l'unité d'implantologie, service d'odontologie Garancière-Hôtel-Dieu (Paris 7)
- Diplôme universitaire d'implantologie chirurgicale et prothétique, université Paris 7
- CES de parodontologie

Eliott ZAGHROUN

- Docteur en chirurgie dentaire
- Attaché de l'unité d'implantologie, service d'odontologie Garancière-Hôtel-Dieu (Paris 7)
- Diplôme universitaire d'implantologie chirurgicale et prothétique, université Paris 7
- CES de parodontologie, maîtrise en sciences biologiques et médicales
- Diplôme universitaire d'expertise maxillo-faciale et bucco-dentaire (Montpellier)

Yann SAIZOU

- Docteur en chirurgie dentaire
- Attaché de l'unité d'implantologie prothétique, service d'odontologie Garancière-Hôtel-Dieu (Paris 7)
- Diplôme universitaire d'implantologie chirurgicale et prothétique, université Paris 7
- CES de prothèse conjointe

Formation

Jacqueline FESNEAU

- Directrice de la Commission nationale de qualification des assistants en odontostomatologie
- Formatrice

Assistantes

Kathy DENYS

- Assistante dentaire, prothésiste dentaire
- Diplôme universitaire de management par la qualité en dentaire
- Formatrice

Nadège VILLATTE

- Assistante dentaire qualifiée

Introduction

La pratique de l'implantologie, qu'elle soit chirurgicale ou prothétique, nécessite une collaboration étroite entre le praticien et son ou ses assistantes.

Il est inconcevable pour un praticien travaillant seul au fauteuil de réaliser la mise en place chirurgicale des implants. En effet, comment préparer la salle d'intervention, le plateau technique chirurgical, procéder à l'installation du patient, à la pose des champs opératoires, réaliser et maintenir un lambeau, tenir l'aspiration chirurgicale sans l'aide d'une assistante qualifiée, tout en respectant les règles d'hygiène-asepsie et de sécurité ?

Aussi, la présence d'une assistante qualifiée nous semble à l'évidence indispensable pour tout praticien qui souhaite faire de l'implantologie chirurgicale ou prothétique.

Ce livre décrit en détail le rôle de l'assistante dans la pratique implantaire.

Afin de bien assimiler son rôle, elle doit avoir compris les différentes étapes d'un traitement implantaire, ceci depuis l'étude prothétique préimplantaire jusqu'à la chirurgie implantaire et la réalisation prothétique.

Pour chaque étape du traitement, des explications richement illustrées permettront à toute assistante de se familiariser avec la terminologie et les exigences d'un traitement implantaire.

Il en va de même pour les étapes essentielles de la chaîne de stérilisation qui sont, le plus souvent, déléguées à l'assistante, mais sous la responsabilité du praticien. Les procédures de traçabilité, dernière étape de la chaîne de stérilisation, relèvent également de l'assistante. Celles-ci sont fondamentales et obligatoires en implantologie tant il est primordial de pouvoir identifier les implants et le matériel utilisés dans le cadre du traitement implantaire avec une traçabilité stricte de la stérilisation, des dispositifs médicaux à la mise à disponibilité de ces derniers au patient traité.

Le rôle de l'assistante comme aide opératoire s'avère central, tout particulièrement lors des actes de chirurgie implantaire. Bien se positionner, permettre un bon accès du champ opératoire, bien aspirer... : autant de techniques à maîtriser. Un chapitre traite spécifiquement du travail à quatre mains, assorti de conseils et d'une illustration bien fournie.

Par la relation sympathique qu'elle crée avec le patient, souvent très anxieux avant une pose chirurgicale d'implants, l'assistante influera positivement sur son état en réduisant son stress. Un chapitre est consacré à cette communication fondamentale pour le bon déroulement du traitement implantaire.

La bonne entente de l'équipe soignante formée par le praticien et son assistante conditionne la réussite du traitement.

Présentation de l'implantologie

Guillaume DROUHET, Patrick MISSIKA

L'implantologie orale est une discipline qui s'intègre dans la pratique de l'odontologie. Tout praticien doit connaître cette thérapeutique et la proposer dès que celle-ci apportera une solution meilleure au patient. L'équipe thérapeutique que représentent le praticien et son assistante doit être capable de mener à bien un traitement implantaire.

I - Définitions

1 - Implantologie orale

L'implantologie orale est un traitement permettant le remplacement d'une ou plusieurs dents manquantes par une ou plusieurs racines artificielles que l'on appelle implant dentaire. Ces implants permettent de réaliser une prothèse qui remplacera la (ou les) dent(s) absente(s) *(fig. 1.1)*.

2 - Qu'est-ce qu'un implant ?

Un implant est un dispositif introduit dans l'organisme. Dans le cas de l'implantologie orale, il est placé dans l'os maxillaire ou l'os mandibulaire : c'est une racine artificielle.

De forme cylindrique ou conique, l'implant est composé de matériau biocompatible, la plupart du temps le titane, métal parfaitement biocompatible ***(fig. 1.2 et 1.3)***. Il est livré stérile dans un double emballage. On distingue deux parties : le corps de l'implant, muni de spires qui permettent de le visser, et la tête avec, en son centre, un filetage interne qui correspond à la zone de connexion sur laquelle se fixe la prothèse sur l'implant *(fig. 1.4)*.

Le corps de l'implant est cylindrique, conique ou cono-cylindrique. Actuellement, la plupart des implants ont un état de surface rugueux sur le corps ; cette surface, parfaitement stérile, doit être en contact avec l'os. Le premier contact de l'implant doit être le sang du site préparé, qui, par capillarité, se répand sur toute la surface, ce qui explique la rigueur de la gestuelle de l'équipe chirurgicale lors de la pose de l'implant.

La tête de l'implant varie selon le système. Sa géométrie particulière permet l'emboîtement des pièces nécessaires pour réaliser une prothèse : c'est la connexion. Deux types de connexion existent : la connexion interne ou la connexion externe *(fig. 1.5)*.

Dans le cas d'édentement unitaire, un implant (la racine artificielle) sera placé pour soutenir une prothèse fixée ou couronne unitaire *(fig. 1.6)*.

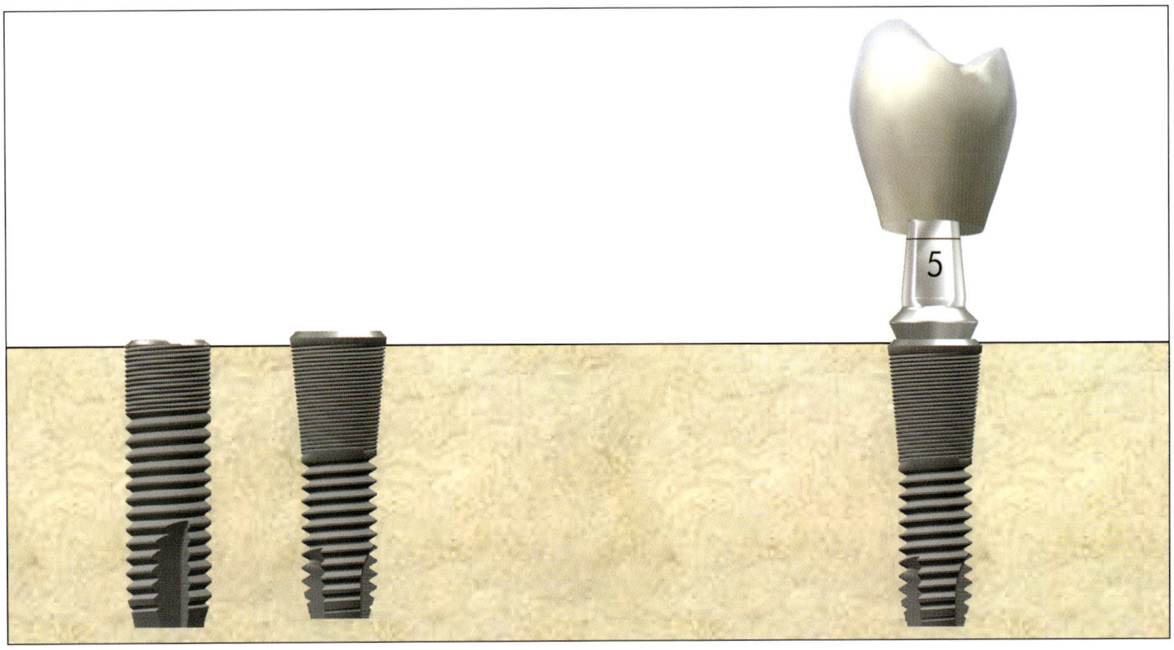

Figure 1.1 Un implant : racine artificielle pouvant supporter une prothèse, ici une couronne prothétique.

Lorsque l'édentement représente un groupe de dents, la mise en place de plusieurs implants permettra de remplacer les dents par une prothèse fixée ou bridge sur implant *(fig. 1.7)*.

Le traitement implantaire permet aussi de réhabiliter une arcade complète par la pose de plusieurs implants, en réalisant un bridge complet sur implant *(fig. 1.8)*.

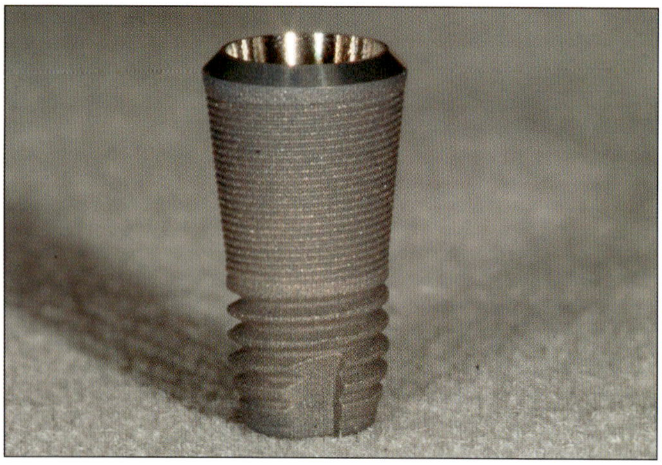

Figure 1.2 Implant de marque Astra Tech, en titane.

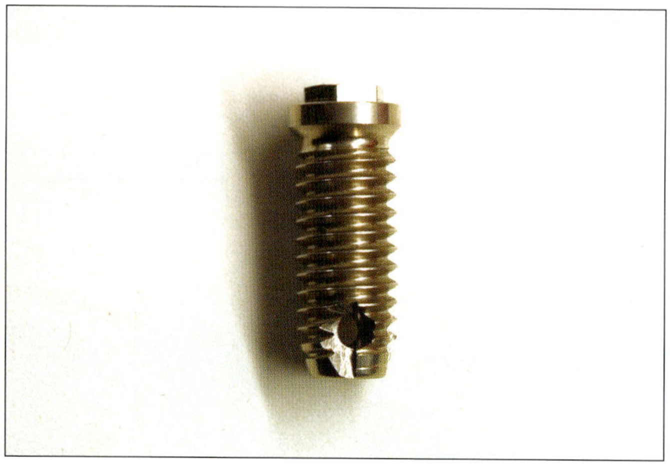

Figure 1.3 Macromodèle représentant un implant cylindrique.

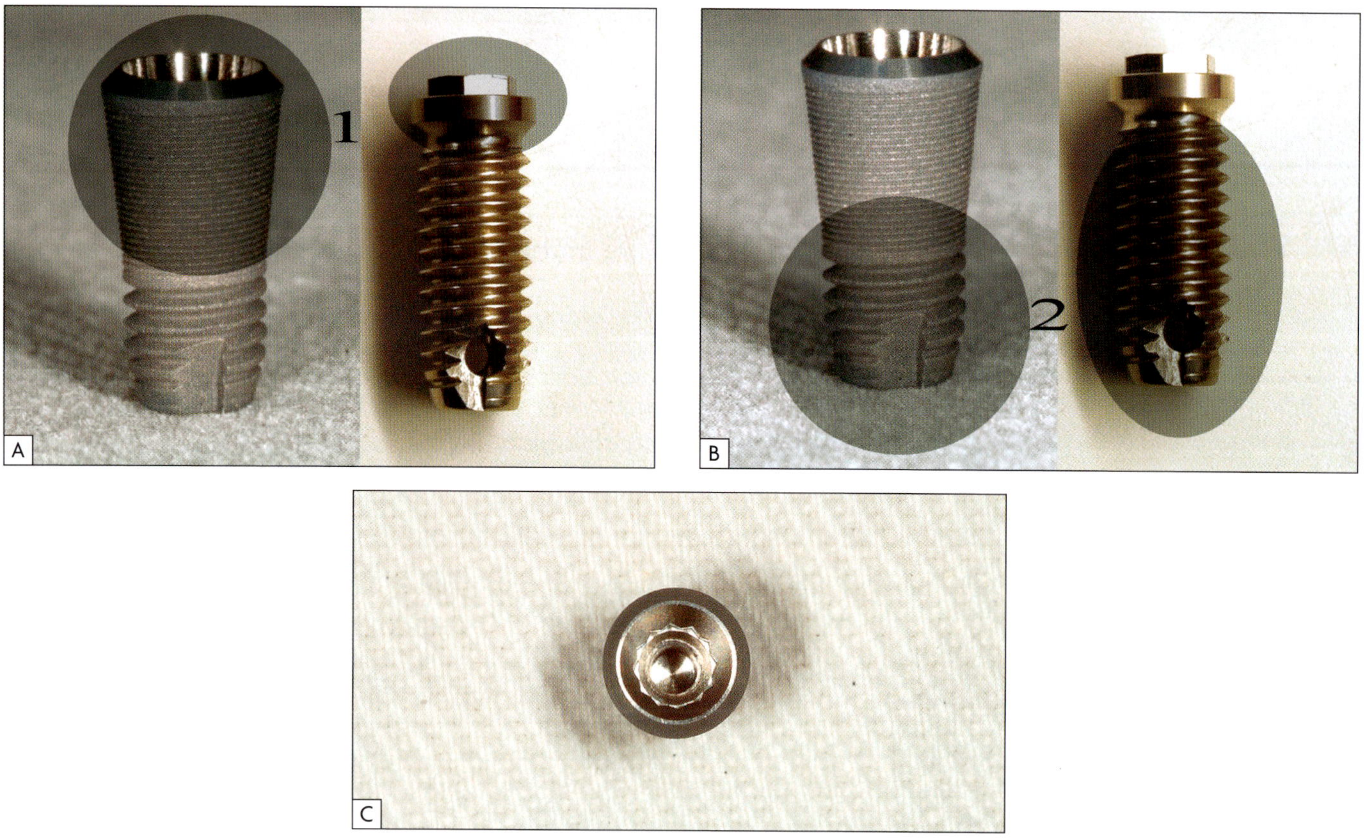

Figure 1.4 Différentes parties de l'implant.
A : partie supérieure correspondant à la tête ; elle comporte la zone de connexion permettant la fixation de la prothèse sur l'implant.
B : partie entourée correspondant au « corps » ; elle est munie de spires, permettant ainsi le vissage de l'implant.
C : zone de connexion ; ici interne, d'un implant Astra Tech.

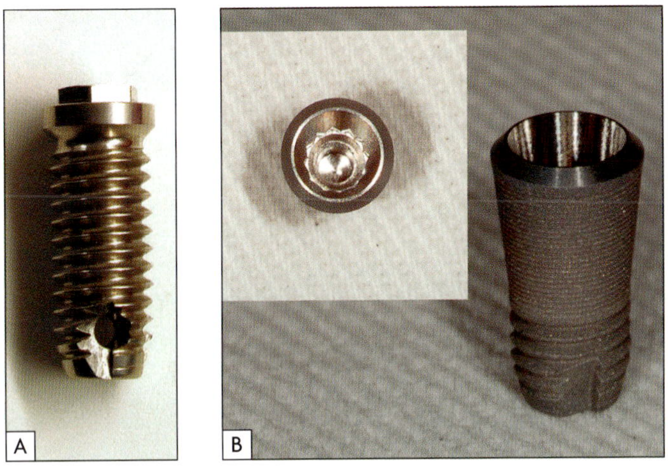

Figure 1.5 Deux types de connexion pour la tête de l'implant.
A : une connexion externe ou « en relief ».
B : une connexion interne ; il s'agit pour cet implant de connexion conique.

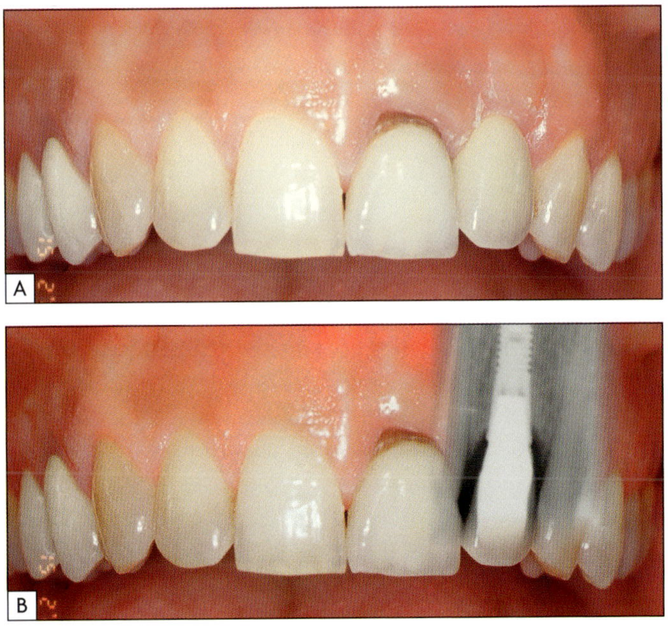

Figure 1.6 Photographie clinique.
A : l'incisive latérale gauche est une couronne unitaire sur implant.
B : mise en évidence par la radiographie.

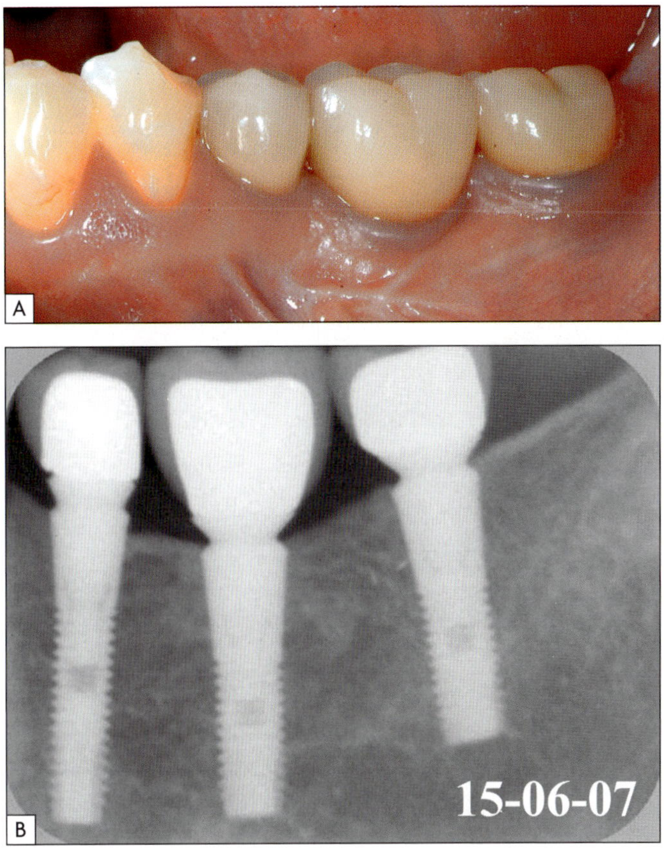

Figure 1.7
A : trois couronnes sur implant.
B : radiographie de contrôle.

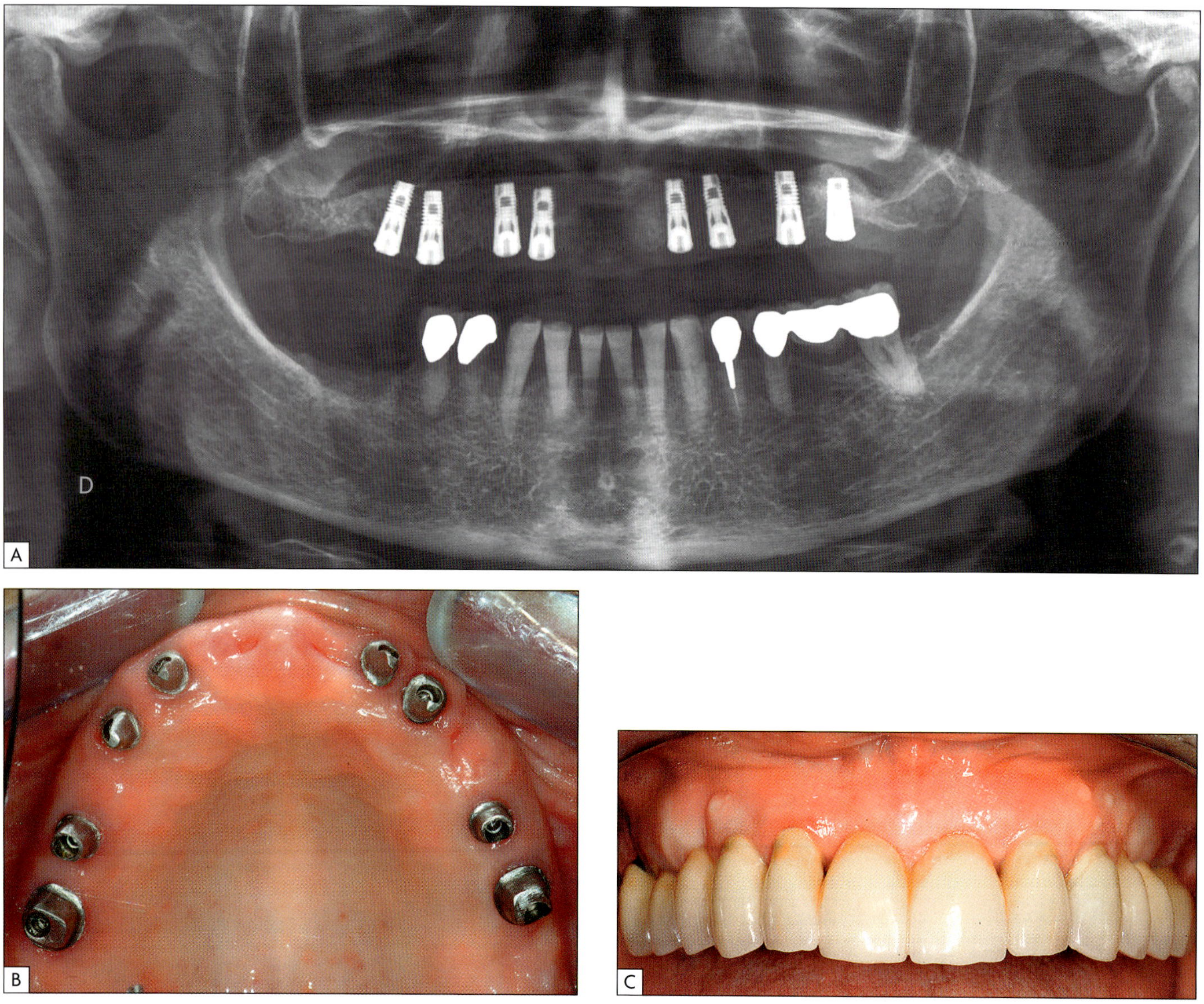

Figure 1.8 **Bridge complet sur implants.**
A : radiographie panoramique montrant la présence de huit implants au maxillaire.
B : piliers sur implants.
C : vue de face d'un bridge complet maxillaire.

II - Particularités de l'implantologie

> **Essentiel : l'implantologie est une discipline qui comporte deux actes thérapeutiques : un acte chirurgical, la mise en place d'une racine artificielle ou implant, et un acte prothétique, la réalisation d'une prothèse fixée sur cet implant.**

1 - Acte chirurgical et acte prothétique

La pose d'un implant est un acte chirurgical nécessitant la préparation d'un site édenté pour recevoir un implant ou racine artificielle. L'implant, de forme cylindrique ou conique, muni de spires, est vissé dans l'os maxillaire ou mandibulaire. L'acte chirurgical consiste, dans un premier temps, à réaliser un lambeau pour dégager et mettre à nu l'os. Le site osseux est ensuite préparé à l'aide de forets adaptés et calibrés pour réaliser une mise en forme précise pour recevoir l'implant ***(fig. 1.9 et 1.10)***. L'implant, livré stérile dans un double emballage, doit être manipulé délicatement, sans faute d'asepsie, pour être vissé dans l'os ***(fig. 1.11 et 1.12)***.

Après un temps de cicatrisation de deux à six mois, l'implant est utilisé pour soutenir une prothèse. Cette seconde phase est un acte prothétique nécessitant plusieurs séances, empreinte, essayage et séance de pose, comme toute prothèse traditionnelle.

La prothèse est fixée sur la tête de l'implant, soit directement vissée dans le puits fileté central, soit la couronne est scellée sur un pilier prothétique vissé sur l'implant (on se retrouve dans une situation similaire à une couronne sur dent naturelle : couronne scellée sur préparation de dent naturelle ou sur inlay-core métallique) ***(fig. 1.13)***.

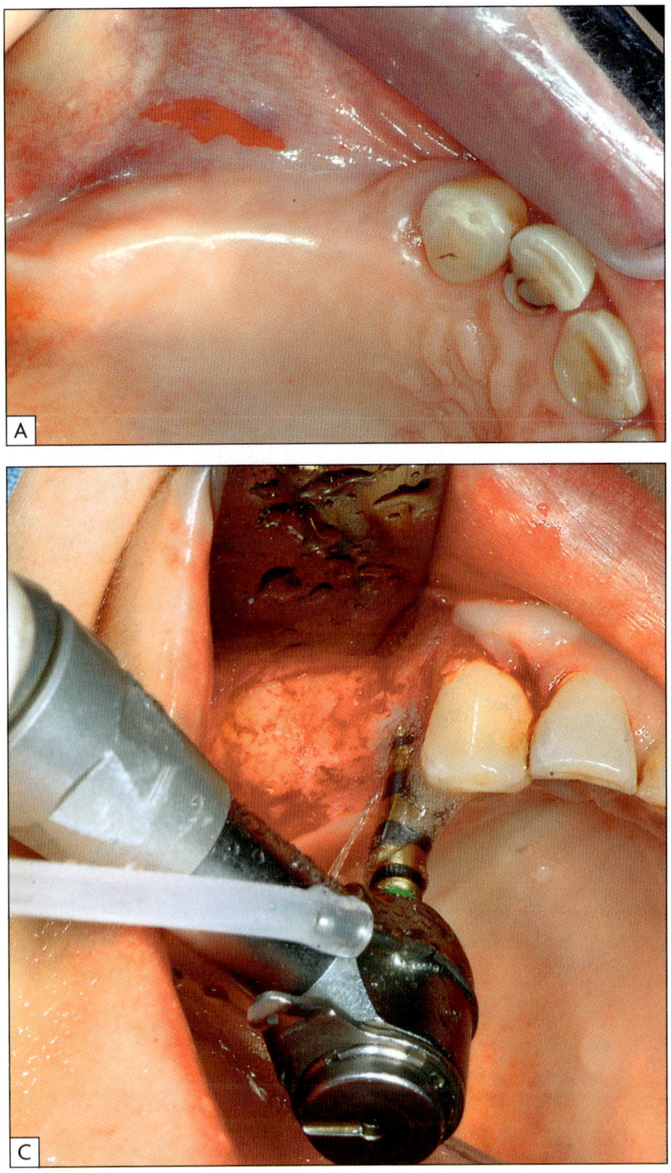

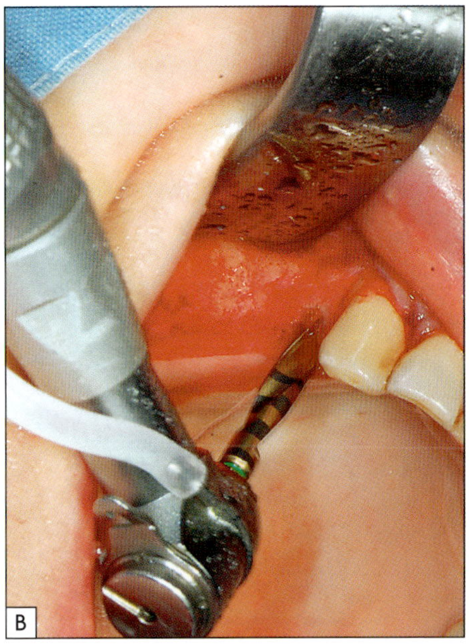

Figure 1.9 **Acte chirurgical.**
A : vue préopératoire.
B : réalisation d'un lambeau pour dégager la crête osseuse permettant la pose chirurgicale d'implant.
C : préparation d'un site osseux à l'aide de foret pour une mise en forme précise en vue de la pose d'un implant.

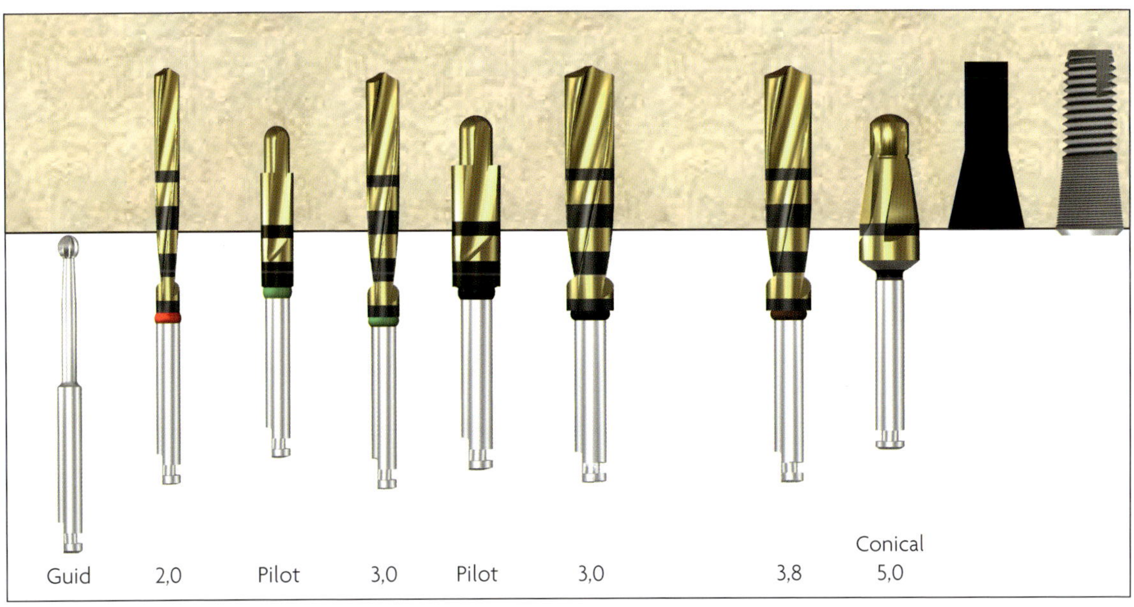

Figure 1.10 Séquence de forage pour la préparation du site implantaire pour mise en forme du site.

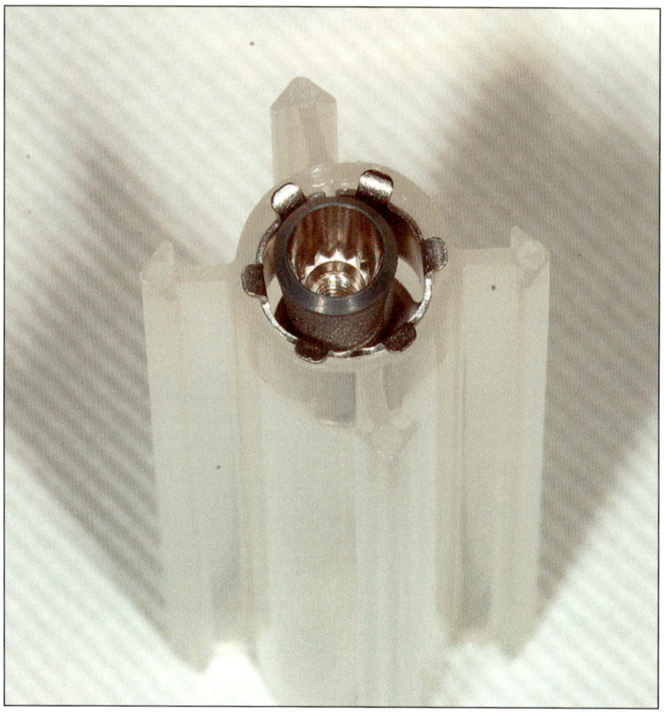

Figure 1.11 Implant dans son emballage stérile. La manipulation de l'implant doit être méticuleuse afin d'éviter toute faute d'asepsie.

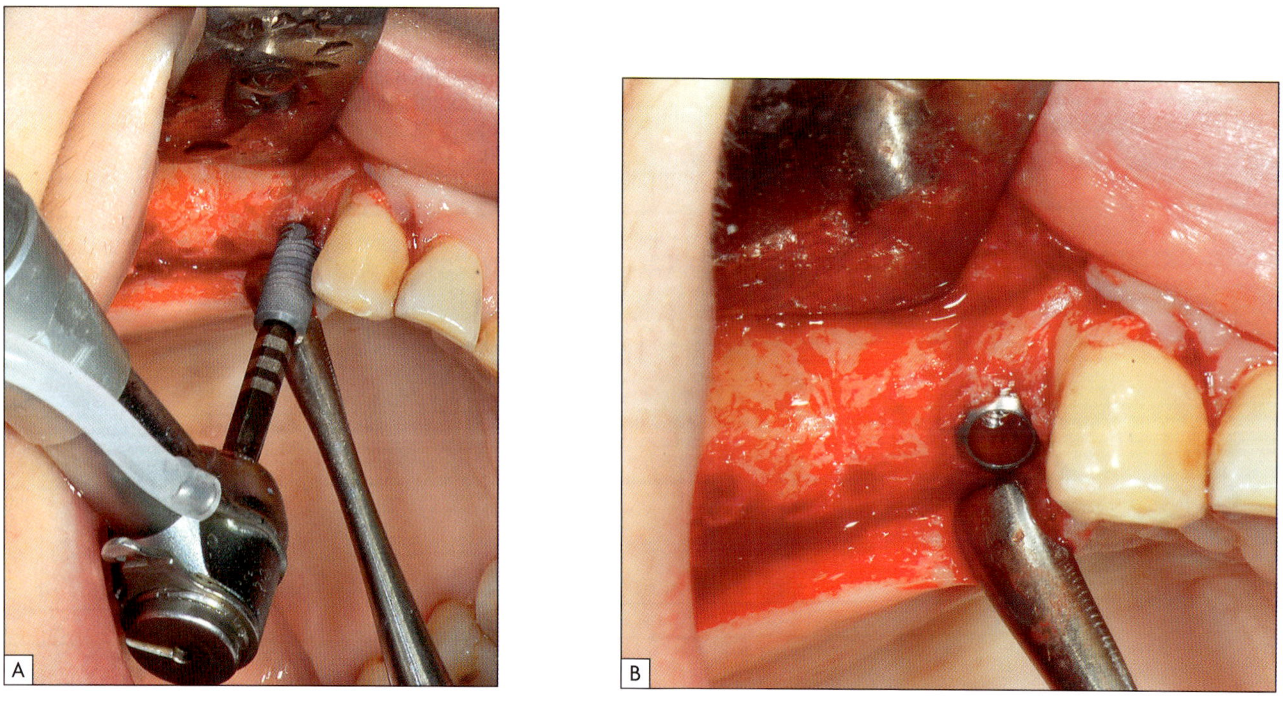

Figure 1.12 Pose d'un implant.
A : implant vissé dans le site osseux préparé à l'aide d'un connecteur.
B : implant posé. Seule la partie supérieure de l'implant apparaît.

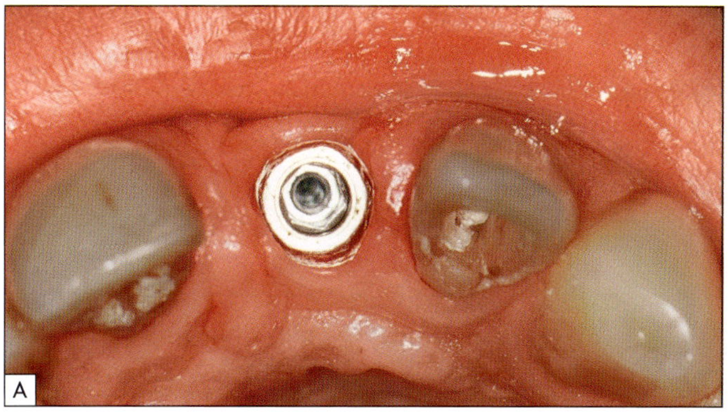

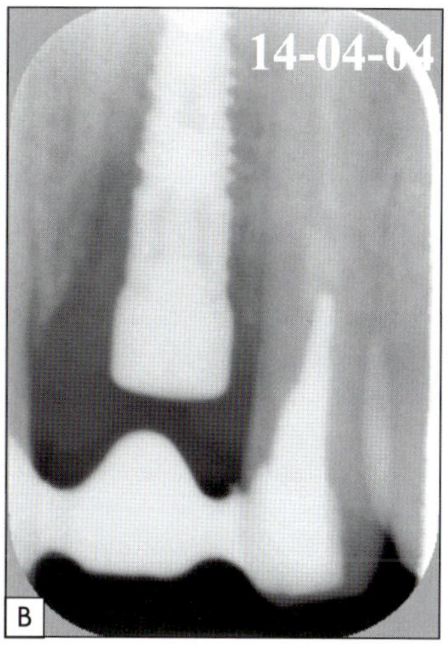

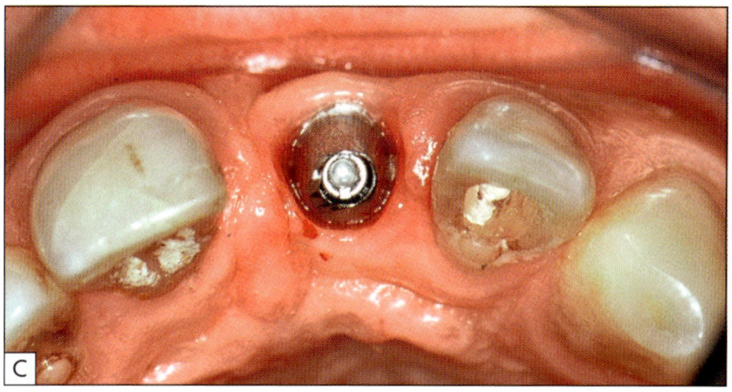

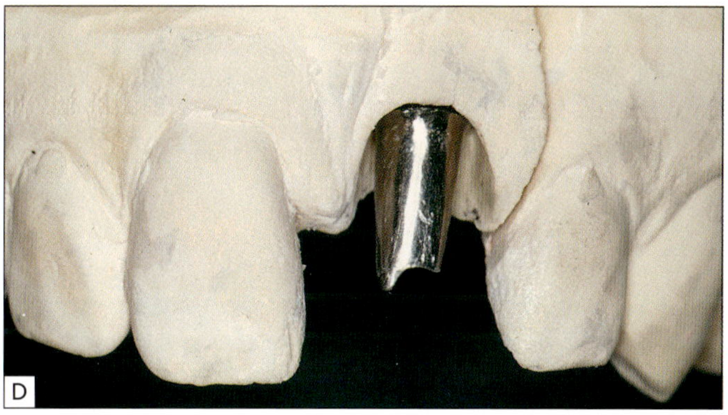

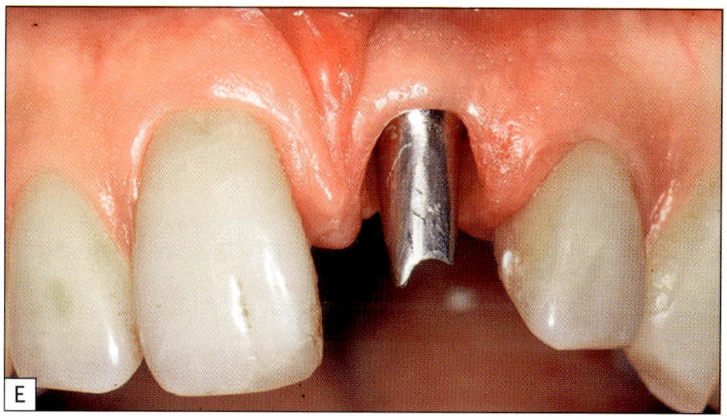

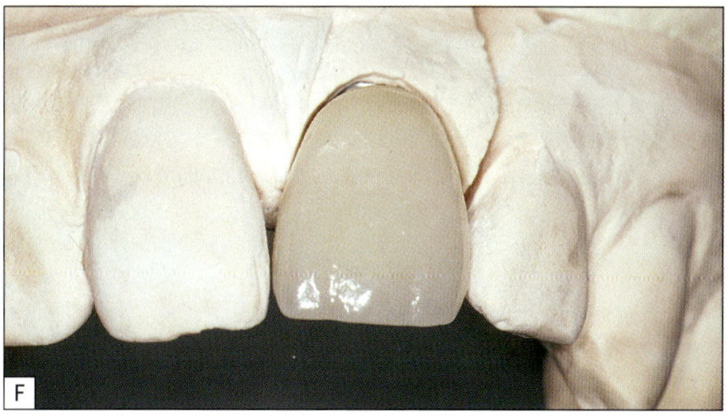

Figure 1.13 Fixation de la prothèse.
A : zone de connexion de l'implant ; ici, une connexion interne d'un implant de marque Frialit, dont on peut observer un hexagone de blocage.
B : radiographie mettant en évidence un implant ; ici, un implant Frialit II.
C : vue occlusale du pilier fixé sur l'implant.
D : modèle de travail avec le pilier.
E : vue clinique du pilier posé sur l'implant.
F : modèle de travail avec la couronne réalisée.

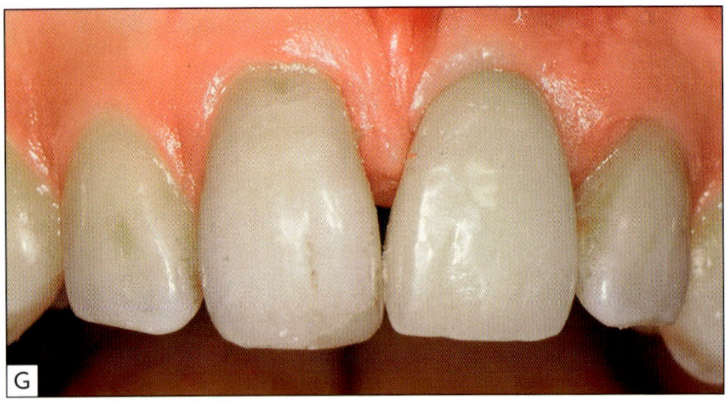

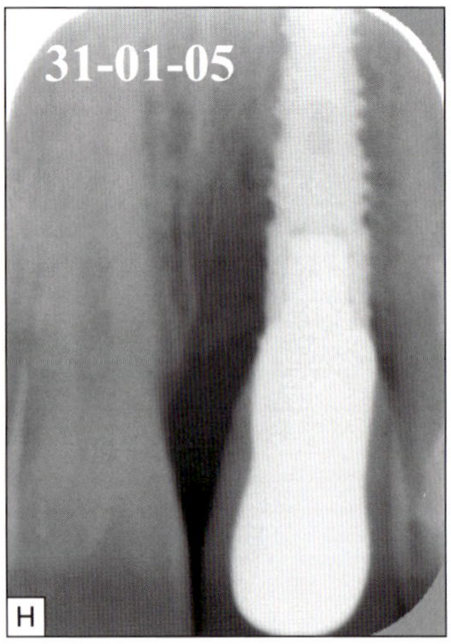

Figure 1.13 Fixation de la prothèse *(suite)*.
G : couronne posée sur implant.
H : contrôle radiographique.

2 - Chirurgie en un temps ou en deux temps

2.1 - Description

Important ! Une fois la pose chirurgicale réalisée, un temps de cicatrisation est nécessaire. Cette période permet l'« ostéo-intégration » de l'implant : l'os se reconstruit intimement à la surface de l'implant.

Deux options peuvent être décidées :
- l'implant émerge sur la gencive. Il s'agit de chirurgie en un temps chirurgical ***(fig. 1.14)*** : l'implant est posé dans la crête osseuse ; un pilier de cicatrisation est placé, lui permettant d'« émerger » de la gencive ***(fig. 1.15)*** ;
- l'implant est totalement enfoui sous la gencive, et nécessite après la période de cicatrisation une nouvelle intervention chirurgicale pour accéder à la tête de l'implant : il s'agit de chirurgie en deux temps ***(fig. 1.16 et 1.17)***.

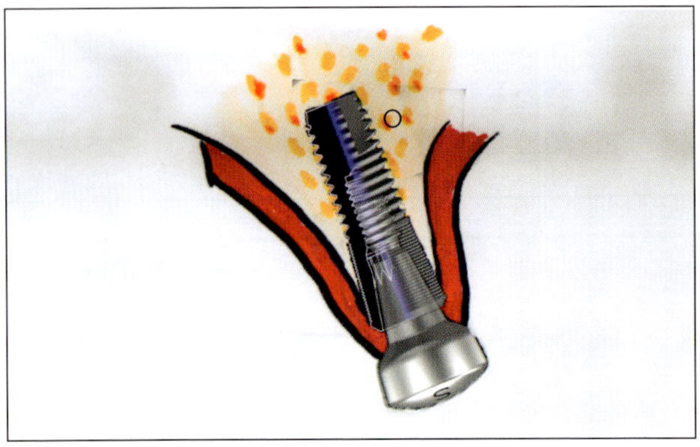

Figure 1.14 Chirurgie en 1 temps chirurgical : implant muni d'un pilier de cicatrisation.

2.2 - Mise en fonction ou deuxième temps chirurgical

Lorsque l'implant est enfoui sous la gencive, l'intervention chirurgicale effectuée après la période de cicatrisation, de deux mois à la mandibule et quatre à six mois au maxillaire, consiste à dégager la tête de l'implant, zone de connexion, pour réaliser la future prothèse : il s'agit de la « mise en fonction ».
Cette intervention consiste en la réalisation d'un petit lambeau permettant d'accéder à l'implant dont la tête est couverte par une vis afin de protéger la connexion : il s'agit de la « vis de couverture ». Cette dernière est dévissée et remplacée par un pilier de cicatrisation, lui-même vissé sur la connexion de l'implant. Le pilier de cicatrisation est une sorte de capuchon de forme diverse qui émerge à la surface de la gencive. Ainsi, la suite du traitement pour la conception de la prothèse se fait aisément en enlevant ce pilier pour chaque étape prothétique (empreinte, essayage et pose) ***(fig. 1.18 et 1.19)***.

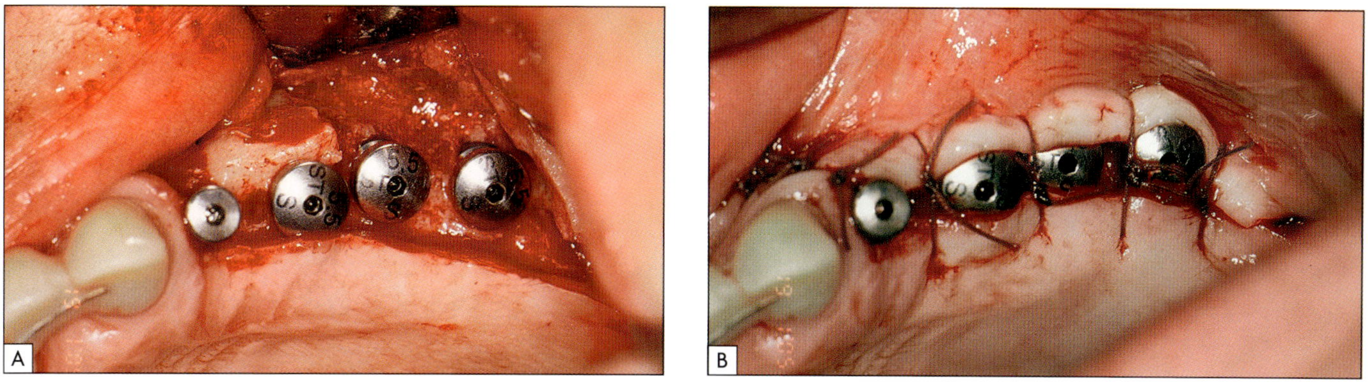

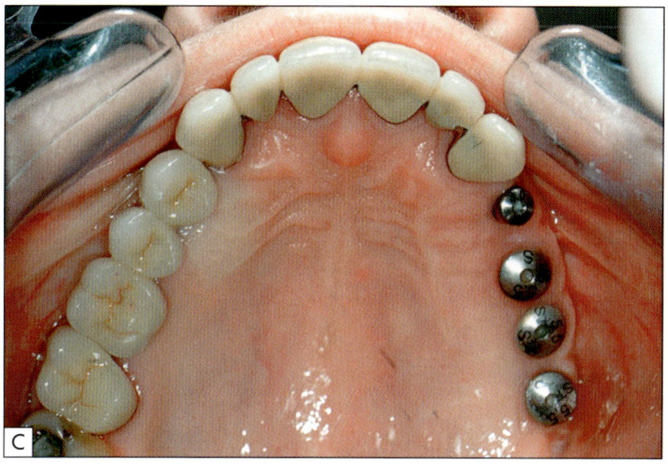

Figure 1.15 Implant émergeant sur la gencive.
A : au cours d'une intervention, pose de quatre implants Astra Tech, munis de pilier de cicatrisation.
B : fin de l'intervention : suture du lambeau autour des piliers de cicatrisation. Ces derniers émergent de la muqueuse, on parle de chirurgie en un temps chirurgical.
C : contrôle à quatre mois : la muqueuse est parfaitement cicatrisée autour des piliers de cicatrisation.

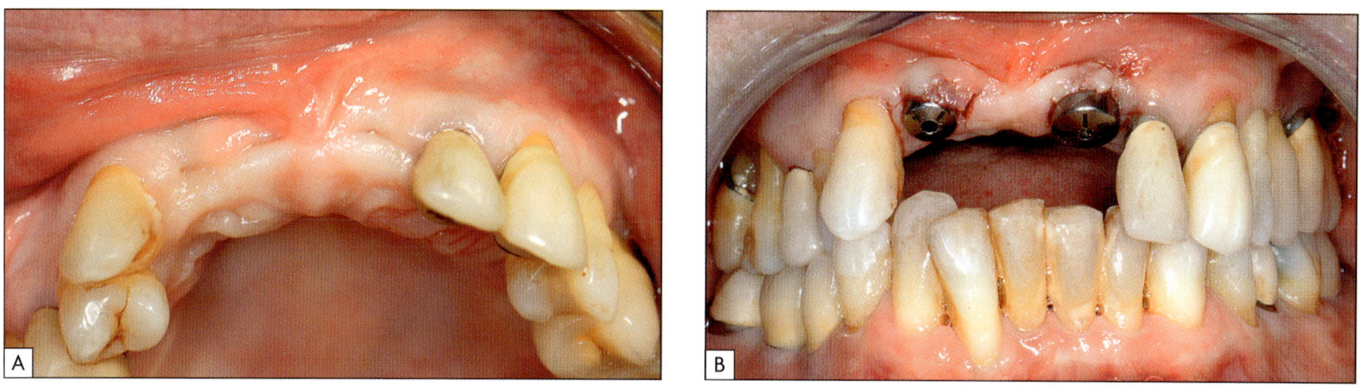

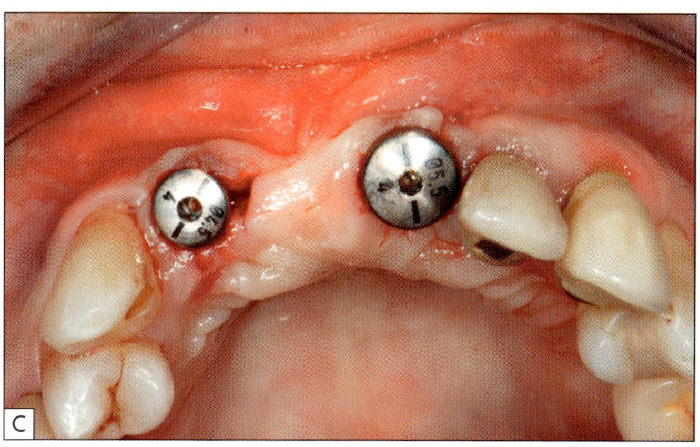

Figure 1.16 Implant enfoui sous la gencive.
A : photographie préopératoire avant le deuxième temps chirurgical appelé « mise en fonction ».
B : fin de la mise en fonction.
C : deux piliers de cicatrisation ont été posés, un pilier de 4,5 mm de diamètre, l'autre de 5,5 mm permettant la préparation de profil d'émergence de la gencive.

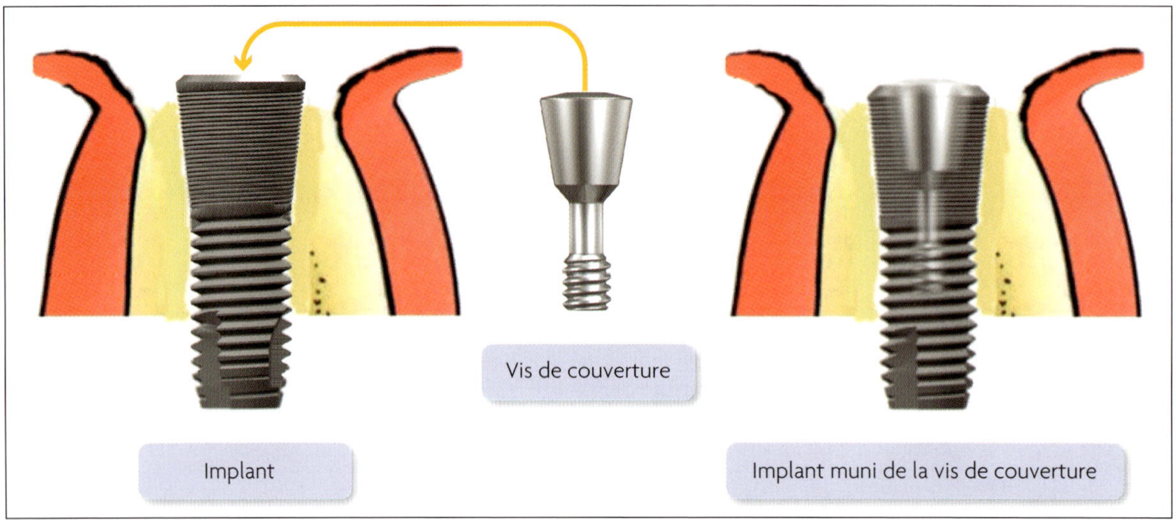

Figure 1.17 Chirurgie en 2 temps : l'implant est enfoui, une vis de couverture obture la connexion.

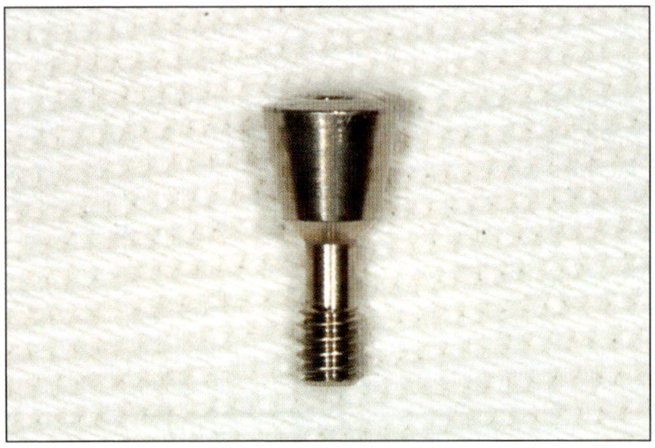

Figure 1.18 Vis de couverture de marque Astra Tech permettant la fermeture de la connexion interne conique.

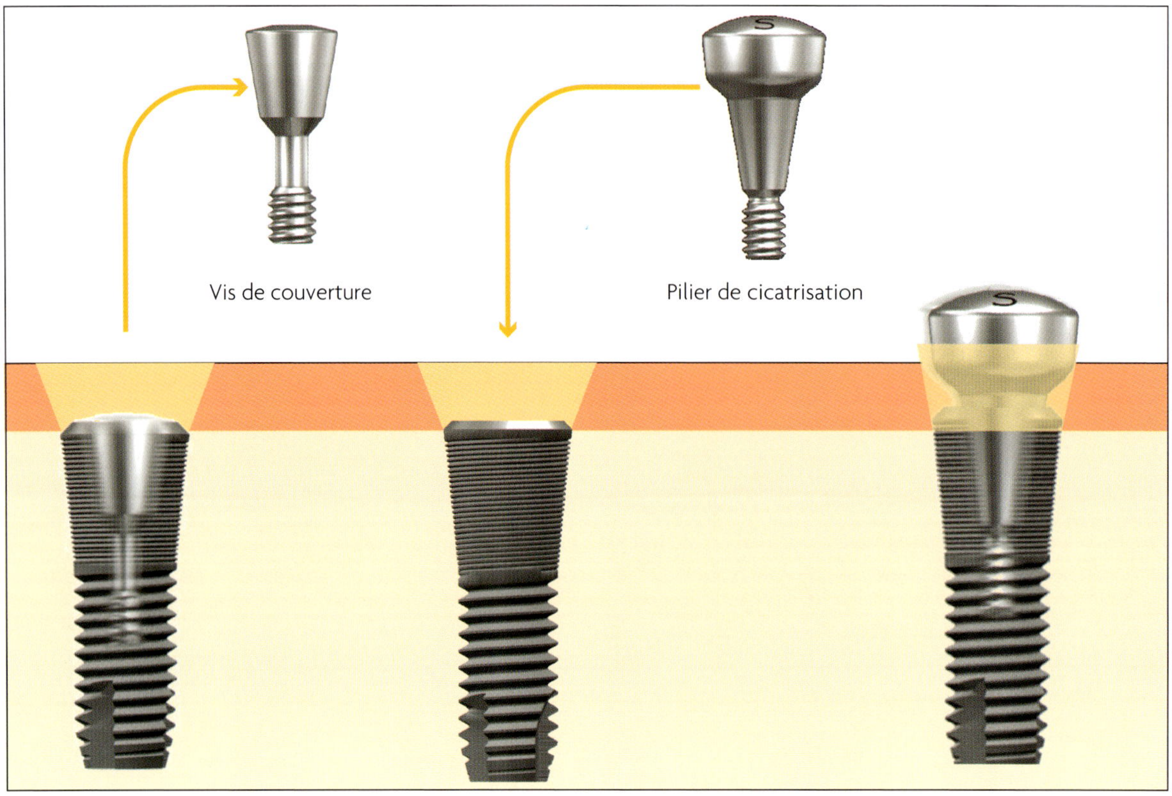

Figure 1.19 Deuxième temps chirurgical : on accède à l'implant en réalisant un lambeau ; la vis de couverture est dévissée et remplacée par un pilier de cicatrisation.

Chapitre 2

Phase chirurgicale

Pierre CHERFANE, Guillaume DROUHET,
Patrick MISSIKA, Nadège VILLATTE, Eliott ZAGHROUN

Le rôle de l'assistante dentaire est primordial pour l'étape chirurgicale de l'implantologie.
Il est indispensable de bien connaître les particularités de la chirurgie implantaire qui ont été décrites au chapitre précédent.

L'assistante est une actrice importante au sein de l'équipe chirurgicale qu'elle forme avec le praticien chirurgien.

I - Une équipe : le praticien chirurgien et l'assistante

Essentiel : **la chirurgie implantaire ne peut se concevoir sans établir une équipe en parfaite harmonie. Elle est constituée du praticien chirurgien et de son assistante.**

Leur rôle et leur responsabilité dans cette phase sont interdépendants. Le praticien doit assumer son acte thérapeutique aidé de son assistante, de la préparation de l'acte de chirurgie à la chirurgie proprement dite.

II - Rôle de l'assistante

Essentiel : **sous la responsabilité du praticien, l'assistante voit sa fonction essentielle lors de la préparation de l'intervention et lors de l'acte chirurgical. Son rôle est indispensable pour la préparation de l'intervention qui prend en compte les étapes de la chaîne de stérilisation (voir chapitre 4 : chaîne de stérilisation), la maîtrise de la chaîne d'asepsie lors de la préparation de la salle d'intervention et de la préparation du matériel nécessaire à l'acte chirurgical.**

Par son rôle d'assistance lors de l'intervention chirurgicale, elle permet de mener à bien une chirurgie délicate et parfois difficile.

1 - Préparer l'intervention

Afin de bien préparer une intervention chirurgicale, il est important de comprendre les enjeux. La pose chirurgicale d'un implant dentaire est un acte invasif qui nécessite une parfaite maîtrise de la chaîne d'asepsie. En effet, il faut éviter tout événement inattendu susceptible d'induire une contamination bactérienne extérieure. Une préparation rigoureuse de l'intervention est indispensable.

1.1 - Maîtrise de la chaîne d'asepsie

1.1.1 Définition de la chaîne d'asepsie

La chaîne d'asepsie est l'ensemble des étapes qui vont de l'entrée du patient au cabinet dentaire, en passant par la préparation du matériel avec la chaîne de stérilisation, la préparation de la salle d'intervention, puis la préparation du praticien chirurgien et de l'assistante, sans oublier celle du patient, jusqu'à la fin de l'intervention et la sortie du patient.

À chaque étape, l'événement inattendu que représente une infection bactérienne doit être évité. La réflexion, avec une parfaite collaboration de l'équipe « praticien-assistante », doit permettre d'avoir une maîtrise de l'hygiène asepsie, à intégrer pour avoir une démarche cohérente et rigoureuse ; il s'agit avant tout d'un état d'esprit.
L'état d'esprit, indispensable à l'hygiène asepsie, permet d'aboutir à la cohérence de nos actes et d'adopter une ligne de conduite stricte. Aussi chaque étape sera étudiée avec le praticien afin de maîtriser la chaîne d'asepsie et la contrôler, en acceptant toute remise en question éventuelle améliorant l'organisation nécessaire pour avoir une démarche cohérente et systématique.
Pour aboutir à une démarche stricte et rigoureuse, il faut analyser les sources de toute intrusion possible en terme de contamination bactérienne.
Pour simplifier, connaître les vecteurs pouvant perturber la chaîne d'asepsie permet d'organiser et de préparer toute intervention en les contrôlant méthodiquement.

1.1.2 Les trois vecteurs de l'asepsie : l'équipe, la salle d'intervention et le patient (fig. 2.1)

L'équipe chirurgicale, constituée du praticien chirurgien et de son assistante, est un vecteur important. Elle doit avoir une tenue vestimentaire adaptée et surtout adopter une gestuelle rigoureuse pour éviter toute erreur d'asepsie.
Le second vecteur est la salle d'intervention, qui comporte le plateau technique et tout un environnement. Le plateau technique rassemble l'ensemble du matériel nécessaire à

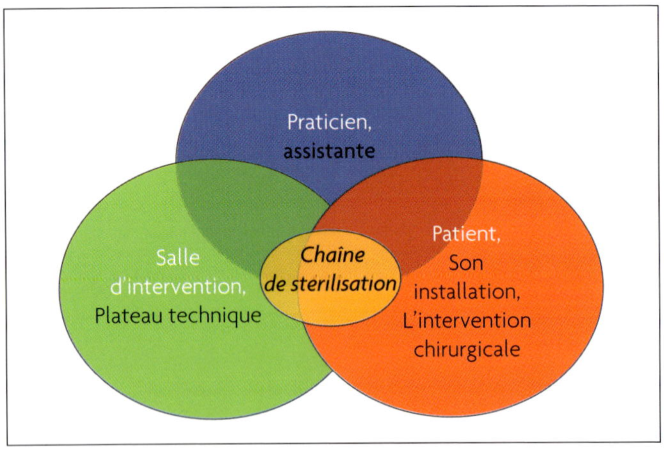

Figure 2.1 Les vecteurs de la chaîne d'asepsie.

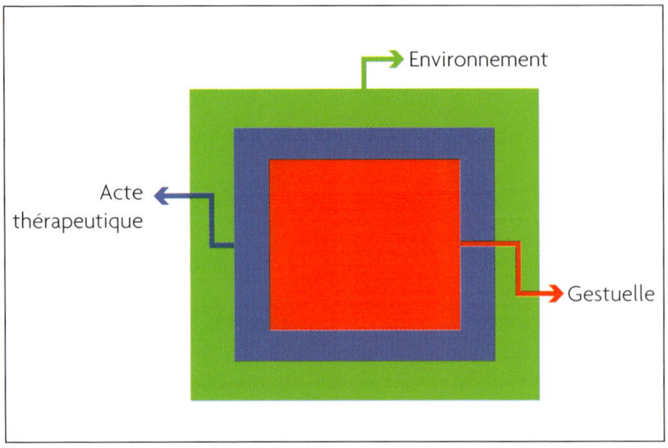

Figure 2.2 Les mots clés : environnement – GESTUELLE – acte thérapeutique.

l'intervention, il doit être organisé de façon ergonomique. Cette organisation est faite avec une gestuelle méticuleuse et réfléchie. L'environnement concerne le reste de la salle d'intervention, il doit être préparé selon une ligne de conduite minutieuse.
Le dernier vecteur, essentiel, est le patient. Son installation doit être soigneuse et, lors de l'intervention chirurgicale, la gestuelle de l'équipe doit être réfléchie et précise afin d'éviter toute rupture de la chaîne d'asepsie.

Essentiel : au centre de la chaîne d'asepsie se trouve la chaîne de stérilisation. Elle est sans doute « la colonne vertébrale » de la chaîne ; son organisation est stricte et codifiée, avec des normes à respecter (voir chapitre 4 : chaîne de stérilisation).

On note immédiatement que le maître mot de la chaîne d'asepsie est « gestuelle ». En effet, seule par la gestuelle réfléchie et rigoureusement étudiée la maîtrise de la chaîne d'asepsie sera respectée. Elle se situe à tous les niveaux, tant lors de la préparation que lors de l'acte chirurgical proprement dit.
En schématisant, on peut définir trois mots-clés à avoir toujours en tête pour respecter la rigueur indispensable à l'hygiène asepsie.
Comme le montre la *figure 2 2*, la gestuelle doit être au cœur de notre préoccupation tant lors de l'acte thérapeutique avec sa préparation et sa réalisation que dans la préparation de l'environnement que représente la salle d'intervention.

1.2 - Préparation du matériel, rôle de l'assistante

Lorsqu'une intervention de chirurgie implantaire est programmée, l'assistante dentaire doit préparer l'ensemble du matériel spécifique à cette chirurgie et :
- contrôler la disponibilité des implants, vis de couvertures, piliers de cicatrisation ;
- vérifier la trousse spécifique de chirurgie implantaire ;
- contrôler le stock d'instruments stériles à usages uniques.

1.2.1 Vérifier le stock d'implants

L'acte de chirurgie implantaire consiste à réaliser la mise en forme d'un site osseux pour recevoir un implant ou racine artificielle (voir chapitre 1 : présentation de l'implantologie).
Lors de l'étude et de l'élaboration du plan de traitement, le praticien choisit les implants qu'il désire poser, à l'aide d'examens radiologiques complémentaires (panoramique, scanner, etc.).
Une fois le jour de l'intervention programmé, l'assistante doit contrôler, si possible la semaine précédant l'intervention, les implants nécessaires disponibles et aussi les vis de couvertures ou piliers de cicatrisation. Une commande des dispositifs manquants sera réalisée, en tenant compte des éventuels délais de livraison.

Note : pour une chirurgie implantaire, le praticien peut prévoir plusieurs implants afin de gérer toute modification éventuelle au cours de l'intervention.

Le choix des implants correspond à opter pour :
- un système d'implant ou marque commerciale ;
- un diamètre d'implant ;
- une longueur d'implant.

Généralement un praticien utilise un ou deux fournisseurs d'implants et donc un ou deux systèmes implantaires.

Important ! Un système implantaire est un ensemble de types d'implants (forme, connexion) et de pièces chirurgicales et prothétiques correspondants à ces types d'implants.

Chaque système dispose de types d'implants spécifiques avec des diamètres et longueurs variées.

Diamètre et longueur d'implant disponible

En fonction du volume osseux disponible et des dents à remplacer, il existe différents diamètres d'implants *(fig. 2.3)*.

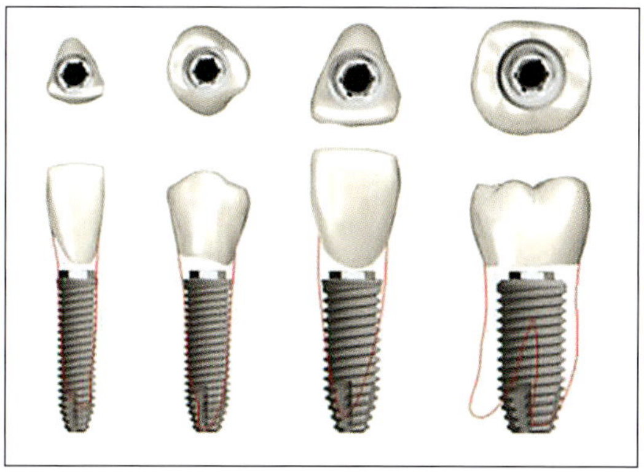

Figure 2.3 Différents diamètres implantaires choisis en fonction des dents à remplacer.

Classiquement, on utilise plus fréquemment un implant de diamètre large pour le remplacement d'une molaire, un implant de diamètre standard pour le remplacement d'une prémolaire ou d'une incisive médiale maxillaire, un implant de diamètre étroit pour le remplacement d'une incisive mandibulaire.

Les implants sont livrés dans un double emballage stérile *(fig. 2.4)*.

Sur le conditionnement, sont notées différentes informations :

- le marque de l'implant ; dans l'exemple : Nobelbiocare® ;
- le type d'implant ; dans ce cas, un Replace® Select Tapered ;
- le type de surface ; ici, une surface TiUnite (Ti.U) ;
- le diamètre de l'implant ; ici, de 4,3 mm ;
- le numéro de lot ; ici ; le 659 560 ;
- la date de péremption pour laquelle l'implant n'est plus considéré comme stérile ; ici septembre 2010.

Selon les systèmes, les fabricants ont indexé des codes couleurs, généralement en fonction des diamètres d'implants *(fig. 2.5)*. Cela permet un rangement aisé du stock d'implants, et une visualisation rapide des diamètres d'implants disponibles. Les codes couleurs sont habituellement associés à tous les composants du système implantaire nécessaires et, notamment, pour les vis de couvertures et les piliers de cicatrisation.

Note : sur ces conditionnements, il existe des étiquettes détachables où sont notées toutes ces informations ; celles-ci seront collées dans le dossier médical du patient dans la partie compte rendu opératoire afin d'assurer la traçabilité et la matériau-vigilance du dispositif médical implanté.

Vis de couverture, pilier de cicatrisation

Il est important que le praticien implantologiste prenne le temps de familiariser son assistante avec les notions de composants implantaires de base en s'aidant du catalogue produits ou de tableaux synoptiques du fournisseur implantaire.

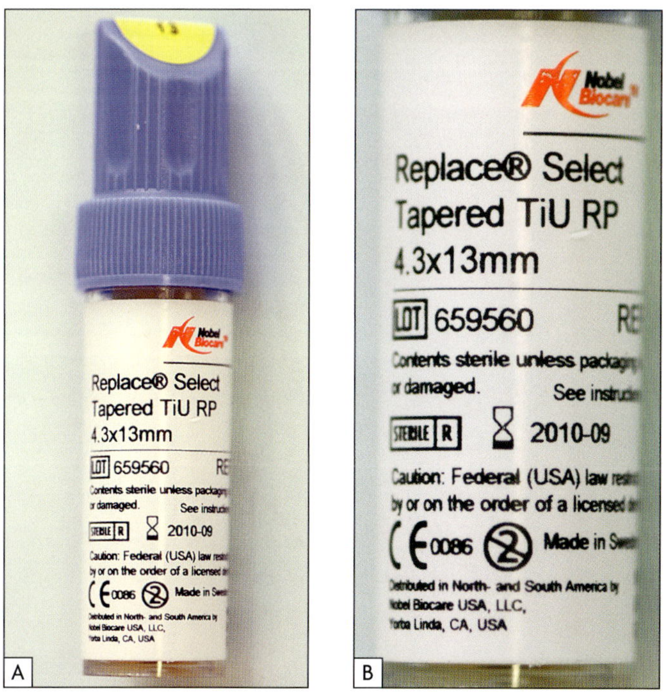

Figure 2.4 Emballage stérile.
A : conditionnement implantaire avec les différentes informations nécessaires à la traçabilité.
B : étiquette de traçabilité où sont notées les caractéristiques de l'implant.

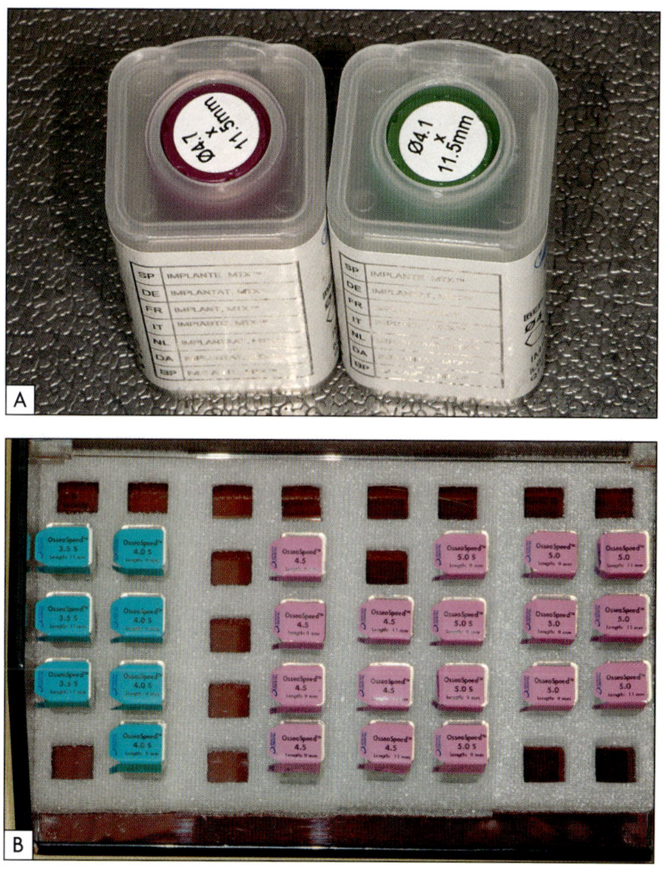

Figure 2.5 Codes couleurs.
A : selon différents diamètres implantaires disponibles dans un système implantaire favorisent la distinction des boîtes d'implants et leur rangement.
B : rangement par code couleur dans une boîte, les implants sont bien visualisés.

◆ Définitions

La vis de couverture : vis plate en titane, qui est utilisée pour obturer l'accès au filetage interne de l'implant pendant la phase de mise en nourrice ou phase d'ostéo-intégration. Elles sont spécifiques à chaque système d'implant *(fig. 2.6)*.

Le pilier de cicatrisation : pilier habituellement en titane, qui est utilisé lors du deuxième temps chirurgical afin de permettre un accès simple à l'implant, la cicatrisation autour de ce pilier de la muqueuse réalisant une émergence gingivale d'épaisseur variée. Pour un même implant, ceux-ci peuvent être de diamètre et hauteur différents selon l'épaisseur de la gencive *(fig. 2.7)*.

Phase d'ostéo-intégration ou mise en nourrice : correspond à la période pendant laquelle une cicatrisation osseuse s'effectue autour de l'implant.

Pour l'intervention chirurgicale, des vis de couverture et des piliers de cicatrisation seront à disposition selon le choix du praticien de réaliser une chirurgie en un ou deux temps (voir chapitre 1 : présentation de l'implantologie).

Dans la majorité des systèmes d'implants, les vis de couverture sont incluses dans l'emballage de l'implant *(fig. 2.8)*. Pour ceux dont cette vis est livrée à part, le diamètre comporte le même code couleur que celui de l'implant.

Note : en ce qui concerne les piliers de cicatrisation, les codes couleurs correspondent à celui du col de l'implant.

Ces piliers ont des diamètres et hauteurs variables. Ils sont choisis en fonction de la hauteur de la gencive présente et de l'émergence utile pour la dent prothétique à réaliser *(fig. 2.9)*.

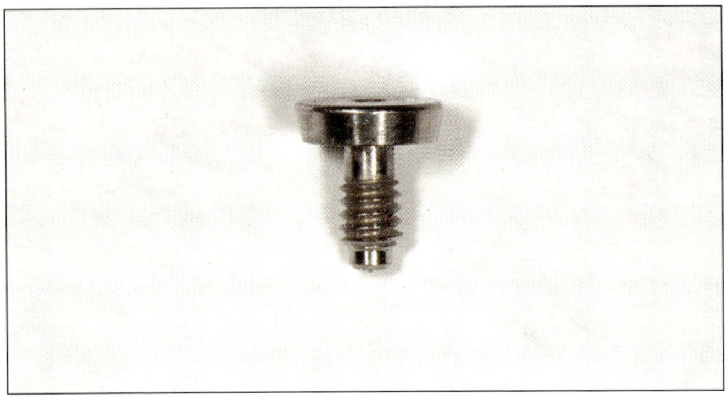

Figure 2.6 Vis de couverture.

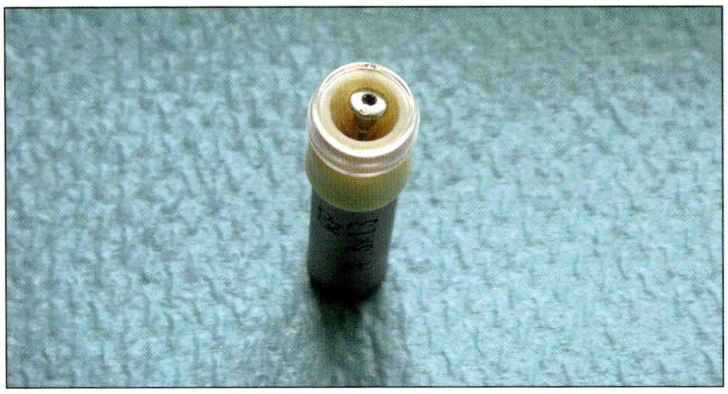

Figure 2.8 Vis de couverture fournie avec l'implant dans le conditionnement stérile dans le système Replace® Select, Nobel Biocare.

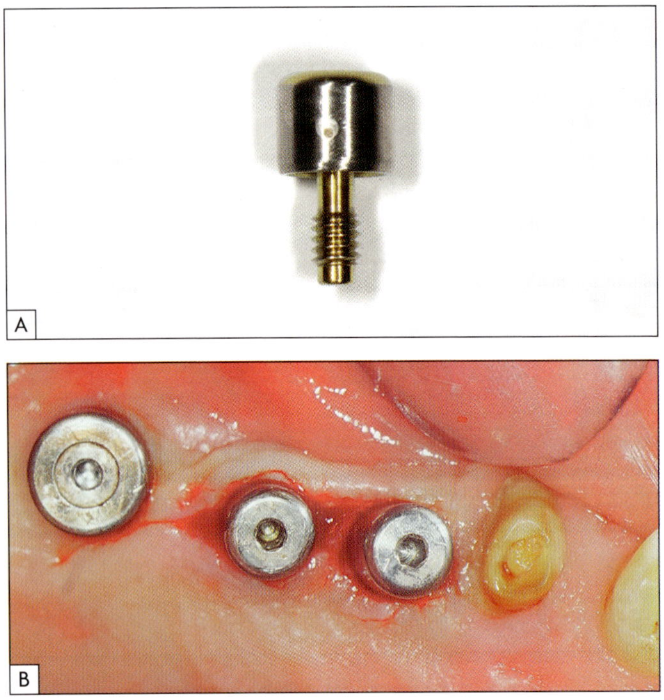

Figure 2.7 **Pilier de cicatrisation.**
A : dans le système Brånemark.
B : en place après la seconde chirurgie de mise en fonction.

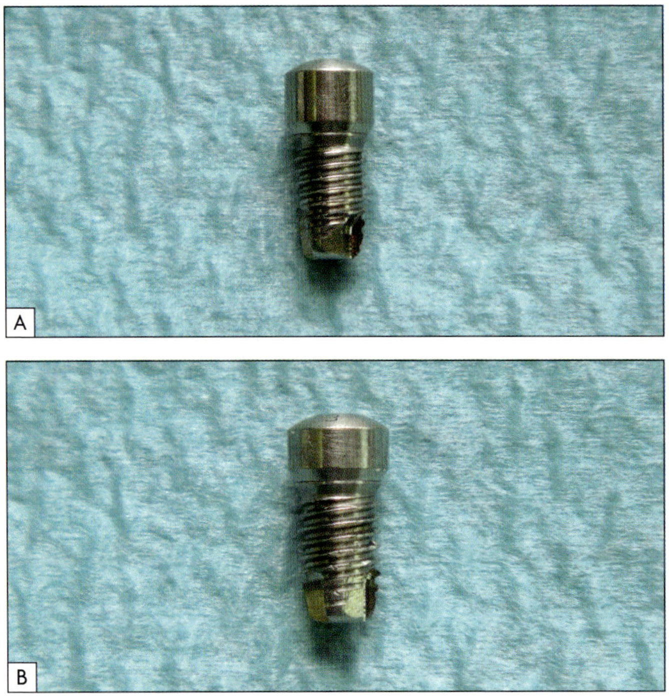

Figure 2.9 **Pilier de cicatrisation.**
A : de 4 mm de hauteur pour un implant de 5 mm de diamètre dans le système Brånemark.
B : de 3 mm de hauteur pour un implant de 5 mm de diamètre dans le système Brånemark.

Commande des dispositifs manquants

Après contrôle du stock, l'assistante doit faire la liste des dispositifs manquants : implants, vis de couverture et piliers de cicatrisation.
Une liste de commande est établie et, à l'aide du catalogue produits correspondant au système d'implants, les références de chaque dispositif sont notées.

1.2.2 Prévoir la trousse spécifique de chirurgie implantaire

La mise en place chirurgicale d'implants nécessite une instrumentation particulière disposée dans la trousse de chirurgie spécifique à chaque système d'implant.

Contrôler la trousse

Important ! Chaque système d'implant possède sa trousse de chirurgie implantaire spécifique.

La trousse de chirurgie rassemble l'ensemble de l'instrumentation nécessaire pour la préparation et la mise en forme du site à implanter, ainsi que celle indispensable pour la mise en place de l'implant.
Chaque trousse comprend généralement :
- une cassette autoclavable, qui résiste donc aux cycles de stérilisation, en général le cycle Prion avec un plateau thermique de 134 °C pendant 18 minutes (voir chapitre 4 : chaîne de stérilisation) ;
- les instruments, les « forets », permettant la préparation ou mise en forme du site. Ces forets ont des diamètres croissants et sont munis de marquages correspondant aux longueurs ou profondeurs de préparation en fonction de la longueur de l'implant choisi *(fig. 2.10)*. Ces forets sont spécifiques à chaque système ;
- Actuellement chaque système d'implant fournit des forets à usage unique stérile. Ces forets à usage unique doivent être commandés en fonction des implants choisis :
  - un jeu de forets pour séquence initiale (fraise boule, foret pilote de 2 mm de diamètre, foret intermédiaire 2/3 mm) ;
  - une séquence de forets plus spécifique *(fig. 2.11)*.

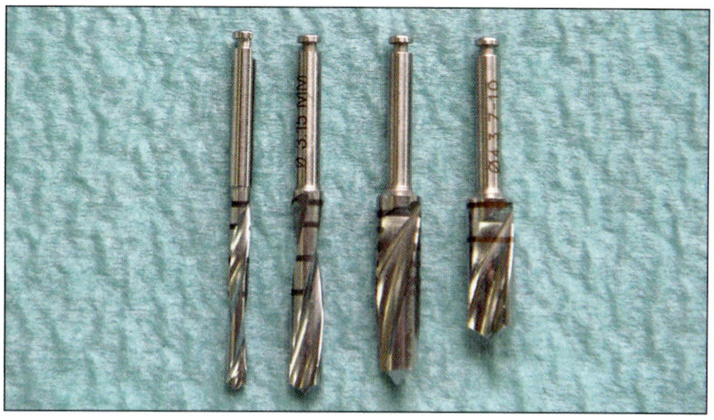

Figure 2.10 Forets de diamètres croissants dans le système Brånemark. Ils sont munis de repères afin de vérifier la profondeur de forage au cours de l'intervention.

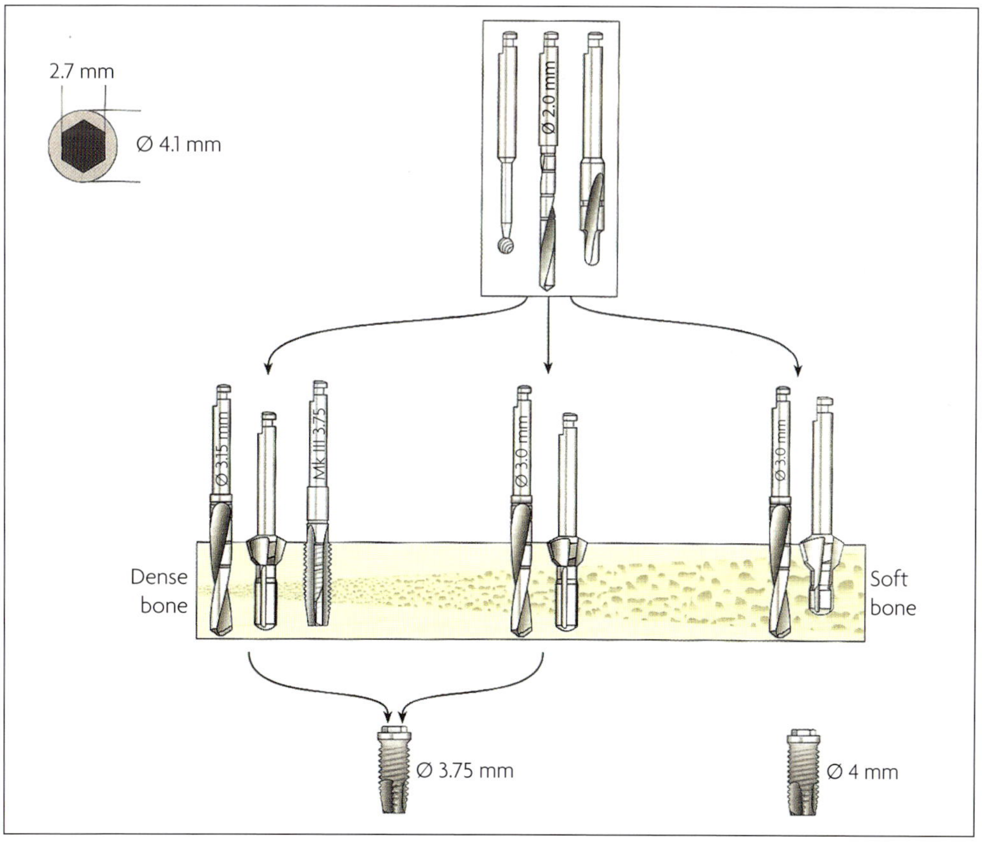

Figure 2.11 Séquence de forage selon la densité de l'os rencontrée dans le système Brånemark.

Ils sont ajoutés à la liste des commandes prévue précédemment.

Dans la trousse se trouvent aussi des instruments indispensables lors d'une chirurgie implantaire comme :

- les prolongateurs de forets : ils permettent de recevoir un foret trop court et évitent que la tête du contre-angle interfère avec une dent adjacente au site de forage *(fig. 2.12 et 2.13)* ;
- des tiges de parallélisme : permettant de vérifier lors de la chirurgie si les sites implantaires sont parallèles entre eux *(fig. 2.14)* ;
- des tournevis : ils sont de plusieurs hauteurs selon l'espace disponible entre l'implant et les dents antagonistes. Il existe des tournevis pour les vis de couvertures et pour les piliers de cicatrisation *(fig. 2.15)* ;

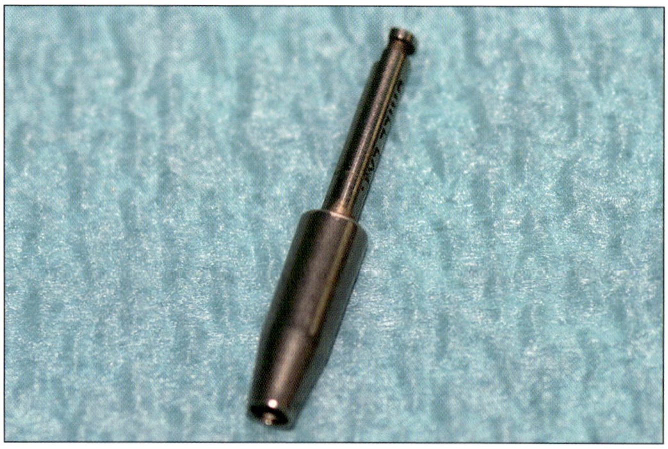

Figure 2.12 Prolongateur de forets.

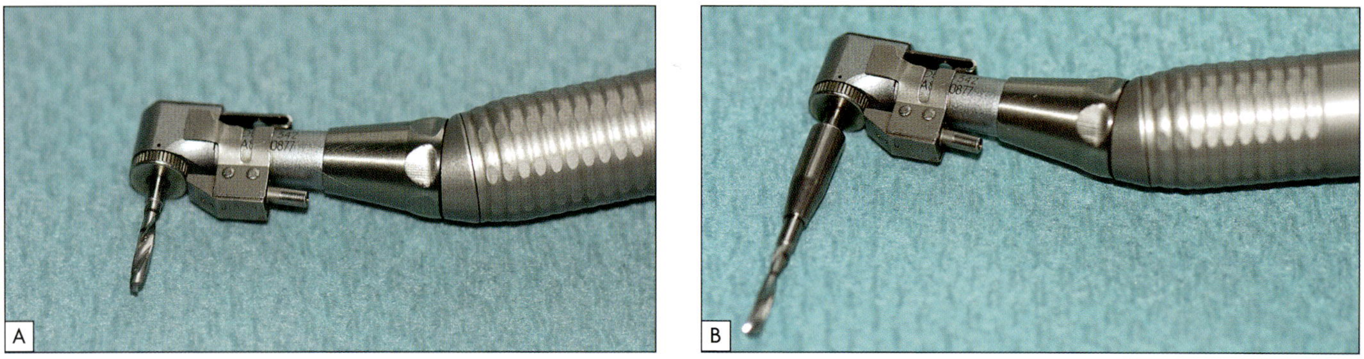

Figure 2.13 **Contre-angle d'implantologie avec un foret.** **A** : sans prolongateur. **B** : avec son prolongateur.

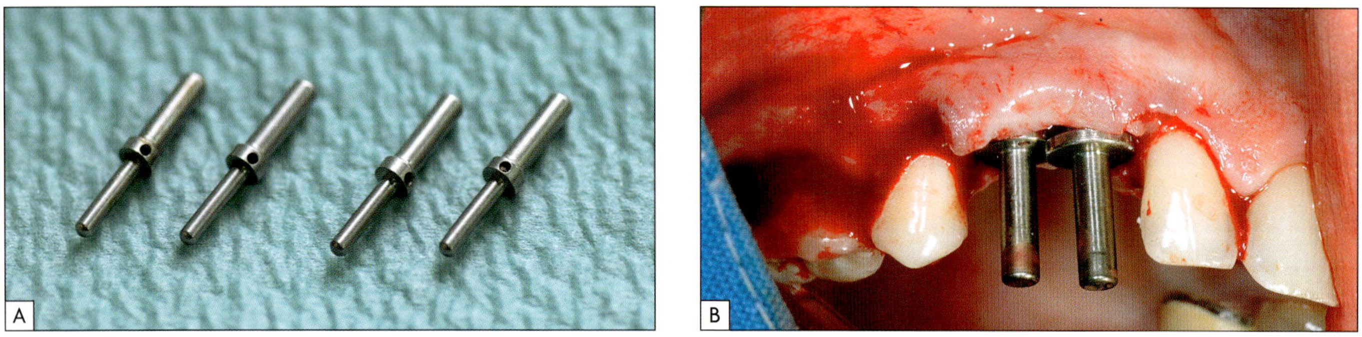

Figure 2.14 **Tiges de parallélisme.**
A : quatre tiges dans le système Brånemark.
B : utilisation pour la validation de deux axes de forage implantaire au niveau d'un site antérieur maxillaire.

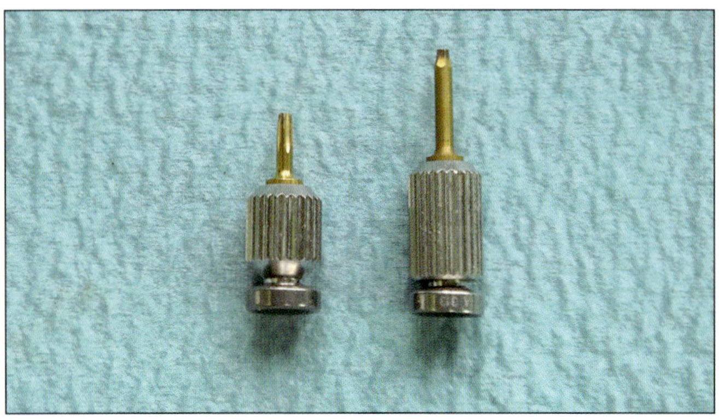

Figure 2.15 Deux tournevis de hauteurs différentes pour pilier de cicatrisation dans le système Replace® Select, Nobel Biocare.

- des connecteurs d'implants ou drivers, indispensables pour la pose de l'implant. En effet, ils permettent une préhension de l'implant de son conditionnement jusqu'à la pose dans son site osseux *(fig. 2.16)*.

Avant de stériliser la trousse de chirurgie implantaire spécifique, l'assistante doit contrôler la présence de l'ensemble de cette instrumentation, chaque instrument ayant un logement prévu.
Pour contrôler facilement, des tableaux synoptiques correspondant aux trousses sont fournis par les fabricants ***(fig. 2.17 et 2.18)*.**

Stériliser la trousse

L'ensemble de la trousse doit subir les différentes étapes de la chaîne de stérilisation : prédésinfection, rinçage, nettoyage, séchage et stérilisation à l'autoclave (voir chapitre 4 : chaîne de stérilisation).
Pour la nettoyer correctement, il faut enlever de chaque emplacement les instruments, puis effectuer toutes les étapes de la prédésinfection jusqu'au séchage, la trousse proprement dite devant suivre les mêmes étapes *(fig. 2.19)*.
Après séchage, chaque instrument est replacé, puis, après contrôle, la trousse est fermée et conditionnée dans un emballage, avec un indicateur de classe C (voir chapitre 4 : chaîne de stérilisation).

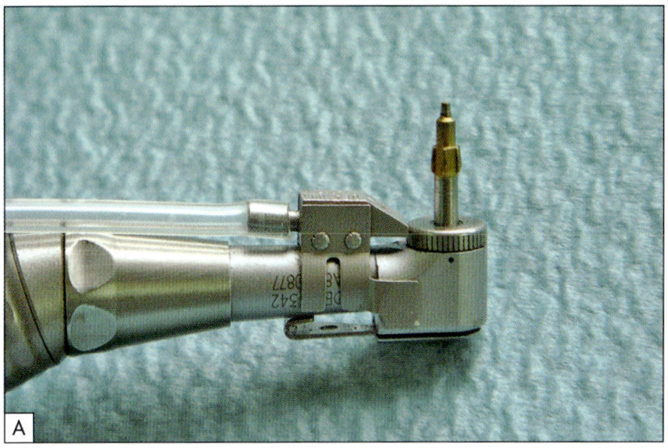
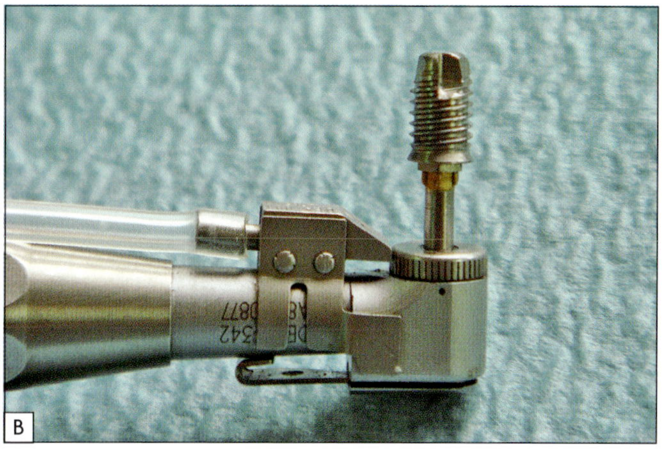
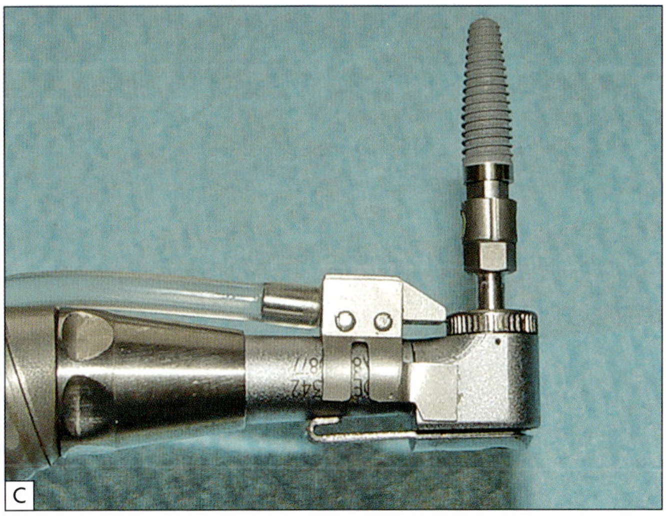

Figure 2.16 Porte-implant ou driver.
A : type Stargrip® seul sur le contre-angle dans le système Brånemark.
B : type Stargrip® avec un implant sur le contre-angle dans le système Brånemark.
C : avec un implant dans le système Replace® Select.

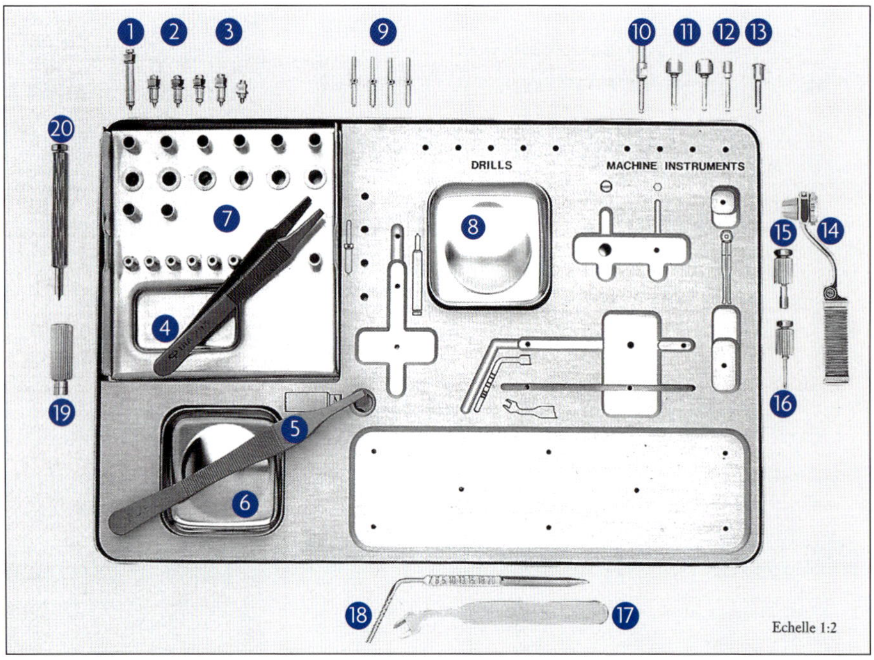

Figure 2.17 Tableau synoptique de la trousse du système Brånemark.

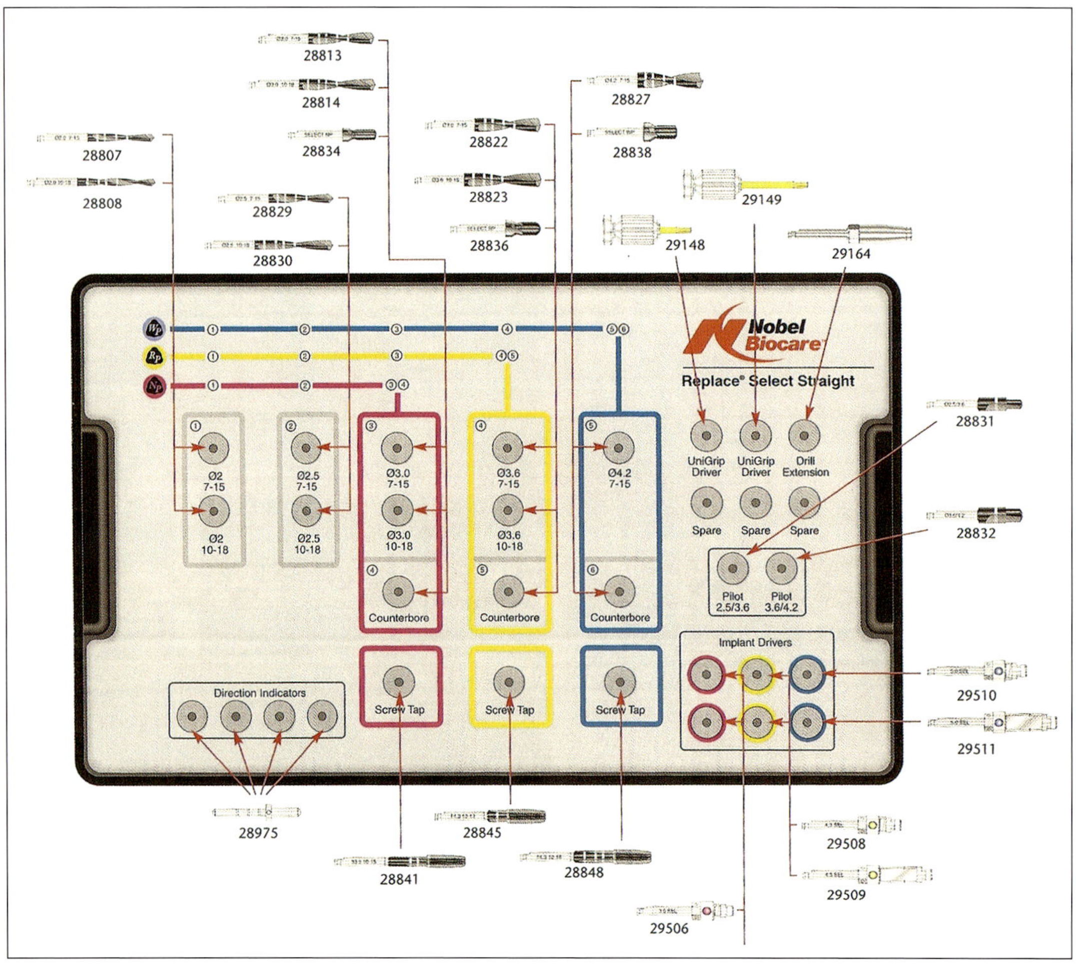

Figure 2.18 Tableau synoptique de la trousse du système Replace® Select.

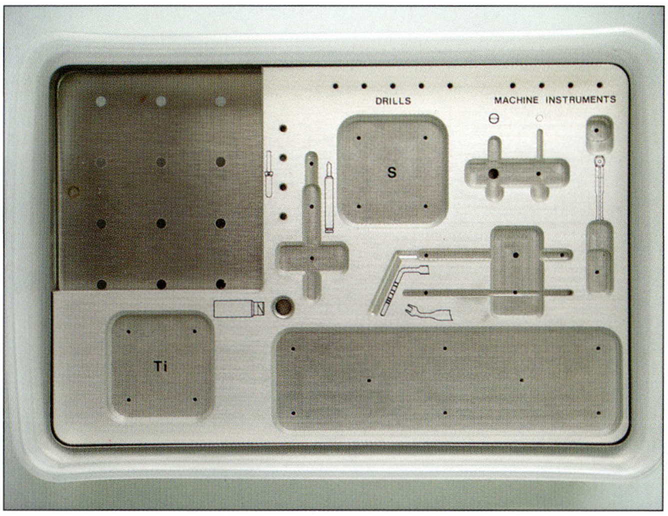

Figure 2.19 Trousse du système Brånemark dans un bac de désinfection.

Ensuite, la trousse est stérilisée à l'autoclave avec un cycle de stérilisation de 134 °C à plateau de 18 mm (cycle Prion).

Après stérilisation, un étiquetage est réalisé comportant :
- le numéro de l'autoclave utilisé ;
- le numéro de la charge de stérilisation ;
- la date de stérilisation et la date de péremption.

1.3 - Préparation de la salle d'intervention

Pourquoi la salle d'intervention nécessite-t-elle une préparation particulière ?

L'environnement est un des trois mots-clés pour atteindre une hygiène asepsie rigoureuse ; aussi, cette zone environnante doit-elle être préparée, ainsi que la zone d'intervention proprement dite avec son plateau technique.

1.3.1 Objectifs et moyens

Les objectifs sont d'avoir un environnement de travail respectueux d'une hygiène rigoureuse et d'organiser le plateau technique pour avoir une ergonomie de travail permettant le respect de la chaîne d'asepsie.

Les moyens consistent à mettre en place une organisation stricte afin d'éviter tout geste inutile tant lors de la préparation que pendant l'acte chirurgical proprement dit.

1.3.2 Comprendre la maîtrise de la chaîne d'asepsie

Sans revenir sur la définition de cette chaîne d'asepsie, il est essentiel d'intégrer la salle d'intervention comme une composante importante de l'asepsie.

État d'esprit-cohérence-ligne de conduite

Pour une cohérence dans la démarche de l'hygiène asepsie, celle-ci doit être préparée avec un processus strict et bien analysé. Il est nécessaire d'établir avec le praticien une ligne de conduite précise à adapter selon que l'intervention est effectuée dans une salle de soins ou dans une salle spécifique dédiée à la chirurgie.

Salle d'intervention spécifique ?

Remarque : il n'y a aucune obligation à avoir une salle d'intervention spécifique. Cependant, l'installation du plateau technique nécessitant une organisation parfaite avec une gestuelle réfléchie et rigoureuse, son existence est un atout pour simplifier l'organisation au sein d'un cabinet dentaire.

En effet, la préparation de l'environnement de la pièce est facilitée par une salle spécifique, et surtout pour la fin de l'intervention qui doit être suivie d'un nettoyage minutieux de la salle. L'occupation de la salle de soins pour une chirurgie implantaire nécessite, de ce fait, une plage horaire particulière au sein d'une organisation journalière de cabinet dentaire.

Notion de risque infectieux et son évaluation

Afin de bien intégrer l'état d'esprit essentiel à l'hygiène asepsie, il est important de savoir où se situent les risques infectieux lors d'une intervention chirurgicale.

Dans une salle de chirurgie, on peut considérer trois niveaux :
- le niveau 1 : il correspond à la zone d'incision (soit la bouche pour la chirurgie implantaire). Le risque infectieux est majeur pour toute chirurgie invasive et tous les instruments utilisés doivent être stériles ou à usage unique ;
- le niveau 2 : il s'agit du plateau technique, avec les tables de chirurgie et le matériel pour toute chirurgie implantaire. Le risque infectieux est aussi important, tous les instruments doivent être stériles ou à usage unique ;
- le niveau 3 : concerne le reste de la pièce, l'environnement, où l'on trouve les éventuels meubles avoisinants, le sol et les murs ; cette zone doit subir une désinfection de niveau intermédiaire, désinfection de surface avec des produits normalisés adaptés.

1.3.3 Organisation de cette préparation

Dans un souci de cohérence, et avec une ligne de conduite stricte, la préparation de la salle d'intervention débute par le nettoyage et la désinfection de la salle. Ensuite, elle se poursuit par l'installation du plateau technique, avec la mise en place des tables avec le matériel indispensable à l'intervention chirurgicale. Cette installation est faite avec une tenue adaptée.

Le nettoyage désinfection de la salle est une désinfection de niveau intermédiaire ; il s'agit de désinfection des surfaces et du sol avec un produit nettoyant désinfectant normalisé, on parle de bionettoyage.

1.3.4 Bionettoyage, classification des pièces

Comme pour une organisation hospitalière, pour être cohérent, le cabinet dentaire est divisé en trois zones théoriques :
- la zone 1 correspond aux pièces de dépendance comme la salle d'attente, les couloirs et pièce de repos éventuelle. Le traitement requis dans cette zone est un nettoyage quotidien de type domestique ;

- la zone 2 correspond à la salle de soins dentaire et à la salle de stérilisation. Le traitement requis est un bionettoyage quotidien avec un produit détergent désinfectant normé ;
- la zone 3 correspond à la salle d'intervention chirurgicale et les WC. Le traitement requis est un bionettoyage avant et après toute intervention avec un produit détergent désinfectant normé.

Ce bionettoyage doit être réalisé en allant de la zone la plus propre vers la zone la plus sale, c'est pourquoi il débute par la zone 1. En ce qui concerne les zones 1 et 2, le bionettoyage peut être effectué par un personnel simple formé par le praticien ; pour la zone 3, c'est l'assistante qui réalisera le bionettoyage de fin d'intervention.

L'efficacité du bionettoyage dépend de la ligne de conduite suivante :

- réalisation en trois étapes successives :
  - évacuation des déchets de soins ;
  - nettoyage associant une action mécanique et une action chimique ;
  - application d'un désinfectant ;
- commencement par un dépoussiérage humide à l'aide d'un balai rasant qui permet d'éliminer 80 % des salissures ;
- puis action mécanique et chimique : passage d'un produit détergent désinfectant normé à l'aide d'un balai type balai Faubert ;
- respect du temps de contact du produit désinfectant qui est d'environ 20 minutes.

Lorsque la salle de soins devient la salle d'intervention, elle rentre dans la zone 3. On comprend donc la nécessité d'une organisation et d'une planification horaire particulière d'une chirurgie implantaire.

> La première plage horaire du matin est le moment privilégié pour une intervention chirurgicale dans un cabinet dentaire. En effet, un bionettoyage préalable étant nécessaire, l'intervention devant être suivie d'un nouveau bionettoyage, le temps de contact peut être respecté.

1.3.5 Préparation du plateau technique

Les plans de travail, quand ils existent, sont débarrassés de tous les accessoires. Ils sont nettoyés avec des lingettes pré-imprégnées ou des essuie-mains à usage unique. La pièce est nettoyée dans sa globalité avec un désinfectant (plans de travail, sol, murs et plafond si possible) à l'aide de balais dédiés à cette tâche. La technique du double seau est appliquée. Le balai à franges est plongé dans le seau contenant le détergent-désinfectant, il est passé sur la surface à nettoyer et ensuite il est rincé dans le deuxième seau contenant l'eau. Le procédé est répété jusqu'à la désinfection de la totalité de la surface. Pour les interventions longues ou lourdes, il est possible de compléter la désinfection des surfaces par brumisation à l'aide d'un produit de désinfection.

Tenue et organisation

Pour les actes chirurgicaux ainsi que les soins dentaires, il est conseillé de se mettre en tunique à manches courtes et pantalon. Des sabots, lavables en machine, sont portés dans le cabinet et d'autres sont réservés pour la salle d'intervention. Pour les chirurgies lourdes et à risque d'infection élevé, un masque, une charlotte, une casaque et des gants stériles seront portés par-dessus la tunique et le pantalon.

Comment installer un champ stérile ***(fig. 2.20)***

Un champ stérile est posé sur la table de chirurgie qui a été désinfectée auparavant. L'emballage contenant le champ est ouvert au-dessus de la table puis on le laisse tomber dessus. On pose le champ en ne tenant que les extrémités. On manipule le champ par les bords. La face imperméable du champ est posée contre la table. Seule la partie horizontale du champ est considérée stérile, toutes les parties situées sous le plateau de la table chirurgicale doivent être considérées comme non stériles.

Installation du plateau chirurgical : description, ergonomie

Le plateau chirurgical destiné à une chirurgie implantaire comporte des instruments communs à toute chirurgie buccale, rassemblés dans une trousse, et des instruments spécifiques à la chirurgie implantaire. La trousse de chirurgie est généralement composée des instruments suivants :

- miroir ;
- sonde 23/11 ;
- précelles ;
- seringue pour anesthésie ;
- sondes parodontales (droite et Nabers) ;
- manche de bistouri ;
- décolleurs (Molt, etc.) ;
- curettes de Lucas ;
- écarteurs ;
- syndesmotomes (faucille, droit, coudé) ;
- pince à tissus ;
- pince à sutures ;
- ciseaux ;
- pince gouge.

Cette liste n'est pas exhaustive ; elle est personnalisée par chaque praticien selon ses préférences et sa pratique. Le principe est de rassembler dans une trousse tout le matériel nécessaire à toute intervention chirurgicale type (*fig. 2.21*).

L'instrumentation propre à la chirurgie implantaire consiste en des trousses spécifiques à un système implantaire (trousse contenant la séquence de forage et toutes les pièces nécessaires à la pose d'implants) (*fig. 2.22*) ou à une technique chirurgicale particulière (élévation de membrane sinusienne, prélèvements et greffes osseux, etc.). Habituellement, les instruments sont présentés dans des trousses spécifiques.

Installation de la table « moteur chirurgical »

Le moteur chirurgical peut être désinfecté seulement en surface. Il est disposé sur une table ou un plan de travail, préalablement désinfecté, couvert d'un champ stérile (*fig. 2.23*). Si l'assistante « non stérile » va manipuler les boutons du moteur, ce dernier n'est pas couvert. Si le praticien ou l'assistante stérile va utiliser les boutons, le moteur est couvert par

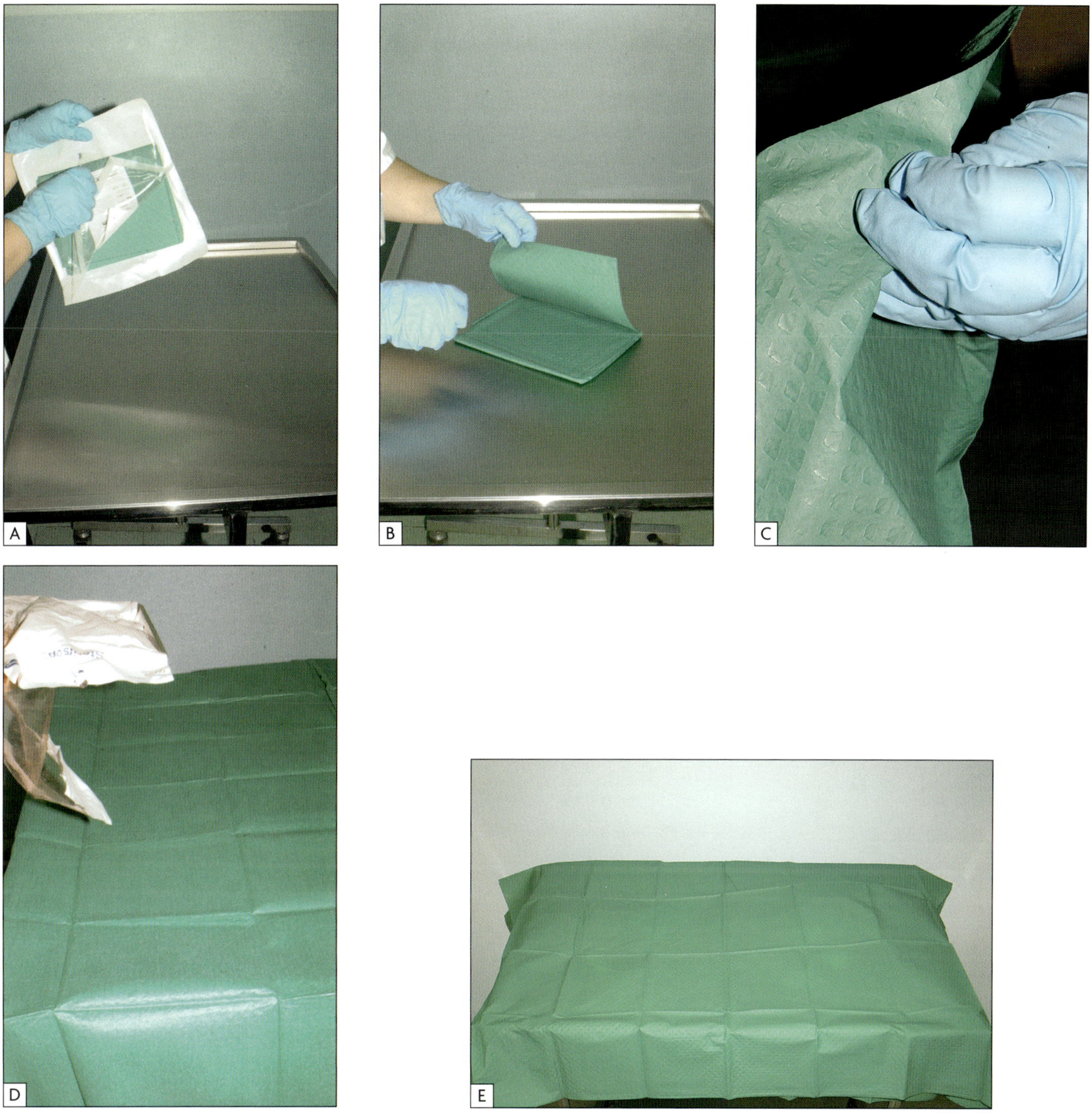

Figure 2.20 Installation d'un champ stérile.
A : emballage du champ stérile, ouvert au-dessus de la table après un lavage simple des mains. Le port de gants non stériles pour cette étape est facultatif. On laisse tomber le champ sur la table sans le toucher.
B : seul le champ peut être manipulé par ses extrémités à mains nues ou avec des gants non stériles. La face imperméable du champ est posée contre la table.
C : on déplie le champ en tenant que les coins par leur face interne. Les coins du champ ne toucheront pas la table.
D : après avoir déplié le champ, seule la partie centrale sur laquelle seront posés les instruments est considérée stérile.
E : les parties verticales sont considérées non stériles.

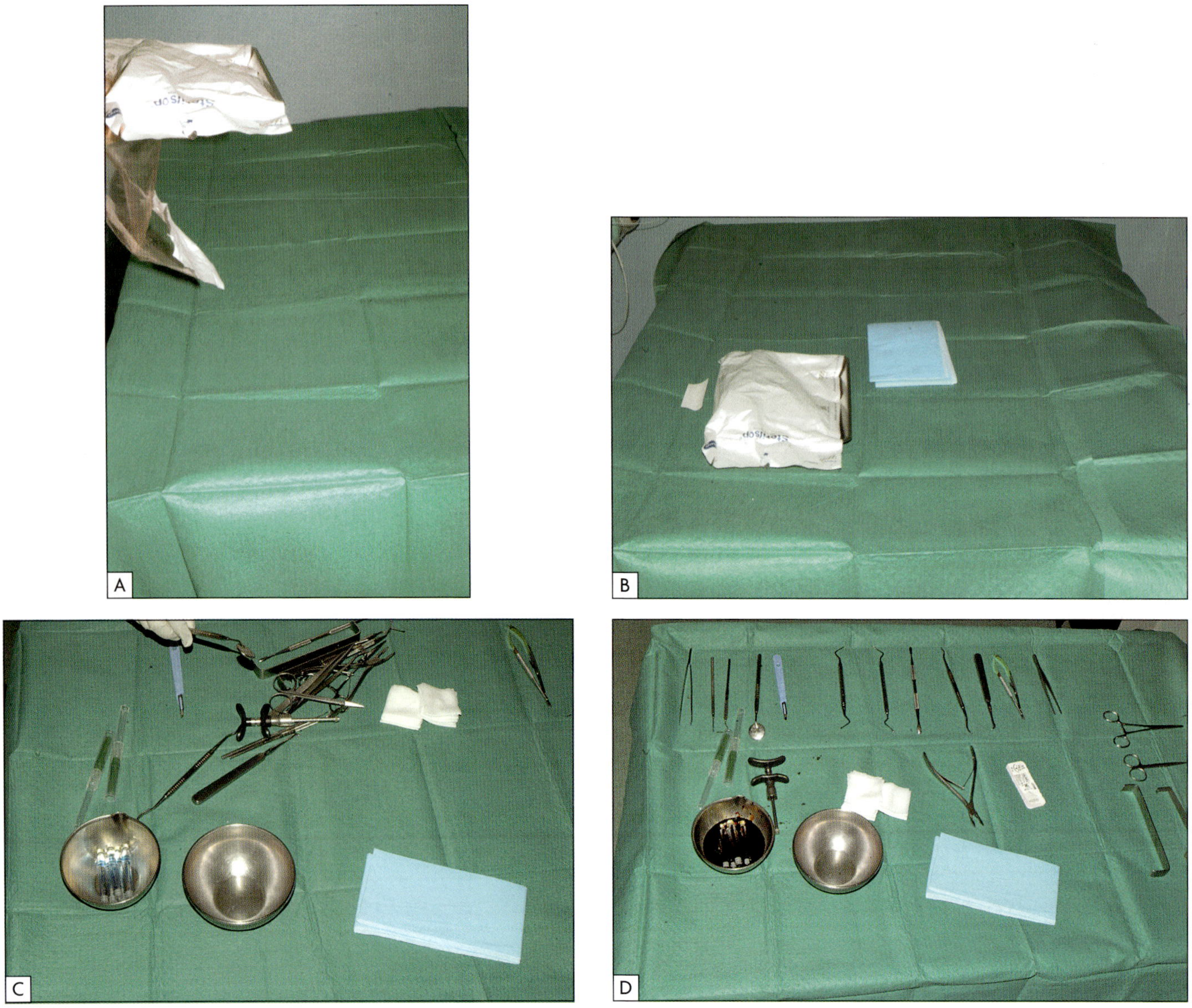

Figure 2.21 **Installation d'un plateau chirurgical.**
A : les instruments du plateau chirurgical sont disposés dans une cassette ou un sachet pour la stérilisation. Le sachet (quand il est sous double-emballage, comme c'est le cas sur la figure) est ouvert à main nue au-dessus de la table chirurgicale.
B : on laisse tomber le matériel consommable stérile sur le plateau.
C : le deuxième emballage stérile lâché sur le plateau est ouvert avec des gants stériles et vidé de son contenu.
D : les instruments sont disposés d'une façon ergonomique, dans l'ordre de leur utilisation. Les instruments utilisés par l'assistante sont rangés de son côté.

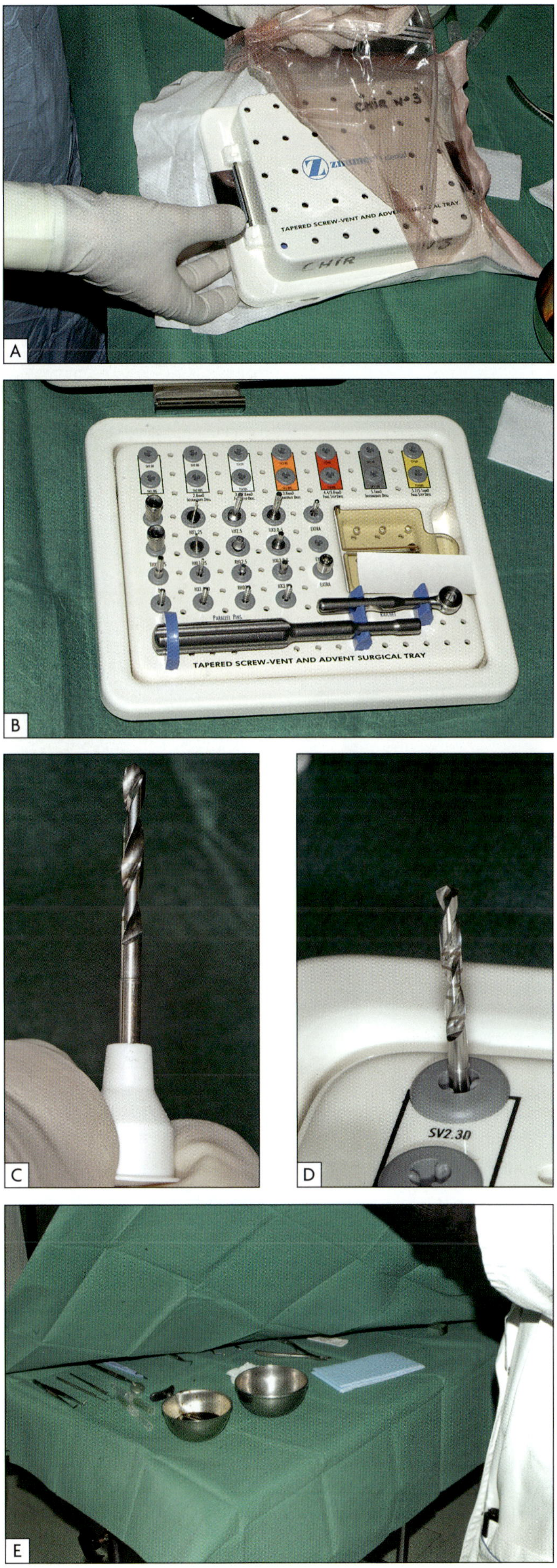

Figure 2.22 Trousse spécifique à un système implant aire.
A : la trousse implantaire est sortie de son emballage stérile (double emballage). Si la trousse est sous un seul emballage, ce dernier est ouvert à main nue par l'assistante circulante et la trousse est glissée sur le plateau chirurgical.
B : chaque système implantaire a une trousse spécifique. Un emplacement est prévu pour le rangement de chaque pièce dans la trousse.
C : la séquence des forets jetables est commandée à part. Les forets sont lâchés sur le plateau.
D : chaque foret est placé dans le support correspondant à son diamètre.
E : une fois le rangement du plateau chirurgical terminé, ce dernier est recouvert d'un champ stérile dont la face est vers la table. Ce champ recouvrira par la suite le patient.

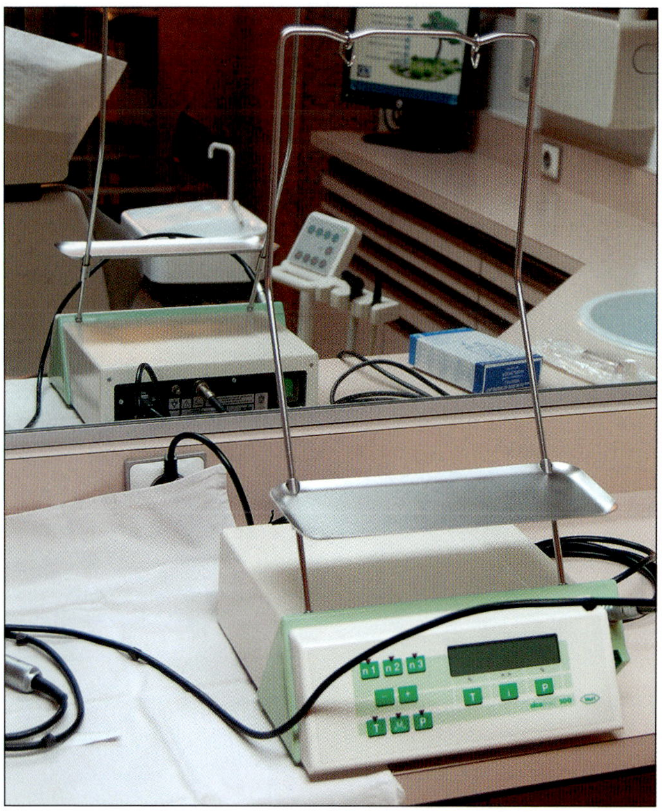

Figure 2.23 Moteur décontaminé posé à même la paillasse. Cordon stérile du contre-angle posé sur un champ stérile.

un emballage transparent stérile. Les cordons reliant le micromoteur du contre-angle au moteur chirurgical sont stérilisables. Cependant, seule la partie du cordon qui repose sur la table de chirurgie est considérée comme stérile.

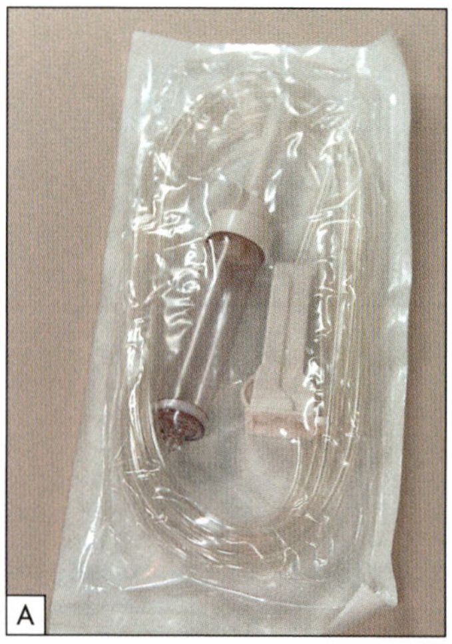

Installation de l'irrigation stérile *(fig. 2.24)*

Sur le moteur chirurgical, se connectent les tubulures de l'irrigation stérile. Les tubulures sont stériles et sous sachets. L'irriguant est constitué de sérum physiologique disposé en poche nylon transparente. La tubulure qui va conduire l'irriguant du moteur au contre-angle est disposée en parallèle au cordon et fixée à ce dernier par des crochets plastiques ou des élastiques stériles. La connexion de la tubulure à la poche de sérum est réalisée en faisant attention toutefois à garder les deux parties non souillées.

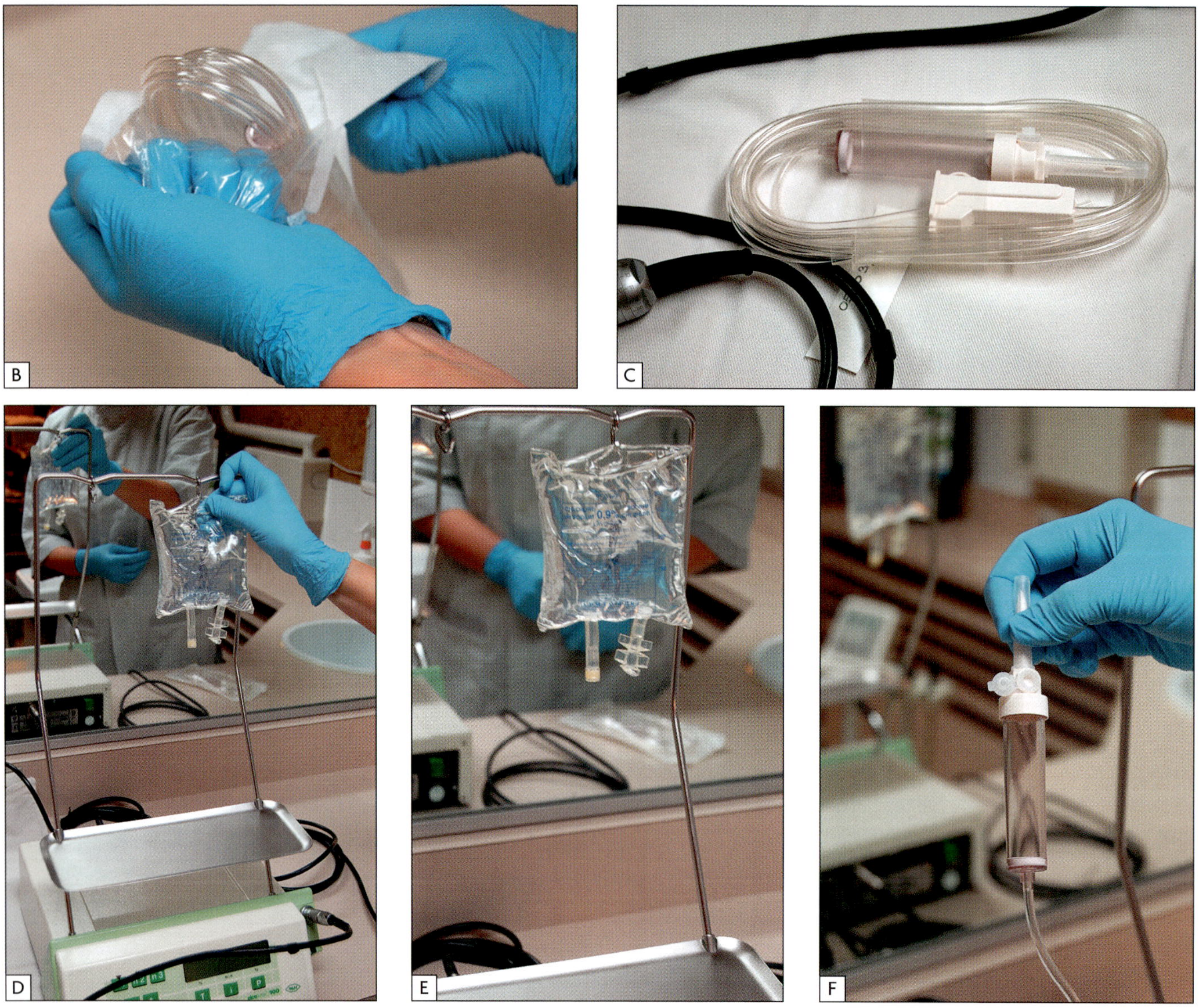

Figure 2.24 Installation de l'irrigation stérile.
A : présentation de la tubulure sous emballage.
B : ouverture de l'emballage (gants non stériles).
C : dépose de la tubulure sur le champ stérile.
D : poche de sérum sortie de son emballage.
E : accrochage de la poche au manche.
F : une des extrémités de la tubulure comporte une aiguille plastique avec capuchon protecteur et un petit réservoir de contrôle transparent.

Installation de la table « dispositifs stériles et instrumentations stériles » non déballés potentiellement utilisables

Cette table reçoit tous les dispositifs implantables (implants, biomatériaux, etc.) non déballés, ainsi que l'instrumentation stérile sous sachet succeptible d'être utilisée. Il s'agit d'avoir à disposition tout instrument éventuellement utile au cours de l'intervention.

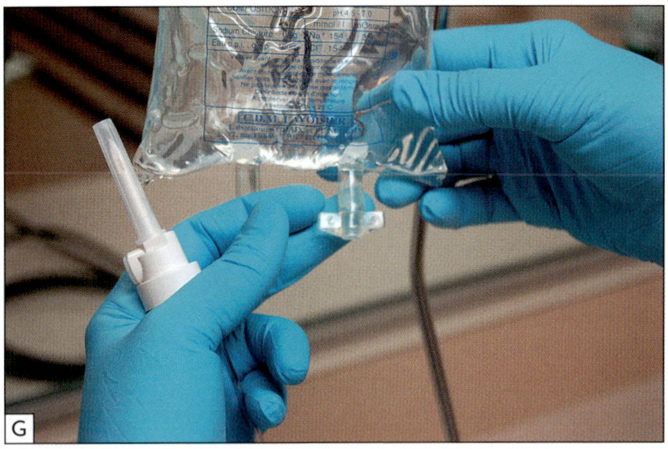

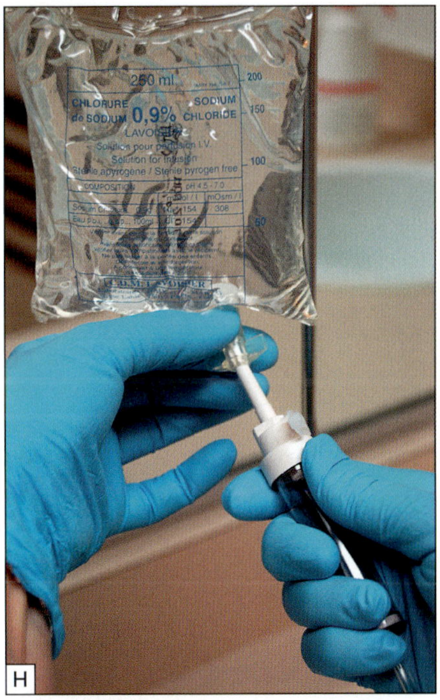

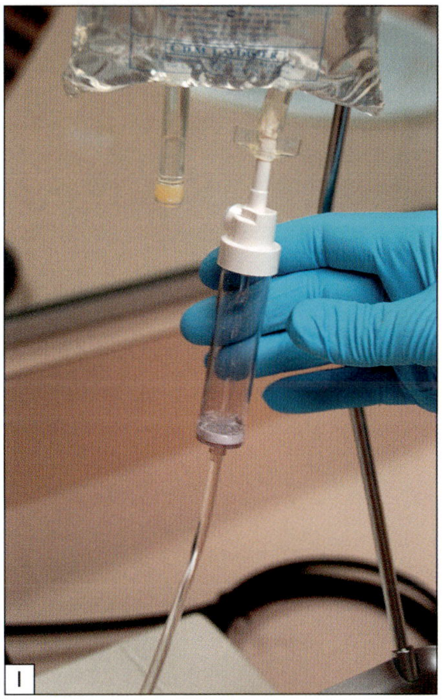

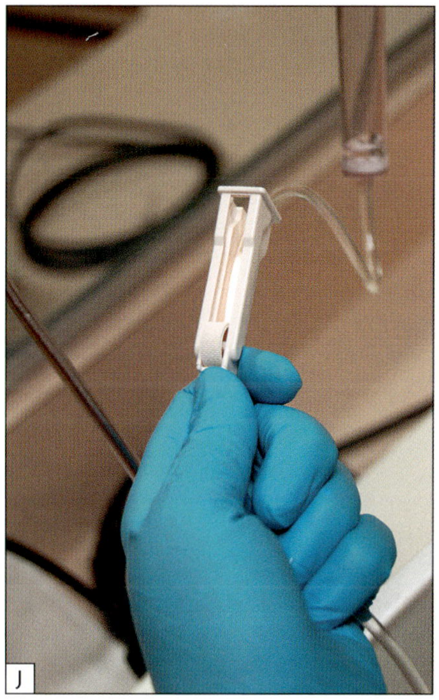

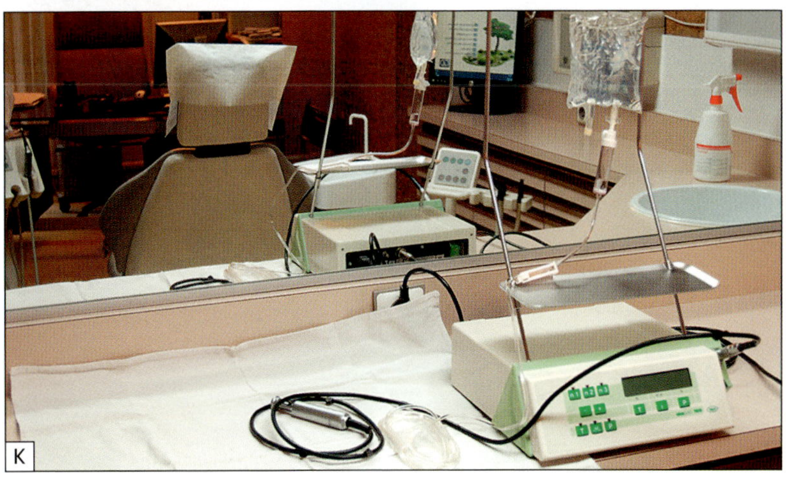

Figure 2.24 **Installation de l'irrigation stérile** ***(suite).***
G : embout de la poche de sérum devant recevoir l'aiguille plastique décapuchonnée stérile.
H : mise en place de l'aiguille plastique.
I : vérification de l'écoulement du sérum au niveau du réservoir pour s'assurer que la connexion a été réalisée correctement.
J : une molette permet l'arrêt de l'écoulement du sérum pour finir l'installation.
K : moteur et tubulures d'irrigation en place. On note que le cordon stérile ainsi que la tubulure qui le longera sont posés sur un champ stérile.

1.4 - Installation et préparation du patient *(fig. 2.25)*

Avant l'intervention, on demande au patient de faire un bain de bouche avec une solution de produit antibactérien, ce qui réduira la charge bactérienne buccale pendant l'intervention. Il est habillé d'une casaque propre ou stérile de préférence. Après avoir mis ses surchaussures et sa charlotte, le patient est installé, sans rien toucher avec les mains, dans le fauteuil. La charlotte doit bien retenir tous les cheveux à l'intérieur. Les téguments extra-oraux (pourtours des lèvres...) du patient sont désinfectés à l'aide d'une compresse imbibée de bétadine ou de chlorhexidine en un premier temps. Ensuite, l'intérieur de la bouche est badigeonné avec le même produit, en insistant sur le dos de la langue, les vestibules et le fond de la bouche. Il est conseillé d'utiliser le même produit pour le bain de bouche et pour la désinfection extra-orale. Après la désinfection, un champ stérile est posé sur le visage du patient.

1.5 - Préparation de l'assistante et du praticien

> Remarque : **si deux assistantes sont censées assister le chirurgien: la première, dite stérile, sera habillée comme le praticien et la deuxième, dite non stérile ou circulante, est habillée normalement en tenue « pyjama » de bloc opératoire vêtue d'une charlotte, surchaussures et masque. Ils sont déjà en tenue « pyjama ».**

1.5.1 Charlotte, masque, lunettes, surchaussures/sabots

Ils mettent, dans l'ordre, charlotte, masque, lunettes et surchaussures (ou changent de sabots, si des sabots spécifiques sont prévus pour le bloc opératoire) à l'entrée du sas quand il existe. Ils procèdent à un lavage chirurgical des mains, puis s'habillent d'une blouse chirurgicale stérile et de gants stériles aidés de l'assistante non stérile quand elle est présente.

1.5.2 Lavage des mains

L'un des principaux vecteurs de diffusion et de circulation des germes au sein de la structure de soins est « la main ». Contrôler la circulation des germes suppose donc un lavage soigneux des mains après chaque acte, chaque soin, chaque contact suspect d'être contaminant.

Lavage des mains

◆ Pourquoi ?

L'écosystème bactérien comprend deux flores ou deux types de groupes de bactéries : la flore résidente et la flore transitoire. La flore résidente est constituée de germes « commensaux ». Ce sont les germes qui se situent au niveau des couches superficielles et profondes de la peau. Ces germes sont variables en qualité et quantité selon les individus et les différents sites chez le même individu. Cette flore a une faible virulence ; cependant, tout geste invasif (brûlures, infraction de la peau...) peut la modifier et induire un processus infectieux.
La flore transitoire est composée de germes issus de l'environnement, mais aussi de germes pathogènes ou commensaux issus de la flore commensale des patients soignés. Elle reflète l'écosystème microbien de la structure de soins (bactéries multirésistantes). Le rôle de la flore transitoire est important dans le mécanisme de survenue d'une infection. Sa prévention nécessite la mise en œuvre de mesures barrières, dont l'hygiène des mains.

◆ Comment ?

Le lavage des mains est le premier moyen de lutte contre l'infection nosocomiale. Il doit intervenir chaque fois que les soins sont effectués d'un malade à un autre. Plusieurs types de lavage de mains existent. Chaque lavage a ses indications :
- lavage simple ;
- lavage chirurgical.

Lavage simple

◆ Indication

L'objectif est de prévenir la transmission manuportée et d'éliminer la flore transitoire. Il est pratiqué après tout geste de la vie courante et geste de soins non invasif (soin non chirurgical et/ou pas de contact avec le sang).

◆ Comment ?

Il se fait avec un savon liquide doux avec distributeur et dure au minimum trente secondes.

Lavage chirurgical

◆ Indication

Le lavage chirurgical des mains a pour but d'éliminer la flore transitoire et de réduire de façon significative la flore commensale. Il est nécessaire avant toute intervention chirurgicale et tout geste invasif à haut risque infectieux (pose d'implant et greffe osseuse).

◆ Comment ?

Il se fait avec une solution moussante antiseptique à large spectre (chlorhexidine ou polyvidione iodée, bétadine), une brosse à usage unique stérile, un essuie-mains stérile et une eau bactériologiquement pure.
Le lavage, avec port de masque et coiffe ajustée, est réalisé en trois temps : un temps de prélavage, un temps de lavage avec brossage et un nouveau temps de lavage. Il dure cinq à six minutes.
Les étapes successives d'un lavage chirurgical des mains sont montrées et commentées dans la ***figure 2.26***.

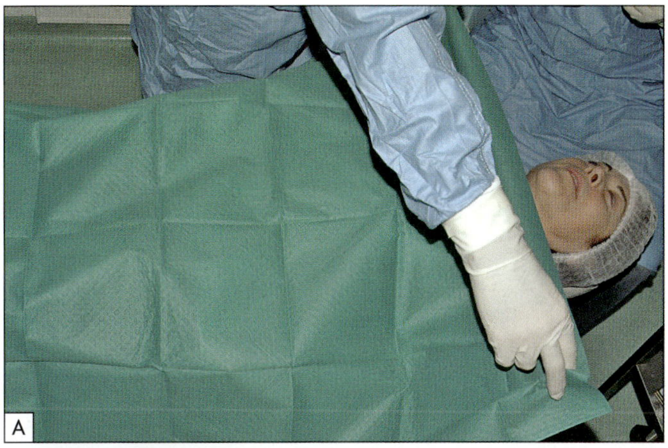

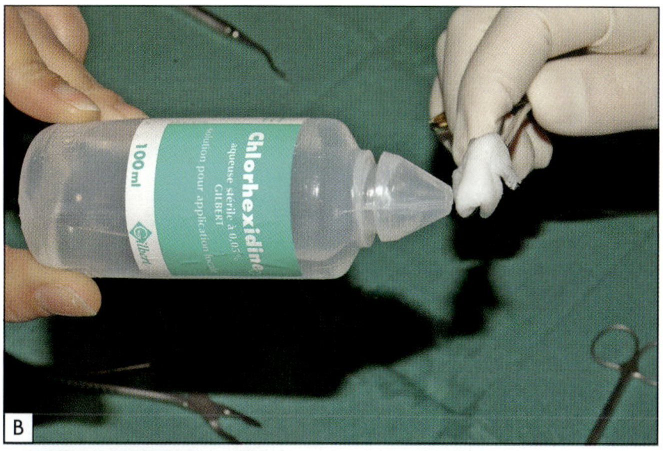

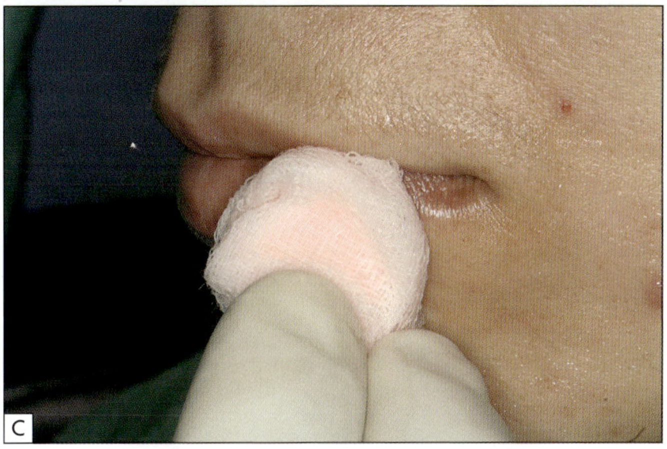

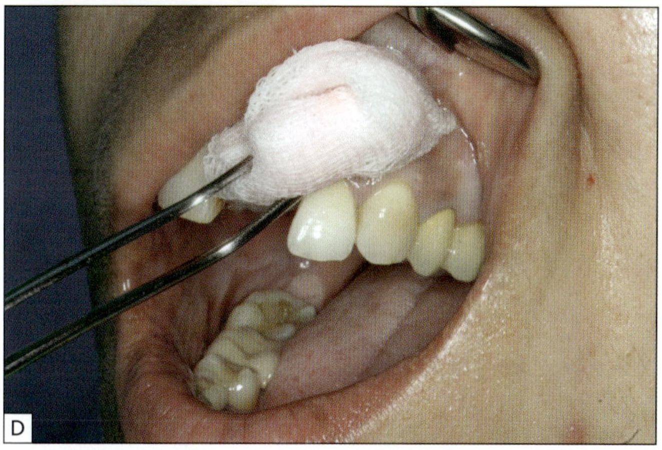

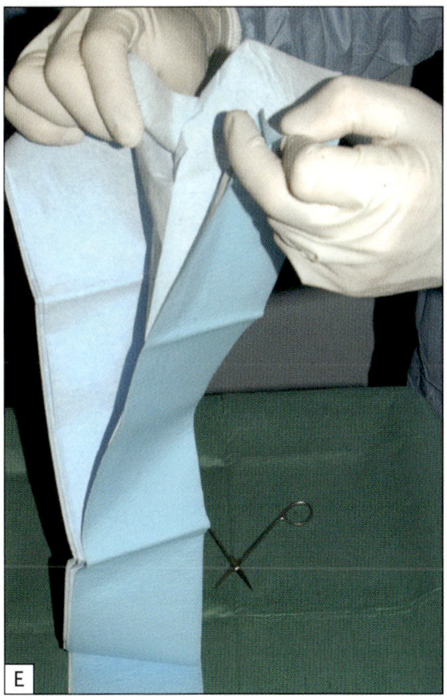

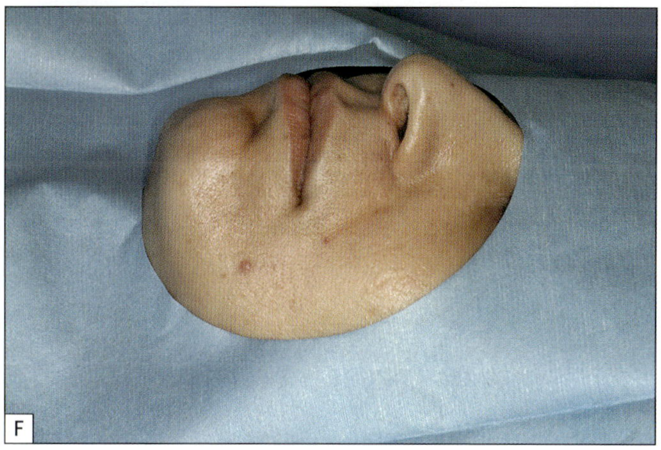

Figure 2.25 Installation du patient.

A : le patient est recouvert d'un champ stérile, ses mains resteront en dessous tout le long de l'intervention.

B : un antiseptique, de préférence le même que celui du bain de bouche, est utilisé pour désinfecter l'extérieur et l'intérieur de la bouche. Certains antiseptiques nécessitent une dilution et d'autre pas, il faut se référer aux recommandations d'utilisation.

C : une compresse imbibée d'antiseptique est passée sur le pourtour des lèvres en allant du centre vers la périphérie. La compresse est changée à chaque passage.

D : par la suite, on passe la compresse tenue par une pince sur les téguments intra-oraux : gencive, palais, muqueuse et langue.

E : un champ de visage stérile recouvre le visage du patient. La partie absorbante est tournée vers l'extérieur.

F : quand le champ est autocollant, il faut éviter de le coller sur les sourcils ou les cils du patient en les protégeant par une compresse.

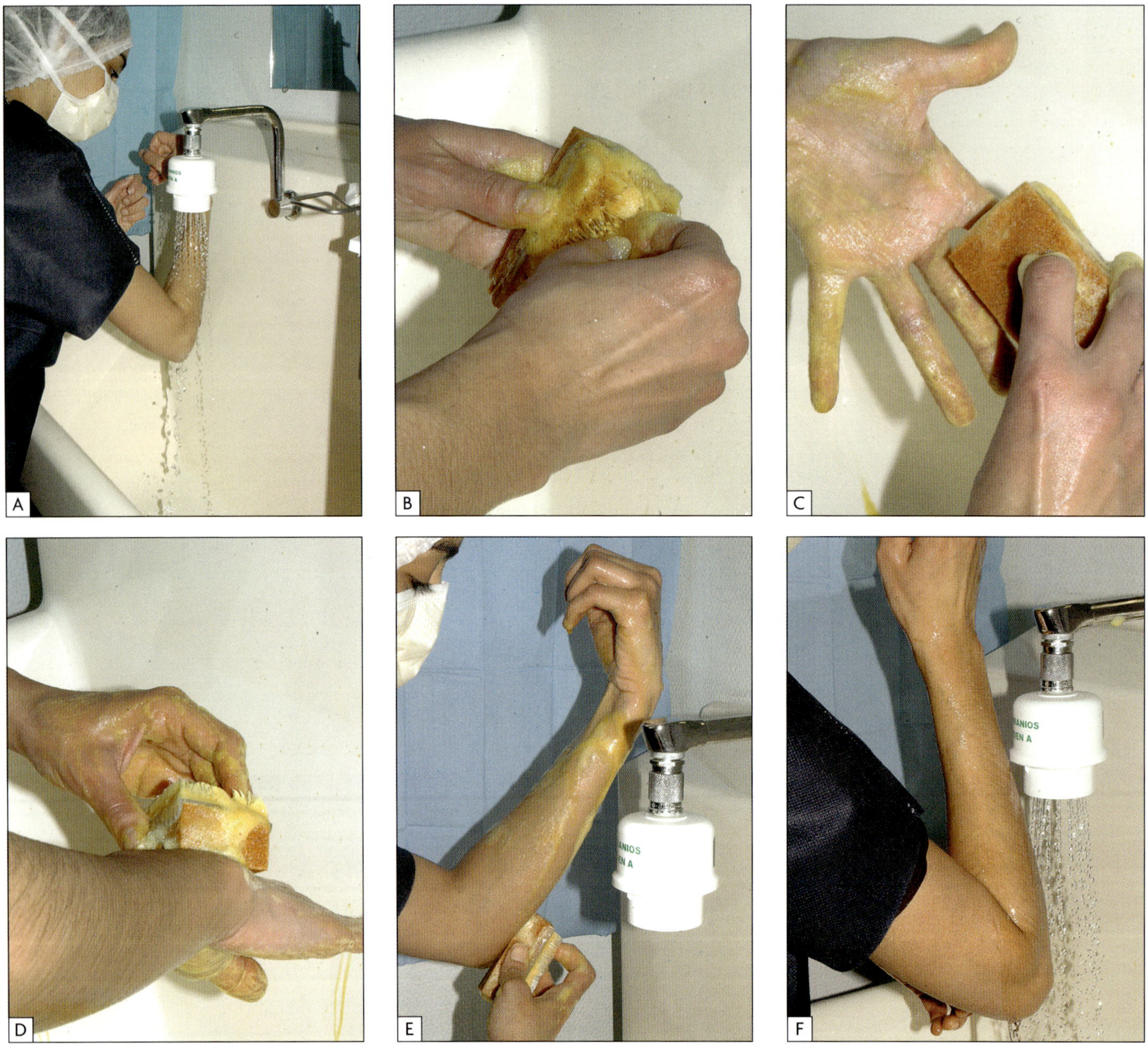

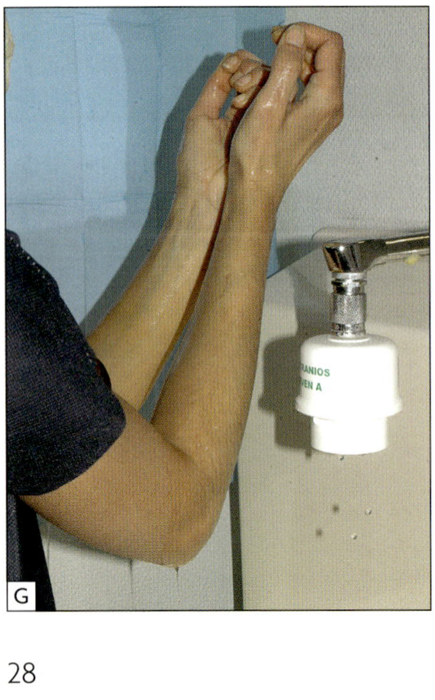

Figure 2.26 Lavage chirurgical des mains.
A : après avoir mis la charlotte et le masque (et les surchaussures quand des sabots lavables à la machine ne sont pas disponibles), on procède au lavage des mains.
B : en premier, on se rince les mains et les avant-bras à l'eau. Ensuite, on prend la brosse à la bétadine et on commence à se frotter les ongles avec la partie en plastique. En cas d'ongles longs, on nettoie sous les ongles à l'aide d'une tige en plastique.
C : par la suite on frotte les doigts un par un d'une façon méticuleuse ainsi que les régions entre les doigts.
D : une fois les doigts nettoyés, on passe à la paume et au dos de la main.
E : on avance jusqu'au coude.
F : les mains, tout en restant à la verticale, sont rincées sous l'eau jusqu'à la disparition de toute coloration de bétadine.
G : on garde les mains toujours à la verticale, pour que l'eau ne revienne sur les mains.

1.5.3 Habillage : tenue stérile, mise en place des gants stériles

Pour réaliser un acte simple, non invasif, le praticien et l'assistante sont soit en blouse blanche, soit en pyjama ; le masque et éventuellement une charlotte (en cas de cheveux longs) sont déjà mis en place. Après un lavage simple des mains, le port des gants suit.

Si un acte invasif à haut risque d'infection est prévu, une tenue stérile est à prévoir. Comme mentionné précédemment, le masque, la charlotte, les lunettes et les surchaussures sont portés avant le lavage des mains. Une fois le lavage des mains terminé, l'assistante tient le pack contenant la blouse et les serviettes stériles par son emballage et le présente ouvert au praticien. Ce dernier va se servir des serviettes pour se sécher les mains (*fig. 2.27*). Par la suite, il va prendre la bouse stérile et l'enfiler en écartant les mains (*fig. 2.28*). L'assistante va passer derrière lui et tirer sur les manches de la blouse en la tenant par la face interne (vers le praticien). Le but de cette manœuvre est que l'extérieur de la casaque ne soit touché ni par la personne qui la porte ni par la personne qui assiste. Ensuite, les cordons de la blouse sont noués, au niveau du dos par l'assistante ou au niveau du ventre par le praticien selon le type de blouse. Seuls les avant-bras et le torse sont considérés stériles.

Une fois la blouse mise en place, le praticien va récupérer les gants stériles dans leur sachet papier (*fig. 2.29*). L'assistante aura préalablement ouvert l'emballage plastique sans toucher à l'intérieur. Le praticien va enfiler les gants en ne touchant avec les doigts que la partie interne des gants. Il rabat les gants sur les manches de la blouse. À son tour, l'assistante stérile va se laver les mains, enfiler la blouse et les gants stériles dont elle aura auparavant ouvert les emballages plastiques.

1.5.4 Différents protocoles selon le nombre de personnes concernées

Ce protocole peut être modifié si une deuxième assistante, dite non stérile, est présente en tenue aseptique. Cette dernière aide alors le praticien et l'assistante stérile à mettre la blouse et les gants stériles.

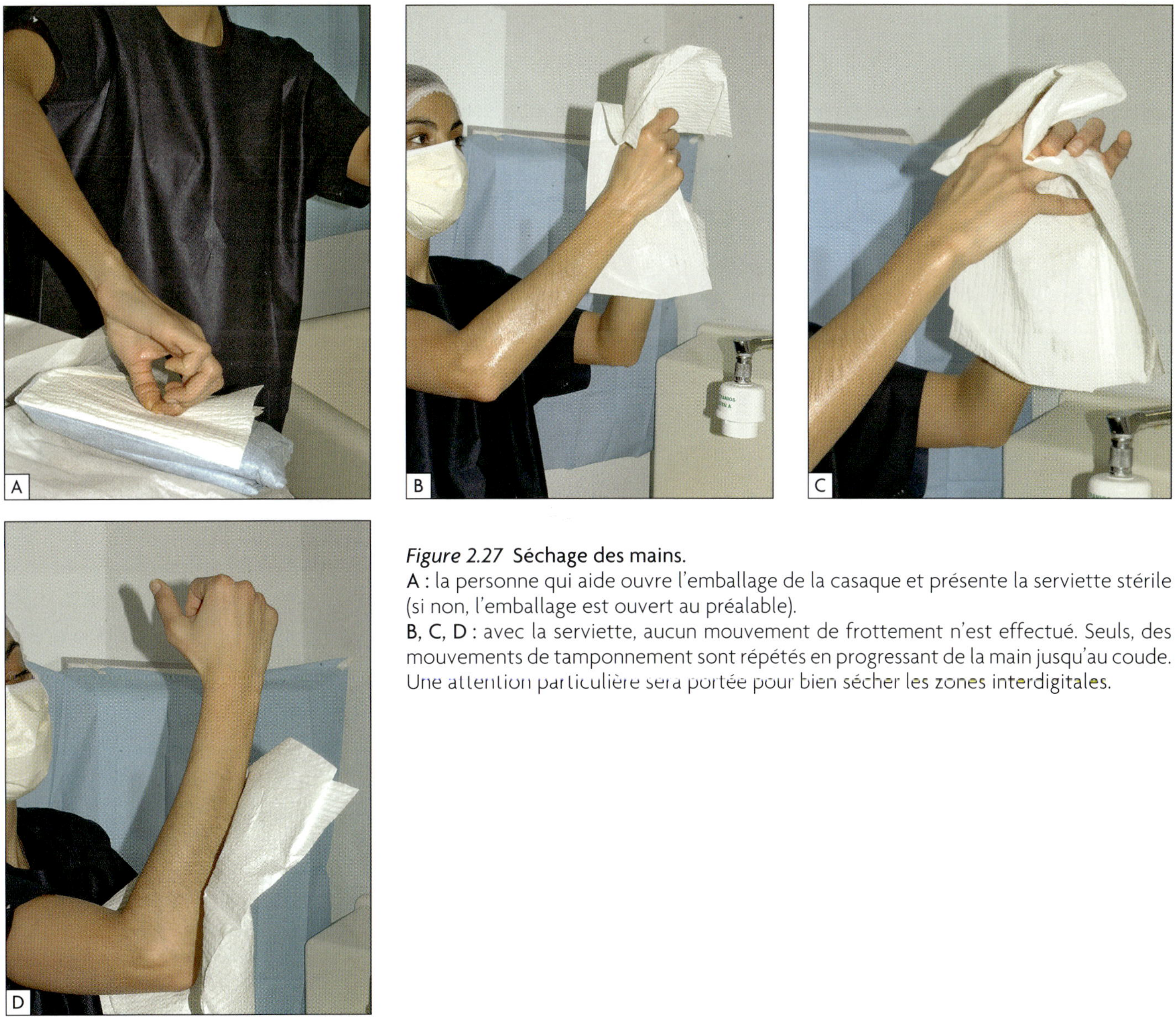

Figure 2.27 Séchage des mains.
A : la personne qui aide ouvre l'emballage de la casaque et présente la serviette stérile (si non, l'emballage est ouvert au préalable).
B, C, D : avec la serviette, aucun mouvement de frottement n'est effectué. Seuls, des mouvements de tamponnement sont répétés en progressant de la main jusqu'au coude. Une attention particulière sera portée pour bien sécher les zones interdigitales.

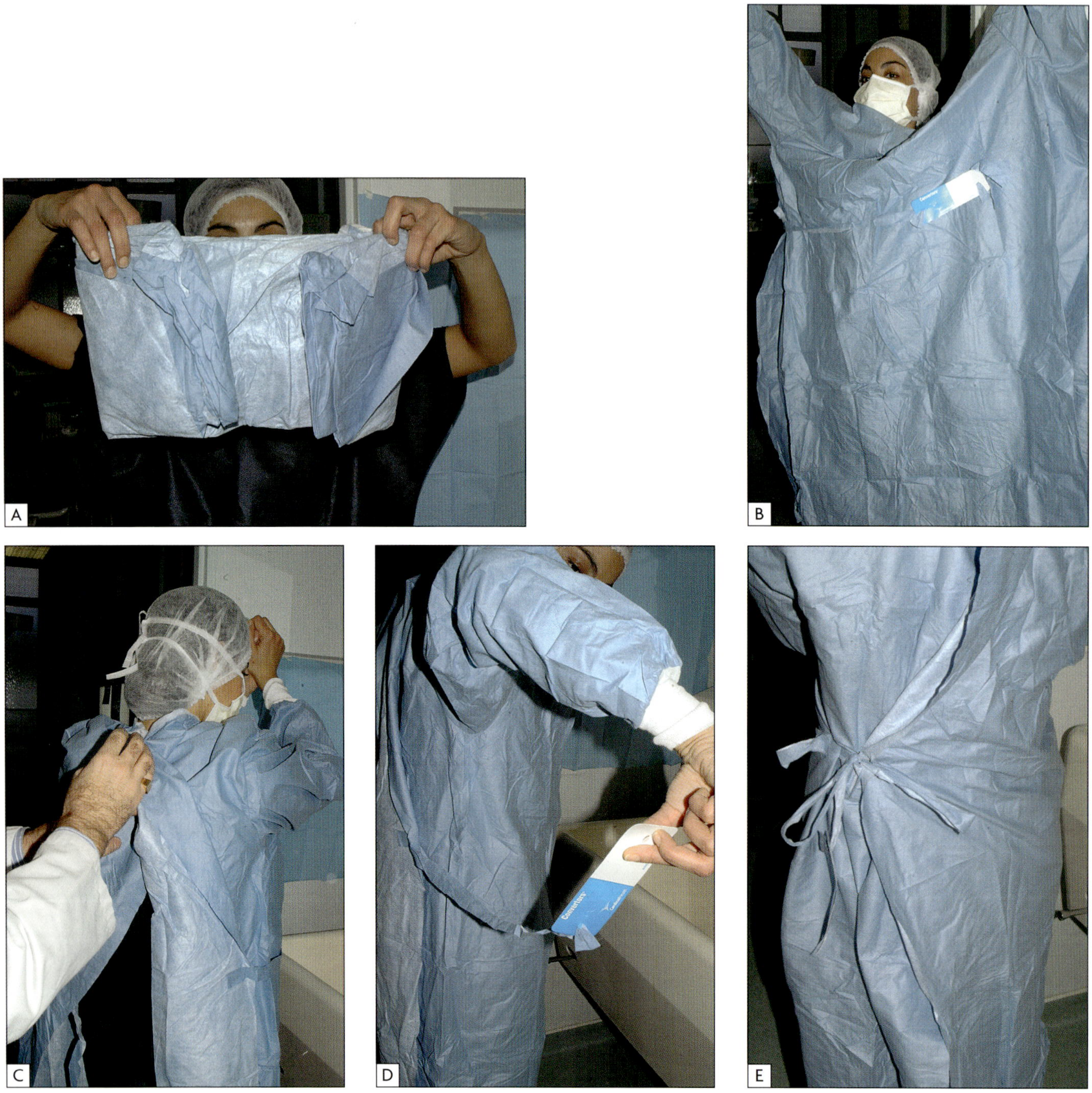

Figure 2.28 **Habillage.**
A : après le lavage chirurgical des mains, la casaque stérile est tenue par le col. On la laisse se déplier toute seule et l'on passe les mains dans les manches.
B : les bras restent tendus à l'horizontale et c'est la personne qui assiste qui va terminer l'habillage.
C : on se tient derrière la personne et on tire sur les manches par la face interne pour les ajuster au niveau des mains. Par la suite, on ferme la casaque au niveau du col.
D, E : la blouse est fermée par l'opérateur au niveau de la taille ou au niveau du dos par la deuxième personne à laquelle on passe les cordons.

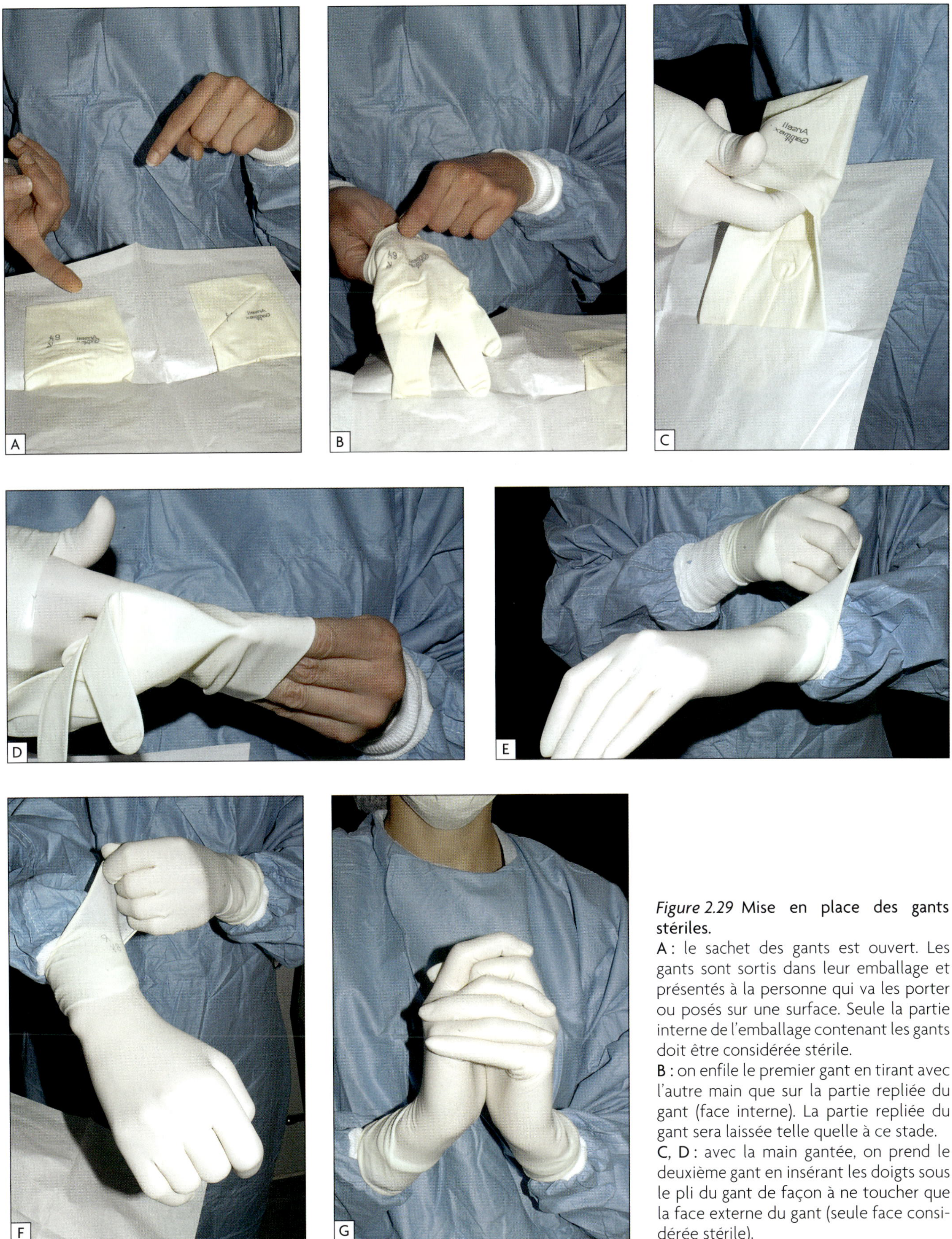

Figure 2.29 **Mise en place des gants stériles.**
A : le sachet des gants est ouvert. Les gants sont sortis dans leur emballage et présentés à la personne qui va les porter ou posés sur une surface. Seule la partie interne de l'emballage contenant les gants doit être considérée stérile.
B : on enfile le premier gant en tirant avec l'autre main que sur la partie repliée du gant (face interne). La partie repliée du gant sera laissée telle quelle à ce stade.
C, D : avec la main gantée, on prend le deuxième gant en insérant les doigts sous le pli du gant de façon à ne toucher que la face externe du gant (seule face considérée stérile).
E, F : une fois le deuxième gant enfilé, on tire sur sa partie pliée vers l'avant-bras pour mettre le gant en place. Le même geste est réalisé au niveau de l'autre main. Le gant déplié doit couvrir la casaque chirurgicale.
G : la mise en place des gants terminée, on met les mains en position de « prière ».

2 - Rôle de l'assistante pendant l'acte chirurgical

L'assistance opératoire est un rôle essentiel lors d'une intervention chirurgicale. L'assistante doit assurer un dégagement du site opératoire permettant une vue simple pour le praticien chirurgien. La gestuelle de l'aide doit être parfaite et en accord avec le praticien ; l'entente totale de l'équipe chirurgicale est indispensable. L'assistante doit être en mesure de maintenir les écarteurs de manière ferme, tout en réalisant une aspiration chirurgicale précise, pour que le chirurgien puisse réaliser une intervention sereine en toute sécurité.

2.1 - Gestuelle et maîtrise de l'asepsie

La gestuelle bien raisonnée et méthodique est la clé de l'intervention chirurgicale ; elle permet aussi une parfaite maîtrise de l'asepsie. La bonne position de l'équipe chirurgicale, les rôles bien répartis facilitent le bon accomplissement de la gestuelle au cours d'une intervention (voir chapitre 6 : travail à quatre mains).
Lors d'une intervention chirurgicale pour la pose d'implant, quelques points sont importants :

2.1.1 Tenue des écarteurs, l'aspiration chirurgicale

Les écarteurs permettent de dégager le site opératoire en maintenant les lambeaux ainsi que les joues ou lèvres du patient. La tenue ferme et contenue d'un écarteur doit être parfaitement maîtrisée par l'assistante ; il faut avoir bien en main cet instrument et être en appui sur l'os à distance du site opératoire afin de maintenir l'écarteur sans bouger. La difficulté est de pouvoir tenir aussi bien l'instrument de la main droite que de la main gauche selon le secteur intéressé pour l'intervention *(fig. 2.30)*.

Dans le même temps, il faut assurer une aspiration chirurgicale précise évitant au patient les excès de sérum physiologique (ou eau stérile), qui risquent de lui provoquer un réflexe de toux violent, et permettant au chirurgien une vue nette du site opératoire *(fig. 2.31)*.

2.1.2 Mise en place de l'implant

La pose de l'implant est la phase de l'intervention qui nécessite de la part de l'assistante et du praticien chirurgien une attention particulière. Trois points importants sont à maîtriser : le contrôle de la vitesse du moteur chirurgical, l'ouverture de l'emballage de l'implant et la maîtrise de l'asepsie avec une gestuelle précise pour la pose de l'implant.

Contrôle de la vitesse du moteur chirurgical

La mise en place de l'implant se réalise à vitesse lente, 20 à 25 tours par minutes, afin de ne pas induire d'échauffement de l'os, jusqu'au blocage total de l'implant. Selon les moteurs, la commande de la vitesse se fait par la pédale ou sur le « tableau du bord ». L'assistante doit veiller au bon réglage de cette vitesse qui est affichée sur le moteur *(fig. 2.32)* ; le moteur n'étant pas stérilisable, soit une désinfection de surface est réalisée ; les boutons sont actionnés à l'aide d'une compresse stérile, soit le tableau est isolé par un plastique stérile transparent.

Ouverture de l'emballage d'implant

L'implant, comme cela a déjà été décrit dans la première partie, est livré dans un double emballage stérile. Le premier emballage est ouvert, puis on verse sur un champ stérile l'emballage interne contenant l'implant à poser. La manipulation des implants ou dispositifs stériles doit toujours être faite au-dessus d'un champ stérile, afin d'éviter une chute malencontreuse rendant impossible son utilisation *(fig. 2.33)*.

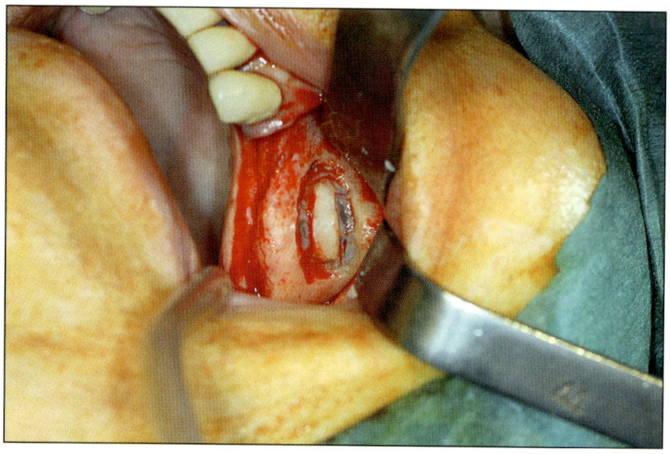

Figure 2.30 Les écarteurs maintiennent le lambeau tout en écartant la joue ; le site opératoire est parfaitement dégagé, laissant une visibilité parfaite pour le praticien chirurgien.

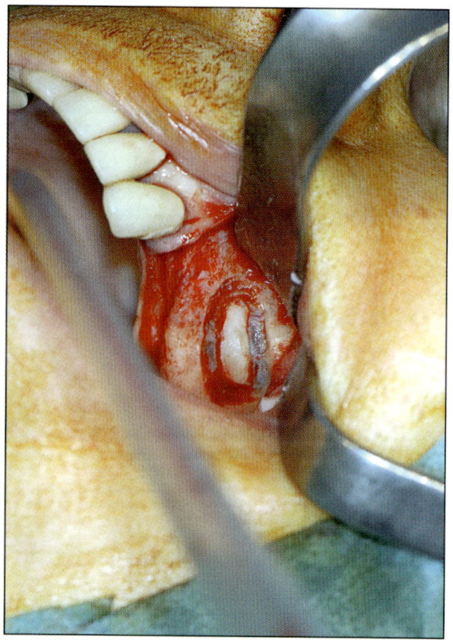

Figure 2.31 Tout en écartant, l'aspiration chirurgicale doit être constante, sur le site et dans le reste de la bouche.

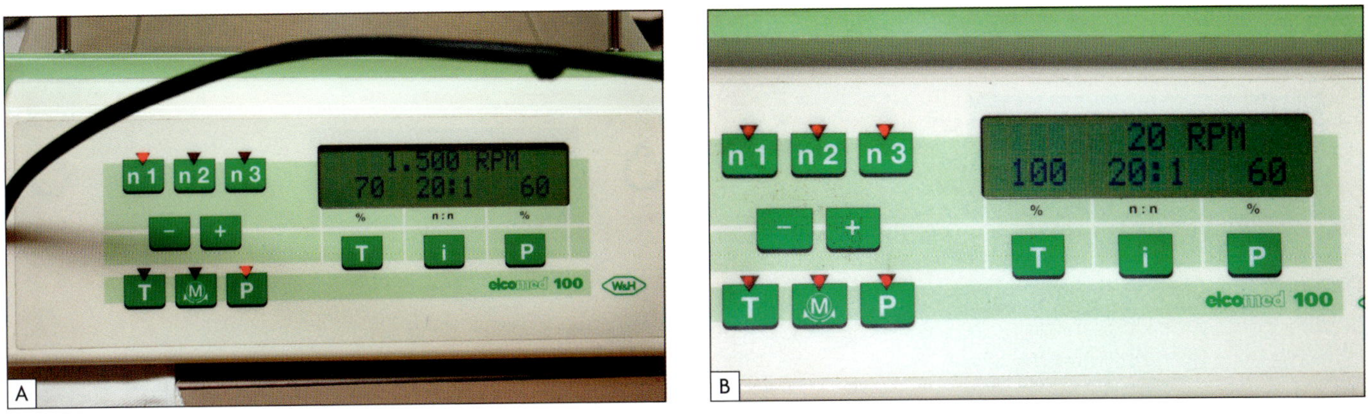

Figure 2.32 Réglage du moteur.
A : le tableau de bord d'un moteur chirurgical présente différents paramètres de réglage ; ici est notée la vitesse de 1 500 tours par minute, avec une réduction de contre-angle de 20/1.
B : en appuyant sur le bouton de programmation n° 3, la vitesse affichée est de 20 tours par minute.

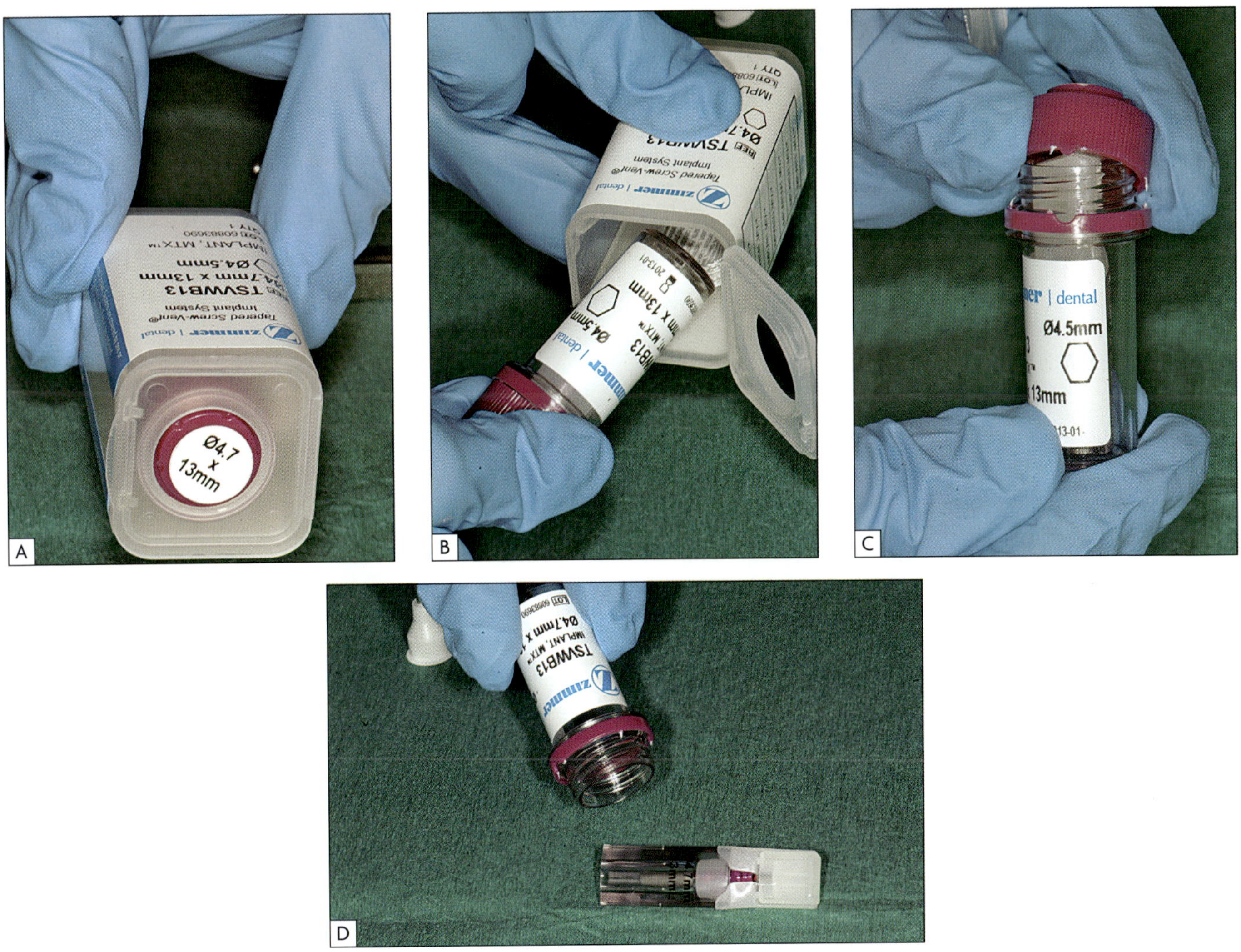

Figure 2.33 Manipulation des implants.
A : l'implant dans son double emballage est manipulé en gants non stériles, idéalement par une assistante instrumentiste ; dans le cas contraire, cette manipulation est faite à l'aide d'une compresse stérile.
B : ouverture du premier emballage pour sortir la boîte d'implants.
C, D : après ouverture de celle-ci, l'implant est déposé sur le champ stérile, sans le manipuler.

Gestuelle pendant la pose chirurgicale de l'implant

La pose chirurgicale de l'implant nécessite l'utilisation d'un connecteur sur contre-angle, que l'on trouve dans la trousse chirurgicale du système utilisé *(fig. 2.34)*.
Une fois installé sur le contre-angle, le praticien prend l'emballage contenant l'implant et vient le connecter *(fig. 2.35)*, ensuite il vient vers le site préparé pour le placer. L'assistante doit veiller à bien dégager le site opératoire, afin d'éviter à l'implant de toucher tout autre tissu que l'os : le premier contact de l'implant doit être l'os avec le sang, aucun instrument ne doit interférer *(fig. 2.36)*.

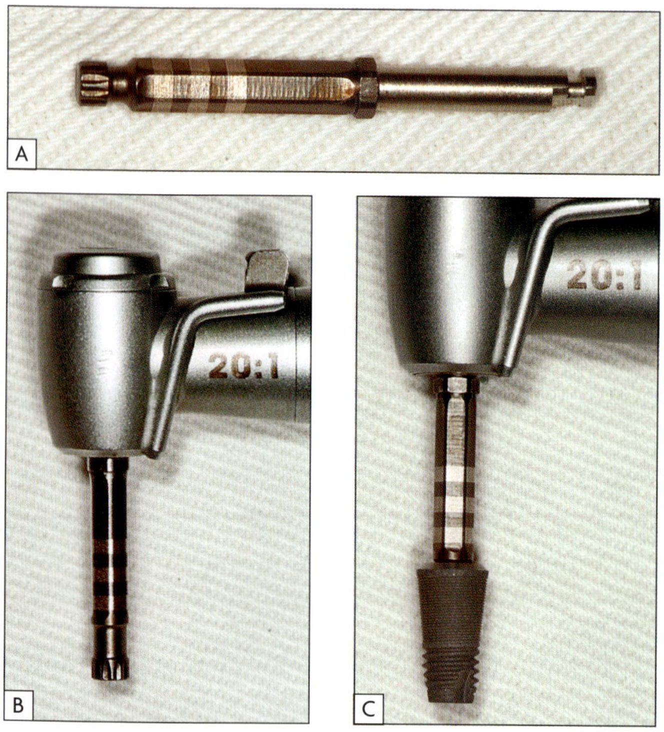

Figure 2.34 **Connecteur d'implant déposé sur un champ stérile.**
A : « driver » du système Astra Tech.
B : le même connecteur sur le contre-angle réducteur.
C : implant connecté sur le driver.

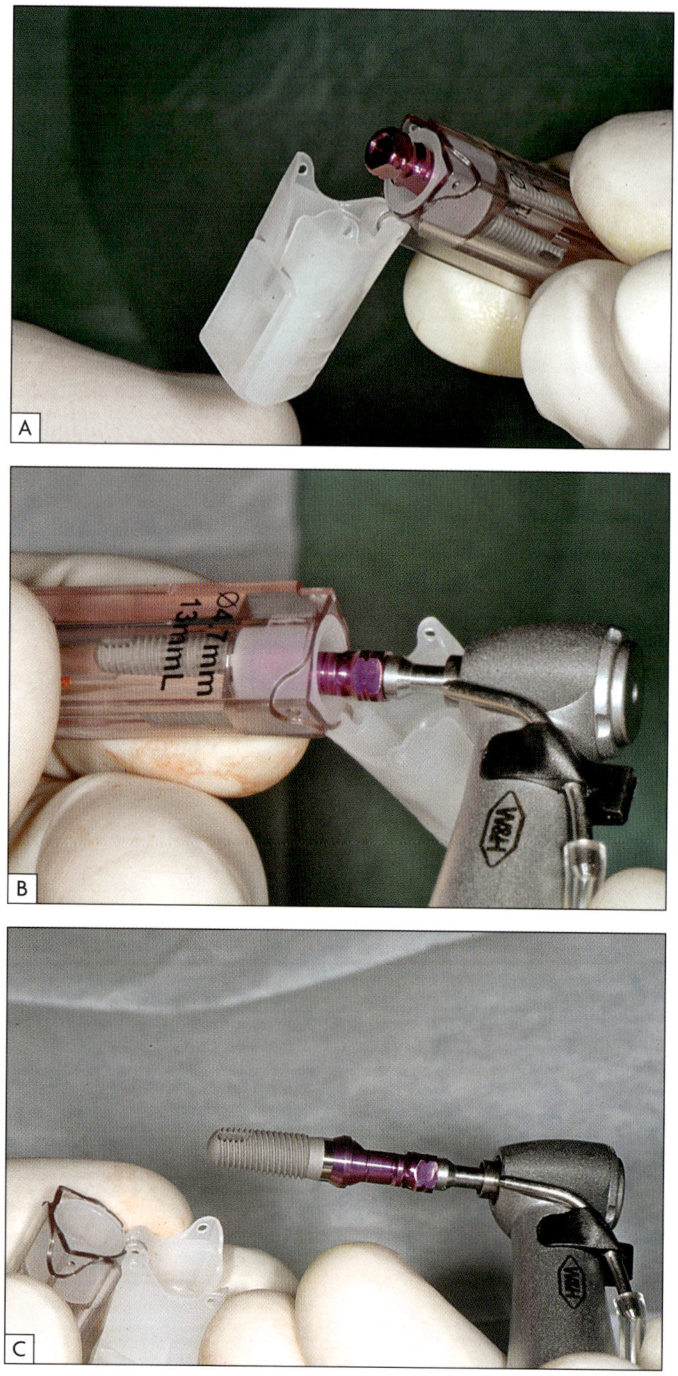

Figure 2.35 **Connexion de l'implant.**
A : le praticien ouvre l'emballage stérile déposé sur le champ stérile.
B : il vient connecter l'implant, Screwvent (Zimmer).
C : et le sort de ce dernier emballage.

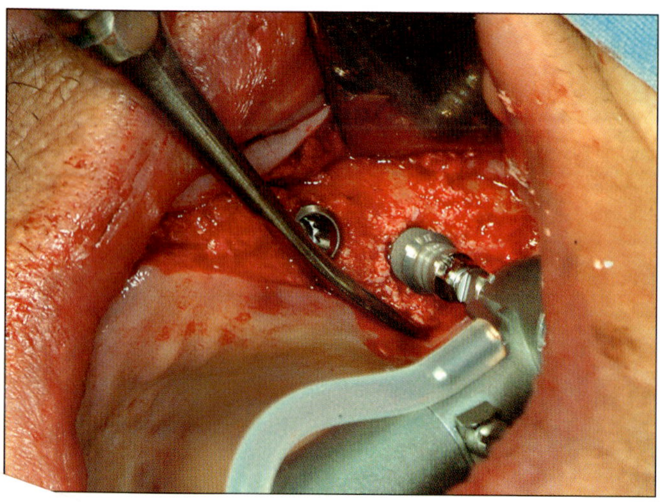

Figure 2.36 Pose d'un implant. Le site est parfaitement dégagé, pas d'interférence de tissu muqueux, seul le contact osseux est privilégié.

2.1.3 *Sutures, attitude et gestuelle*

L'intervention proprement dite se termine par les sutures. Cette dernière phase reste très importante, et souvent après une intervention longue ou difficile, un relâchement peut être observé. L'assistante doit faciliter ce dernier acte en détendant le patient qui peut être fatigué. Pour cela quelques mots simples le rassureront, lui expliquant le bon déroulement de l'intervention.

Dans le même temps, une petite préparation préalable de la table est effectuée. On organise sur la table d'intervention la pince à sutures, les ciseaux et quelques compresses imbibées de sérum physiologique pour comprimer légèrement le site opératoire entre deux sutures *(fig. 2.37)*.

Les sutures sont réalisées. Il faut maintenant : écarter plus légèrement les joues ou lèvres du patient pour assurer une vue simple du site que le praticien doit suturer ; une fois la suture réalisée, couper le fil à proximité du nœud de suture avec les ciseaux ; et appliquer une compresse humidifiée qui nettoie le site tout en impliquant une légère compression *(fig. 2.38)*.

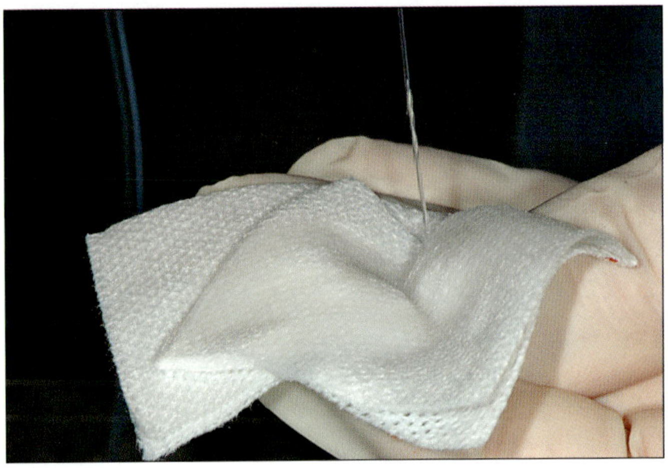

Figure 2.37 Compresses imbibées de sérum physiologique afin de comprimer le site opératoire.

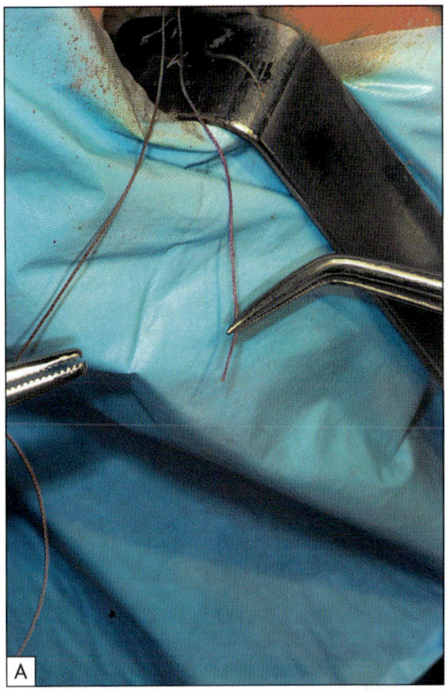

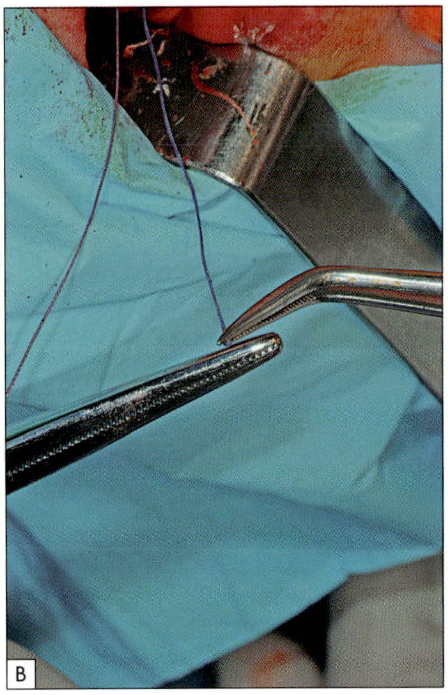

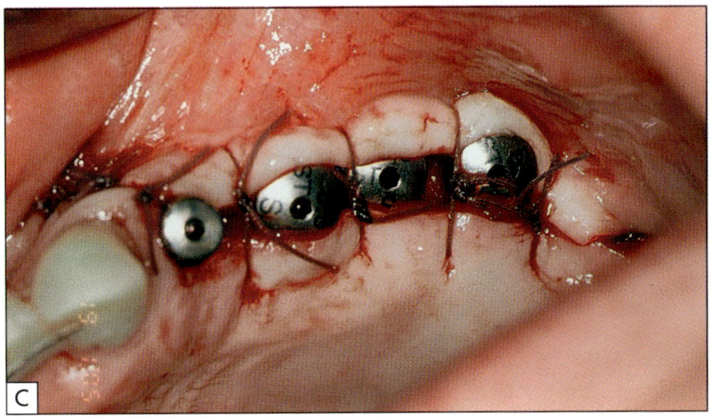

Figure 2.38 Gestuelle des sutures.
A : un geste utile : l'assistante attrape le fil de suture avec la précelle et le présente au chirurgien pour réaliser le point de suture.
B : le chirurgien ne cherche pas le fil, il prend le petit chef au bout de la précelle, le point de suture est d'autant plus simple.
C : fin de l'intervention : les sutures sont réalisées, le site opératoire est nettoyé à l'aide de compresses imbibées de sérum physiologique.

2.1.4 À la fin de l'intervention

Si le rôle de l'assistante dentaire est important durant l'intervention chirurgicale, il ne s'arrête pas à la fin de celle-ci. En effet, il lui incombe alors de s'occuper :
- du patient ;
- de l'évacuation de l'instrumentation souillée et des déchets ;
- du report dans le dossier clinique du patient des étiquettes de traçabilité et du compte rendu opératoire.

Attitude vis-à-vis du patient

Une fois l'intervention chirurgicale terminée, l'assistante doit veiller à différents éléments concernant le patient :
- tout d'abord s'enquérir de son état (stress, fatigue, douleur éventuelle) et, si besoin, lui proposer une poche de glace à appliquer sur la joue et/ou un antalgique selon les instructions du praticien ;
- ensuite, il est également important :
  - de le rassurer sur le bon déroulement de l'intervention en adoptant une attitude positive (sourire) et sereine ;
  - de faire attention au choix du vocabulaire employé si le patient demande une explication sur l'intervention du praticien, car certains mots mal interprétés peuvent être inquiétants pour le patient. Il est parfois préférable de lui proposer de poser cette question au chirurgien-dentiste afin qu'il prenne en charge ces explications ;
- si l'installation du cabinet le permet, installer le patient en salle de repos et le surveiller régulièrement ;
- enfin, s'assurer qu'il a bien compris les conseils postopératoires donnés par le praticien et, au besoin, les lui réexpliquer ou demander au praticien de le faire.

Évacuation de l'instrumentation souillée et des déchets

Note : l'intervention terminée, l'assistante doit prendre en charge l'évacuation de l'instrumentation et des déchets.

Idéalement, avant d'être transportés en salle de stérilisation, les instruments (y compris rotatifs) ainsi que les déchets doivent être aspergés avec un spray de solution antiseptique ***(fig. 2.39)***. Cette première étape qui limite le développement du film bactérien, permet, d'une part, de protéger l'assistante durant les étapes ultérieures et, d'autre part, d'optimiser la désinfection qui suivra.

Puis on effectue un tri soigneux en salle de stérilisation après s'être munis d'un masque, de gants épais (type vaisselle) et si possible de lunettes de protection. Dans un premier temps, trier les instruments des déchets en vérifiant bien de ne pas oublier les petites pièces comme les forets, prolongateur de foret, trépans, fraises chirurgicales, tournevis... L'instrumentation peut alors être immergée dans un bac contenant une solution désinfectante (par exemple Dysepti® de chez Dentsply, Dentasept® de chez Anios ou Alkazym® de chez Alkapharm) et suivra ensuite les étapes de la chaîne de stérilisation.

Puis on sépare les déchets mous (champs, compresses, blouses, gants, masques, charlottes, surchaussures, etc.) des déchets piquants et coupants (aiguilles, lames, forets à usage unique...) afin de les jeter dans les containers spécifiques ***(fig. 2.40)*** selon qu'ils sont à usage unique (compresses, lame, gants...) ou réutilisables (champs en tissu, blouses stérilisables).

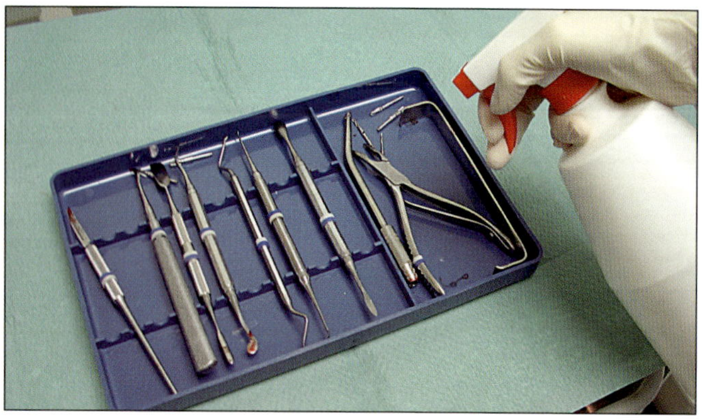

Figure 2.39 L'assistante asperge les instruments et les déchets d'une solution antiseptique.

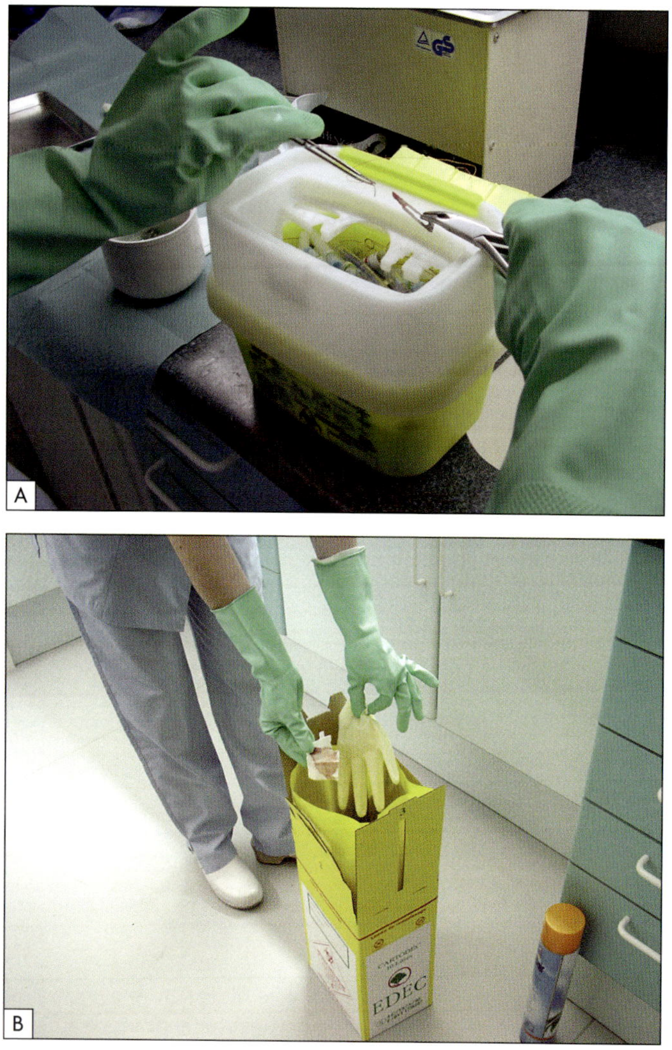

Figure 2.40 Évacuation des déchets.
A : déchets piquants et coupants à jeter dans le container spécifique.
B : déchets mous à jeter dans un autre container spécifique.

Report dans le dossier clinique du patient

En fonction des habitudes du praticien, l'assistante peut, sous sa dictée, remplir la fiche d'acte après l'intervention. Après chaque pose d'implant, elle doit établir une fiche de traçabilité ***(fig. 2.41)*** où figurera :

- l'identité du patient ;
- la date d'intervention ;
- les plateaux et la trousse de chirurgie implantaire utilisés (indiquer le numéro si nécessaire) avec, collée en regard de chacun, son étiquette de traçabilité ;

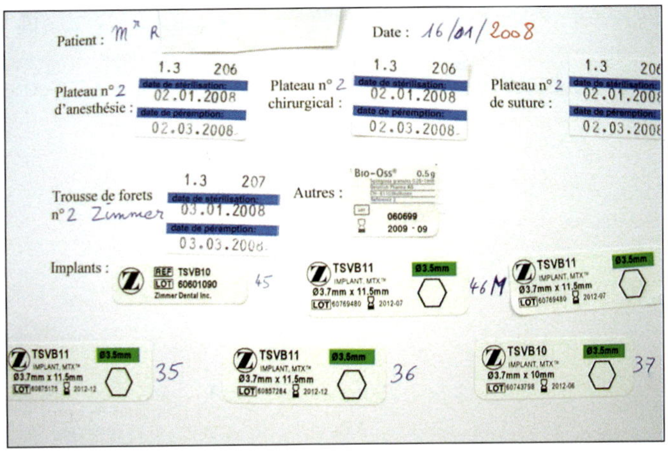

Figure 2.41 Fiche de traçabilité.

- l'étiquette de traçabilité située sur l'emballage de chaque implant posé avec le numéro de la dent correspondante ;
- les étiquettes de traçabilité des autres produits à usage unique type matériaux de comblement, membranes, sutures, champs, etc. ;
- les témoins de stérilisation.

Une étiquette de traçabilité doit mentionner à l'aide d'un code préalablement déterminé et invariable :

- le praticien chirurgien ;
- le numéro du stérilisateur (s'il y en a plusieurs) ;
- le numéro du cycle de stérilisation indiqué par l'autoclave ;
- la date de stérilisation ;
- la date de péremption.

Cette fiche sera conservée dans la fiche du patient.

Avant le départ du patient

L'assistante doit s'assurer du moyen de locomotion du patient pour le retour à domicile.

Elle doit également vérifier la bonne compréhension par le patient de l'ordonnance et du document résumant les soins postopératoires.

> **Remarque : si l'assistante est responsable du stock d'implants, elle devra veiller à recommander les implants posés afin de maintenir le stock constant.**

Chapitre 3

Phase prothétique

Pascaline DORMAGEN, Yann SAIZOU

La phase prothétique est le deuxième acte de l'implantologie.

L'assistante dentaire voit ici son rôle s'étendre de la préparation des séances prothétiques cliniques au rapport de liaison avec le laboratoire de prothèse, et aussi à la gestion du stock de pièces prothétiques spécifiques à l'implantologie.

Il est indispensable de parfaitement programmer les séances de prothèse pour limiter au maximum les risques de contaminations croisées qui sont très importants lors d'un acte prothétique, en raison des multiples manipulations et de la durée, parfois importante, des séances.

Important ! Avant chaque intervention, l'ensemble des éléments nécessaires à l'acte prothétique doit être préparé, afin de n'avoir plus, dans l'idéal, à ouvrir un tiroir ou une boîte. Pour mettre en place cette méthode, il est utile de codifier les actes les plus courants et même de faire des fiches par acte, ou check-list, en notant : les instruments à main les plus utilisés, les matériaux nécessaires, la pièce à main, le contre-angle, les instruments diamantés, les instruments spécifiques indispensables à la prothèse sur implant, etc.

De ce fait, afin de pouvoir exercer efficacement son rôle, l'assistante doit comprendre les spécificités de la prothèse sur implant ou prothèse implanto-portée.
On distingue trois types de prothèse implanto-portée :
- la prothèse vissée ;
- la prothèse scellée ;
- la prothèse amovible supra-implantaire (PASI).

I - Particularités de la prothèse implanto-portée

1 - Définitions

La prothèse vissée : on parle de prothèse vissée pour toute couronne ou bridge relié à l'implant ou à un pilier transgingival au moyen d'une vis permettant sa fixation.
La prothèse peut être soit :
- directement vissée dans l'implant, il s'agit alors de prothèse transvissée ;
- vissée dans un pilier transgingival, qui est une pièce intermédiaire (voir paragraphe : notion d'accastillage prothétique) par une vis alors beaucoup plus petite : la vis de prothèse. Le pilier est lui-même vissé dans l'implant au moyen de la vis de pilier (de même taille que celle utilisée pour visser la couronne directement dans l'implant).

La ou les couronnes comporteront un puits d'accès à la tête de la vis permettant le passage d'un tournevis. Une fois la couronne vissée, le puits d'accès sera obturé avec un composite pour des raisons esthétiques, de confort et de protection de la tête de la vis *(fig. 3.1)*.

La prothèse scellée : on parle de prothèse scellée lorsqu'il s'agit de couronne ou bridge fixé au moyen d'un ciment à une pièce prothétique appelée inlay-core ou faux moignon ou pilier. L'inlay-core est vissé dans l'implant. Ce type de prothèse se rapproche le plus de la prothèse traditionnelle sur dents naturelles *(fig. 3.2)*.

La prothèse amovible supra-implantaire (PASI) : ce sont des prothèses amovibles classiques dont on augmente la rétention et la stabilisation par des artifices vissés à des implants. Le confort et l'efficacité masticatoire sont considérablement améliorés *(fig. 3.3)*.

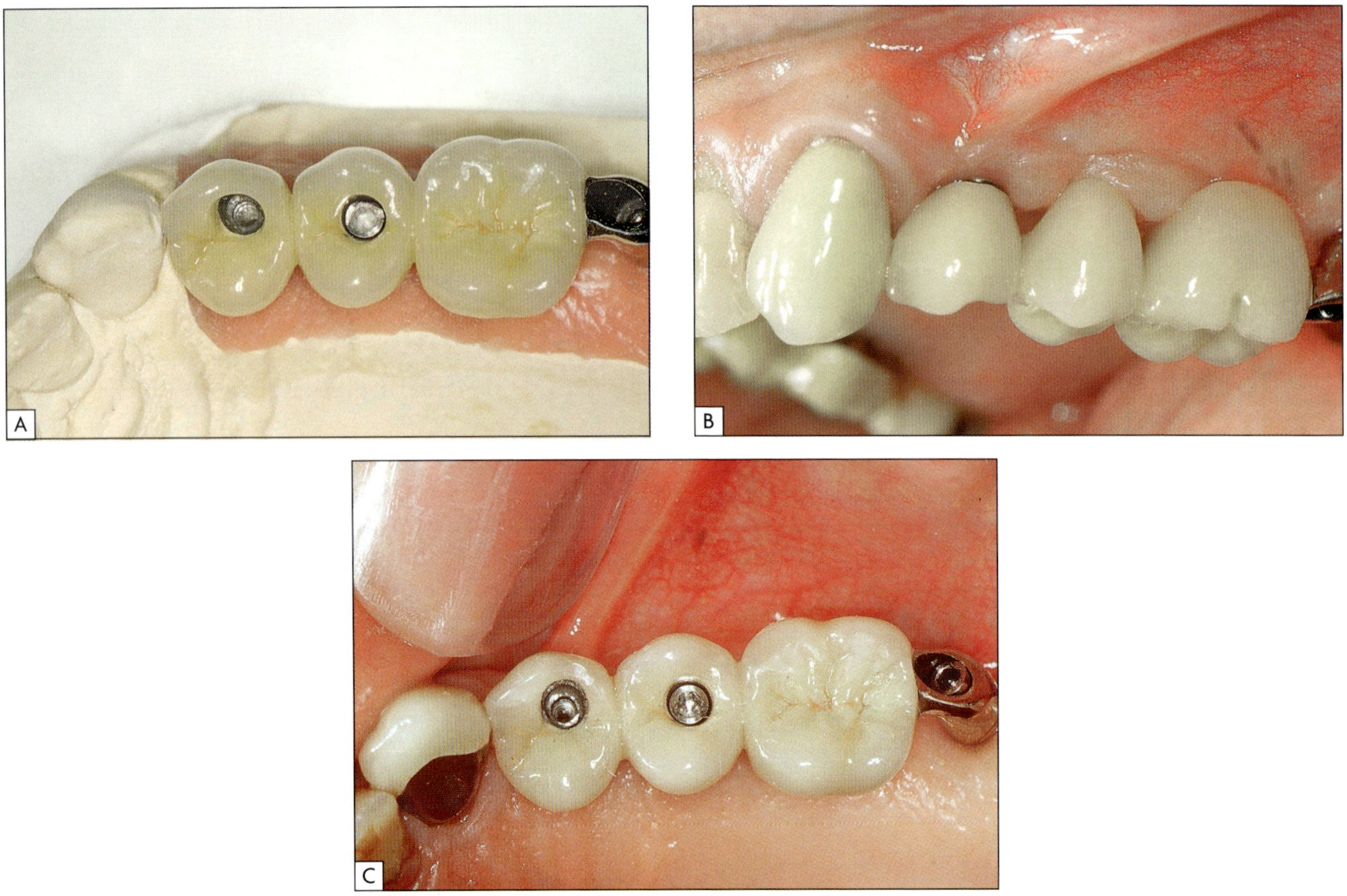

Figure 3.1 Prothèse vissée.
A : bridge transvissé sur implants, vue du modèle de travail.
B : le même bridge transvissé en bouche vue latérale.
C : vue occlusale, les puits d'accès aux vis sont apparents sur les faces occlusales des couronnes.

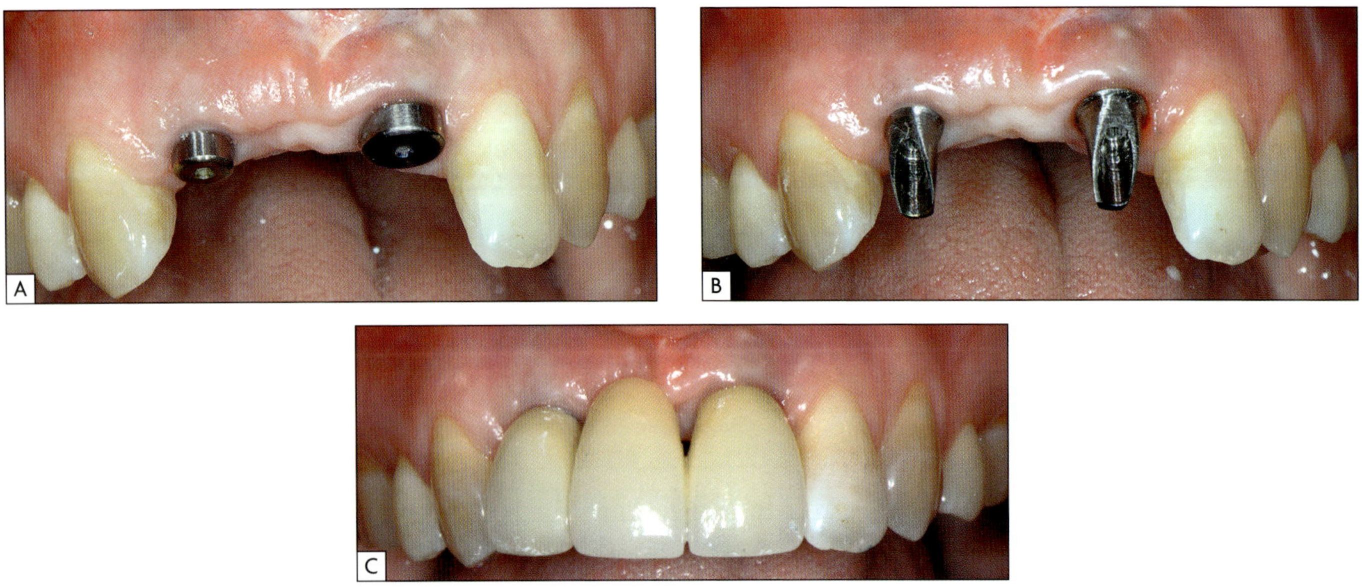

Figure 3.2 Prothèse scellée.
A : piliers de cicatrisation au niveau de 12 et 21.
B : inlay-core anatomiques transvissés dans les implants.
C : bridge 12-11-21 scellé sur les inlay-cores anatomiques.

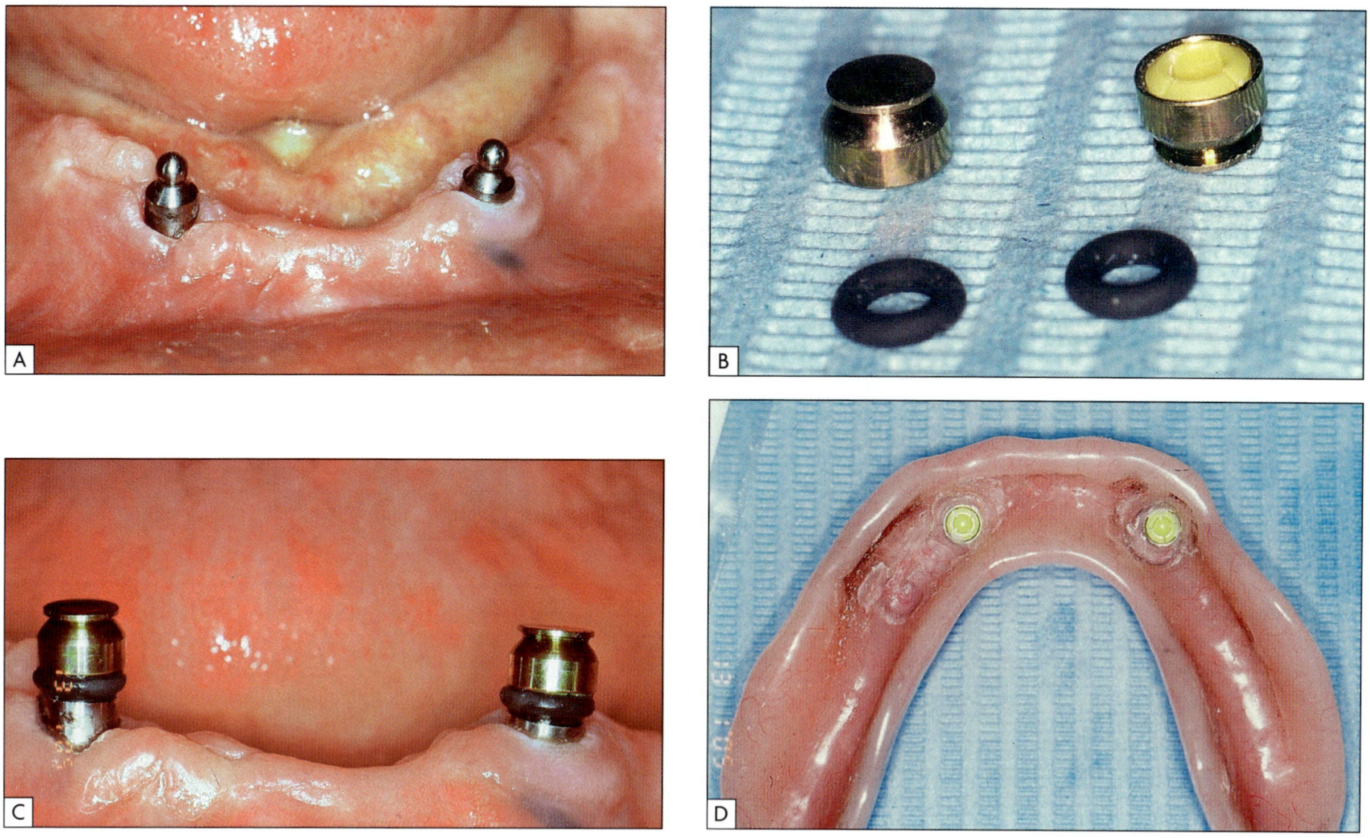

Figure 3.3 Prothèse amovible supra-implantaire.
A : deux piliers boules sur implant en position des canines.
B : système d'attachement CLIX, qui permet d'obtenir une rétention sur les piliers boules.
C : mise en place des attachements CLIX avant de rebaser la prothèse complète.
D : attachements CLIX dans l'intrados de la prothèse : ils assurent une meilleure rétention.

2 - Notion d'« accastillage » prothétique

Ce sont toutes les pièces prothétiques et accessoires spécifiques utilisés pour la réalisation de prothèse sur implant. Comme pour la prothèse traditionnelle, il y a deux grandes étapes : l'empreinte et la réalisation de la prothèse. Pour chacune de ces étapes, des pièces particulières à l'implantologie sont nécessaires. Chaque système implantaire fournit des pièces spécifiques au système. Ces pièces s'emboîtent sur la connexion de l'implant qui est propre à chacun des systèmes implantaires.

2.1 - Pièces nécessaires pour l'empreinte : transferts et analogues d'implants

Le but d'une empreinte est de transférer la position exacte de l'implant dans la bouche du patient sur un modèle de travail.
On utilise les transferts d'empreinte. Ce sont des pièces métalliques usinées (fabriquées industriellement) qui s'emboîtent sur la connexion de l'implant (ou sur le pilier implantaire). Leur forme et leur hauteur diffèrent selon le système d'implants. Les transferts sont vissés ou transvissés ***(fig. 3.4)***.
Pour représenter l'implant, ou plus précisément la connexion de ce dernier, on utilise des analogues de laboratoire (il existe aussi des analogues de piliers). Ces analogues d'implants (ou de piliers) sont aussi appelés homologues de laboratoire ***(fig. 3.5)***.

2.2 - Pièces nécessaires à la fabrication de la prothèse : piliers prothétiques

Un pilier prothétique est une pièce vissée ou transvissée dans l'implant et qui constitue la partie sur laquelle vient se fixer la couronne prothétique (par vissage ou scellement). Ils peuvent être en titane, en céramique (zircone), en or pour la base avec une partie calcinable à surcouler ou encore entièrement calcinable (en plastique à couler, en alliage métallique précieux ou non précieux).
Ces piliers sont soit usinés et peuvent être retouchés par le laboratoire de prothèse, soit usinés mais non retouchables, soit à couler ou à surcouler par le technicien de laboratoire ***(fig. 3.6)***.

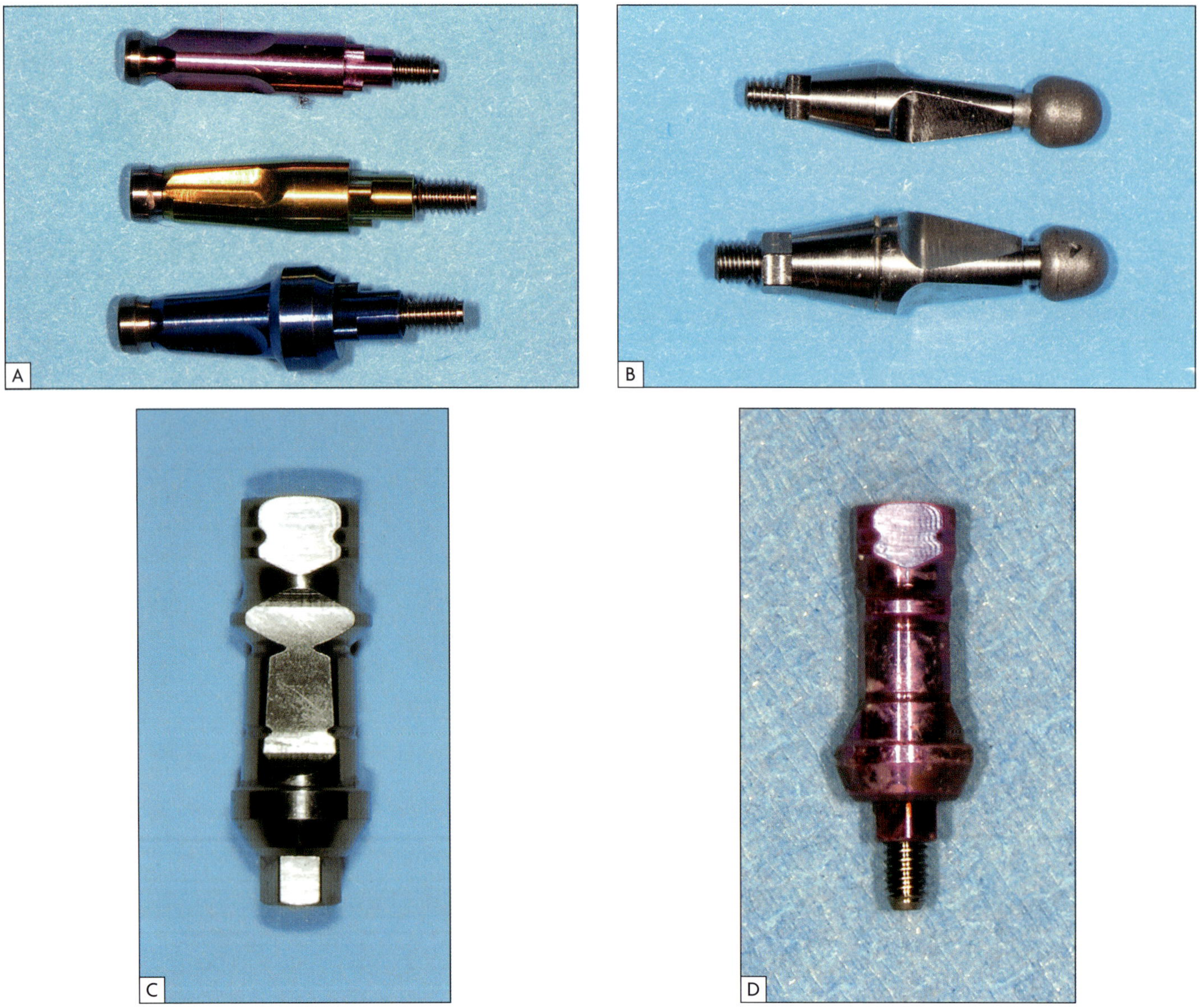

Figure 3.4 **Transfert d'empreinte.**
A : Nobel Biocare.
B : Astra Tech.
C : Zimmer Dental pour col implantaire de 3,5 mm de diamètre.
D : Zimmer Dental pour col implantaire de 4,5 mm de diamètre.

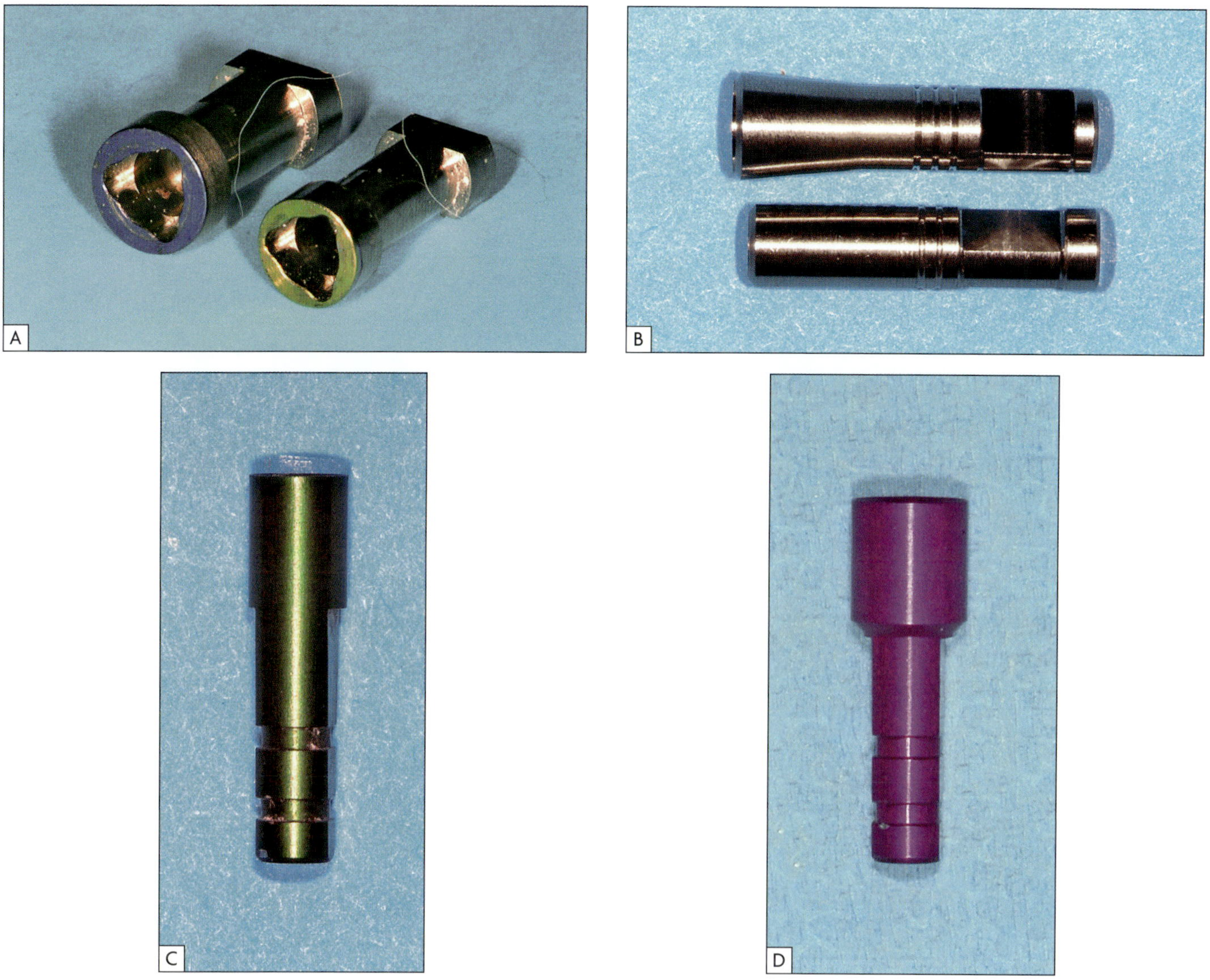

Figure 3.5 Analogue d'implant.
A : Replace®, Nobel Biocare.
B : Astra Tech.
C, D : Zimmer Dental.

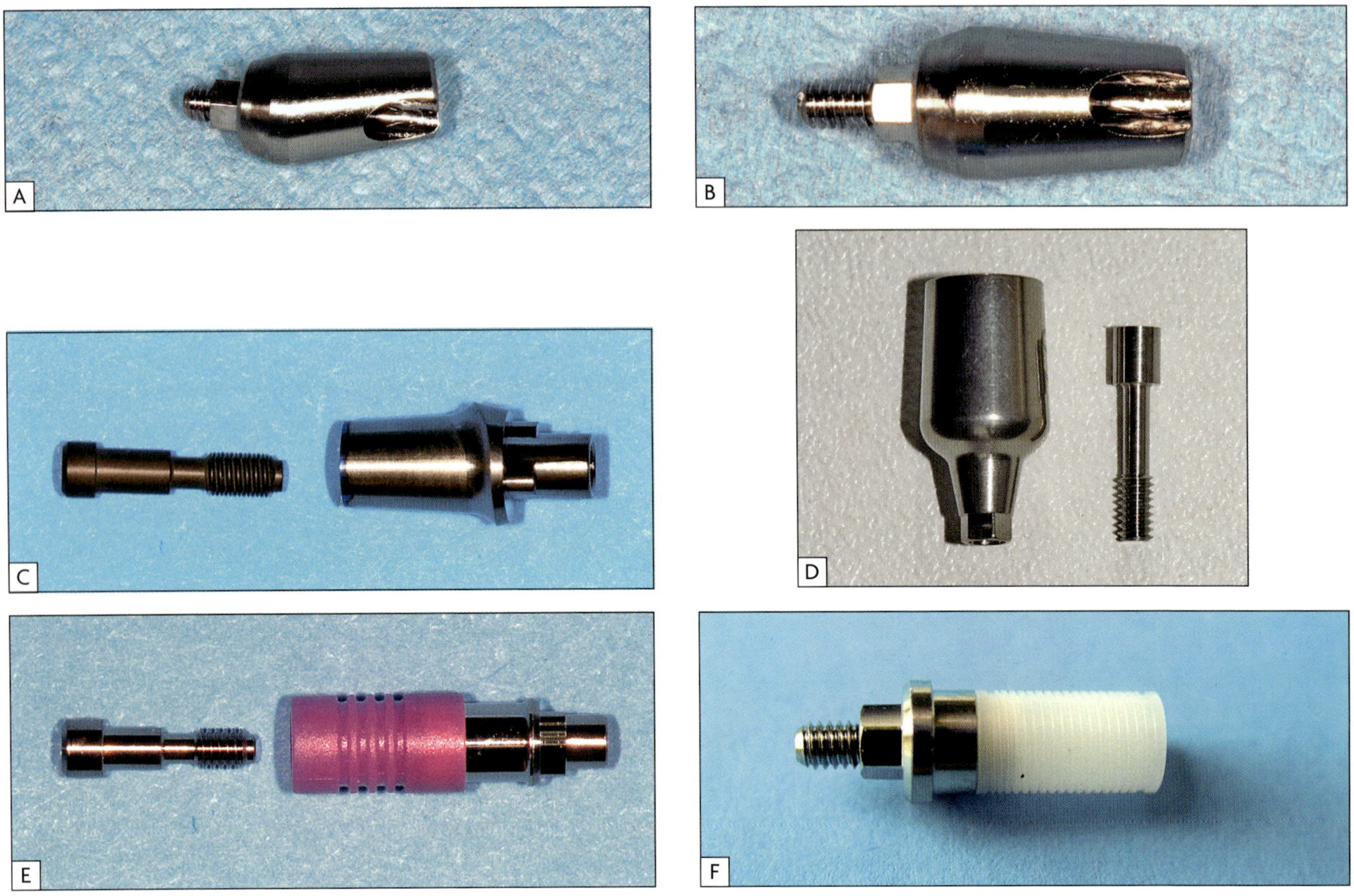

Figure 3.6 Pilier prothétique.
A : usiné angulé Zimmer Dental.
B : usiné Zimmer Dental.
C : usiné Nobel Biocare.
D : usiné Bi Astra Tech.
E : à surcouler Nobel Biocare.
F : à surcouler Zimmer Dental.

3 - Empreinte en implantologie

L'empreinte en implantologie faisant appel à des pièces usinées par les fabricants, le geste clinique est facilité. Les limites des implants ou des piliers ne seront pas enregistrées par le matériau à empreinte mais par les transferts d'empreinte.

3.1 - Définitions des empreintes standard et *pick-up*

Il existe deux techniques d'empreinte pour la prothèse sur implant.

3.1.1 Empreinte standard ou technique fermée ou repositionnée

Cette technique correspond à une empreinte classique. Cette empreinte nécessite un porte-empreinte classique. Des transferts dits standard sont vissés sur les implants. L'empreinte est réalisée et désinserrée. Les transferts sont ensuite dévissés, connectés à un analogue de laboratoire et repositionnés dans l'empreinte.

3.1.2 Empreinte pick-up *ou technique à ciel ouvert ou emportée*

Ce type d'empreinte n'existe qu'en implantologie. On utilise un porte-empreinte ajouré en regard des implants. Des transferts dits *pick-up* plus hauts et plus rétentifs sont transvissés sur les implants. Les vis sont suffisamment hautes pour apparaître au niveau des zones ajourées et sont dévissées avant désinsertion de l'empreinte. Les transferts restent dans l'empreinte.

3.2 - Plateau empreinte : plateau prépréparé

Avant d'installer le patient, l'assistante met en place le matériel nécessaire à ce type d'intervention dans deux ou trois plateaux différents.

3.2.1 Plateau n° 1

Situé le plus souvent sur la tablette de l'unit. Il comprend la petite instrumentation de base stérile : miroir, sonde, précelles, spatule de bouche, etc., et toute l'instrumentation spécifique à la prothèse sur implant : les transferts d'implants, les analogues d'implants, le ou les tournevis nécessaires et éventuellement une pince titane.

> Remarque : **certains systèmes proposent une trousse spécifique à la prothèse sur implant rassemblant toute l'instrumentation indispensable (tournevis, clé dynamométrique, contre couple, etc.) *(fig. 3.7)*.**

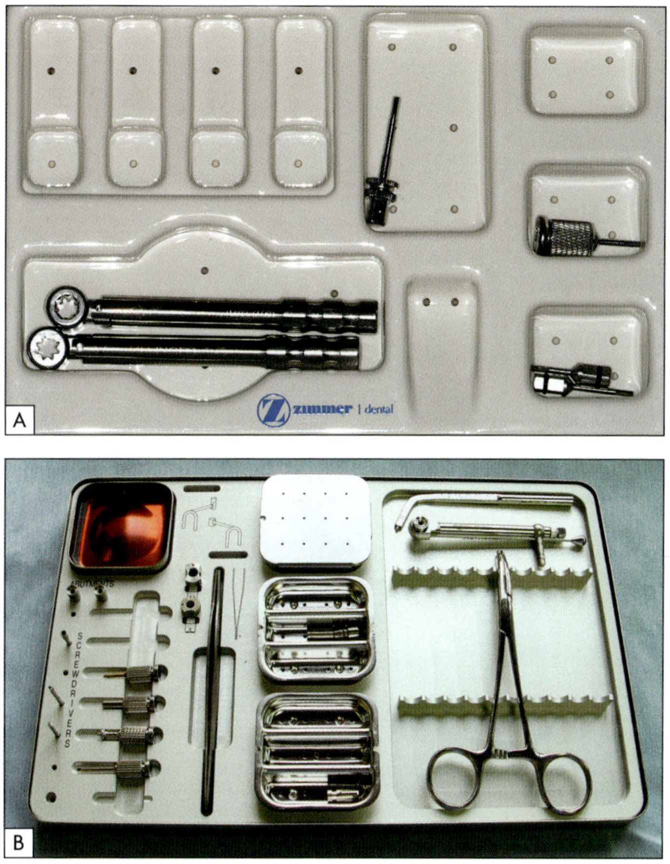

Figure 3.7 Trousse de prothèse.
A : Zimmer Dental.
B : Nobel Biocare.

3.2.2 Plateau n° 2 (fig. 3.8)

Il contient toute l'instrumentation non stérile :

- porte-empreinte du commerce en plastique (parfois porte-empreinte individuel) pour l'empreinte des implants ;
- porte-empreinte du commerce pour l'arcade antagoniste en plastique ou en métal ;
- adhésifs pour les matériaux à empreinte ;
- matériaux à empreinte (silicones réticulant par addition ou polyéthers) ;
- alginate pour l'empreinte antagoniste avec le bol, la spatule et la dosette d'eau ;
- pièce à main et une fraise résine pour perforer le porte-empreinte en plastique pour la technique *pick-up* ;
- morceau de cire ou de pansement pour obturer le puits de vis du transfert standard.

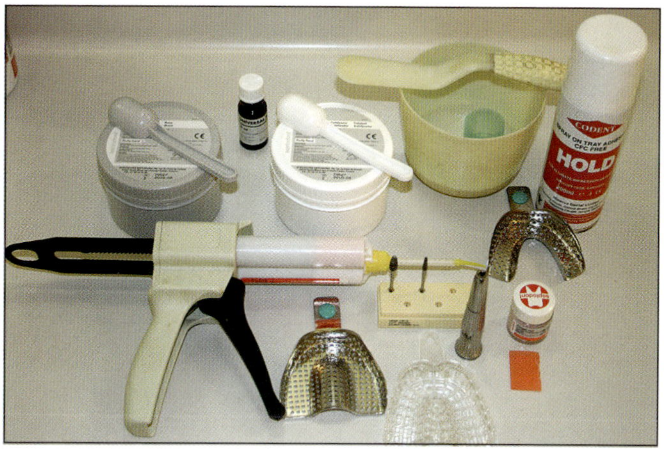

Figure 3.8 Plateau empreinte.

3.2.3 Plateau n° 3 (fig. 3.9)

Ce plateau comprend un godet contenant de la chlorhexidine ou de l'alcool à 70° dans lequel seront laissés les piliers de cicatrisation pendant la séance, des compresses, des cotons salivaires et des films radiographiques ou le capteur numérique prêt à fonctionner.

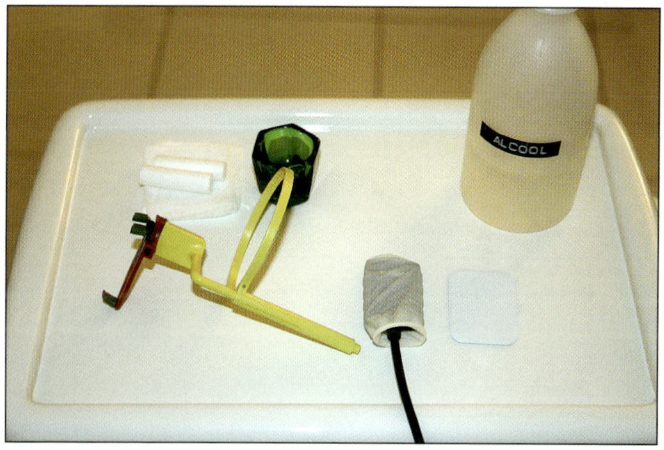

Figure 3.9 Plateau n° 3.

3.3 - Protocole des empreintes standard et *pick-up*

3.3.1 Empreinte standard ou repositionnée ou à ciel fermé

Exemple d'une empreinte de deux implants en site de 26 et 27 *(fig. 3.10 et 3.11)*.

1. Dévissage des piliers de cicatrisation en place sur les implants à l'aide du tournevis de prothèse. Il faut prévoir un godet avec de la chlorhexidine pour y mettre les piliers.
2. Mise en place des transferts standard : ils sont vissés soit à la main, soit à l'aide du tournevis hexagonal ou autre suivant le système d'implant utilisé.
3. Contrôle radiographique du positionnement et de la connexion des transferts sur les implants car il peut être difficile d'être sûr, tactilement, de la bonne connexion du transfert.

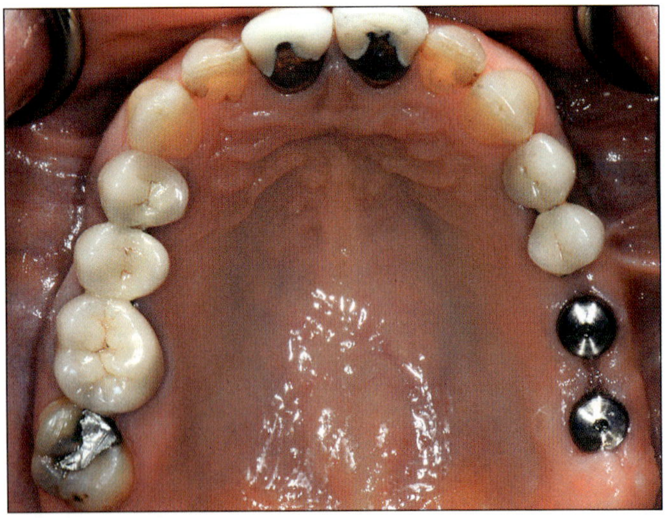

Figure 3.10 Deux implants en site de 26 et 27 munis de leur pilier de cicatrisation.

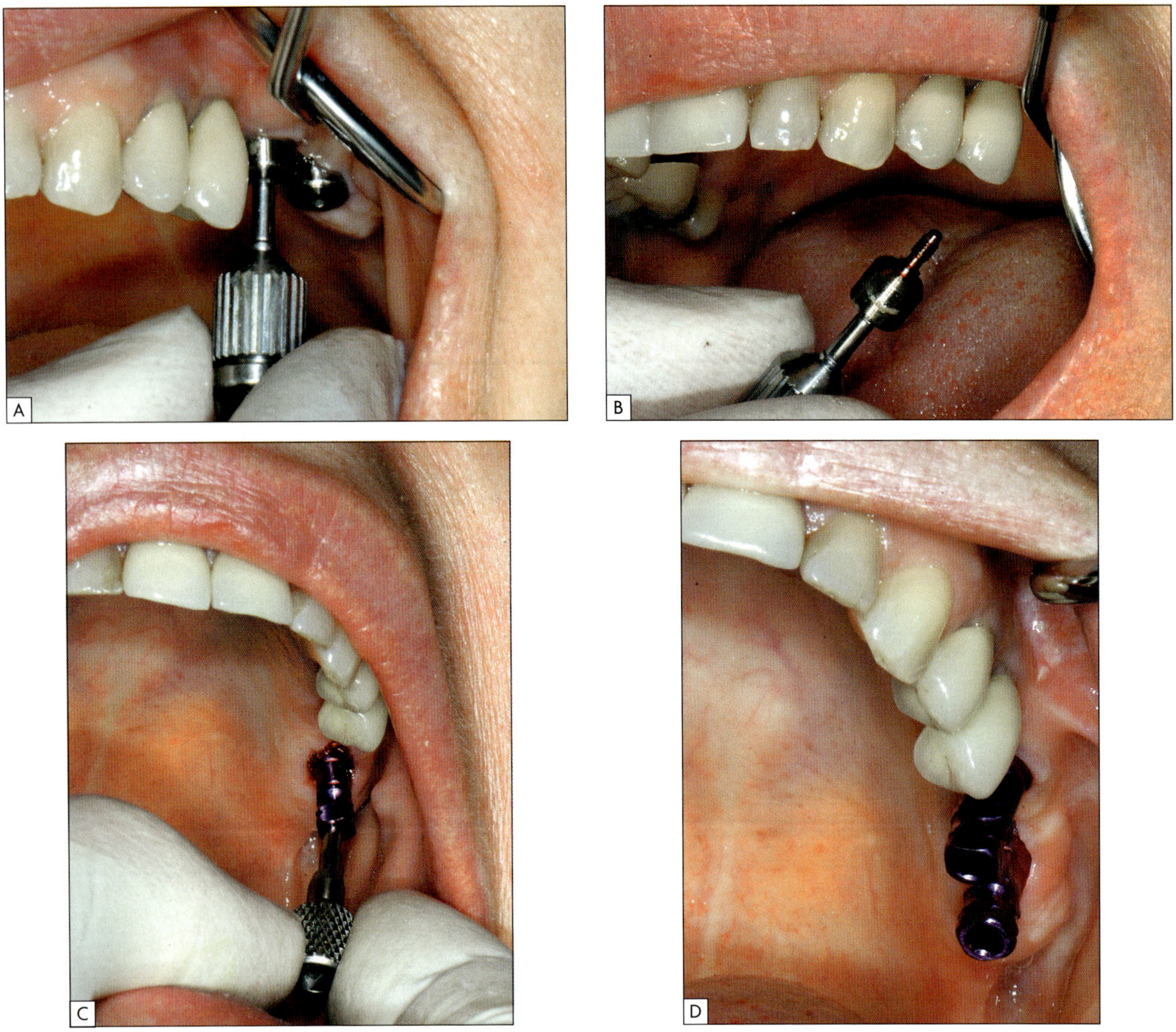

Figure 3.11 Protocole des empreintes standard.
A, B : dévissage des piliers de cicatrisation.
C : mise en place des transferts standard avec le tournevis prévu.
D : transferts standard en place.

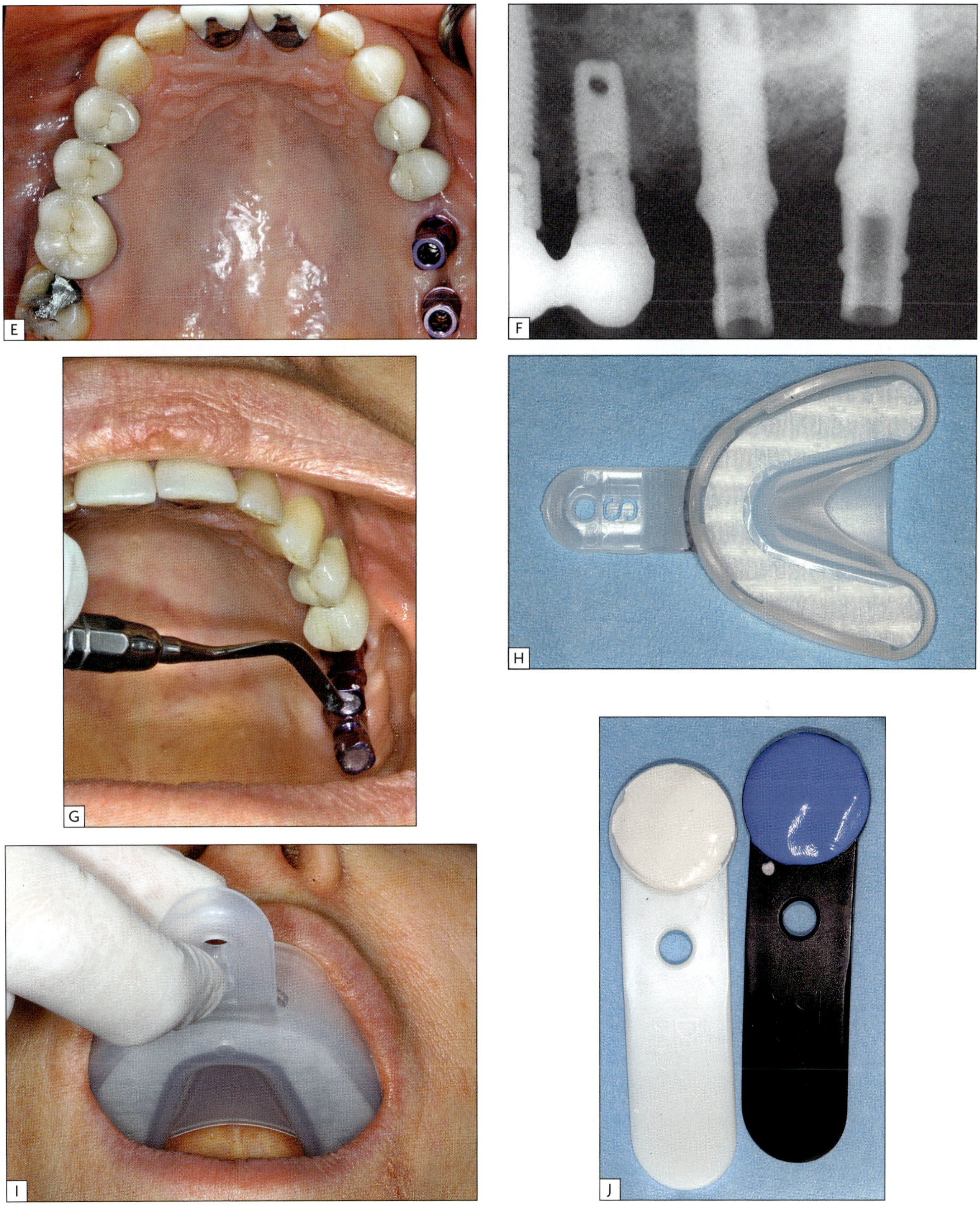

Figure 3.11 Protocole des empreintes standard *(suite)*.
E : vue occlusale des transferts en place.
F : contrôle radiographique permettant de contrôler le bon positionnement des transferts.
G : obturation du puits d'accès de la vis avant de réaliser l'empreinte.
H, I : choix et essayage du porte-empreinte.
J : matériau pour empreinte double mélange, *putty*.

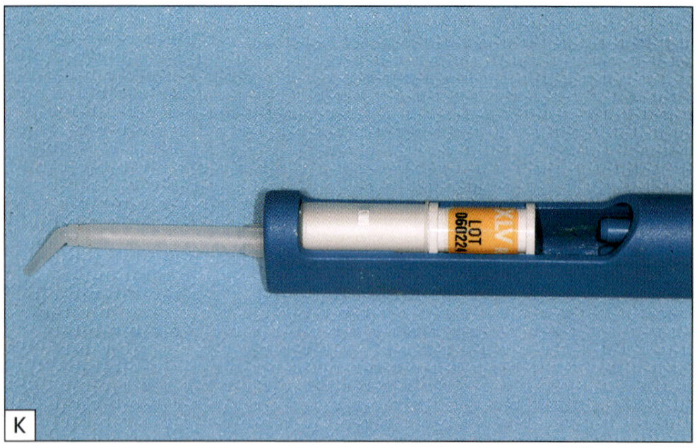

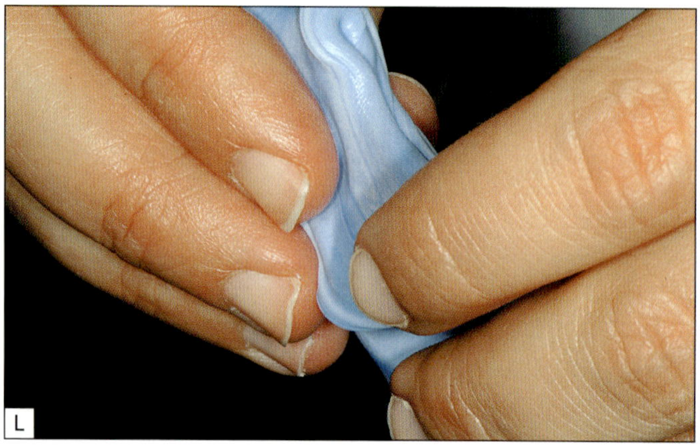

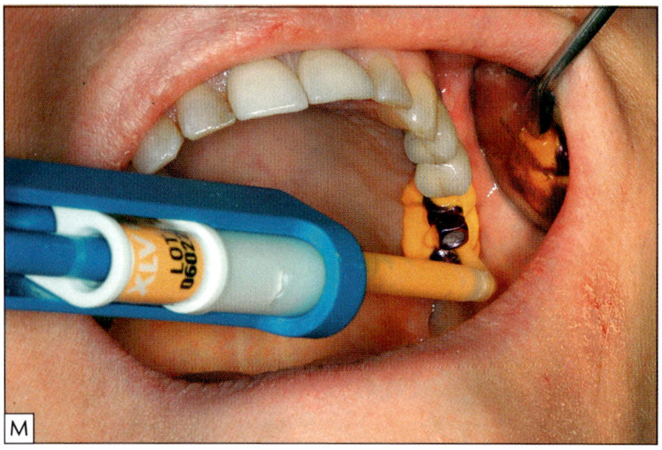

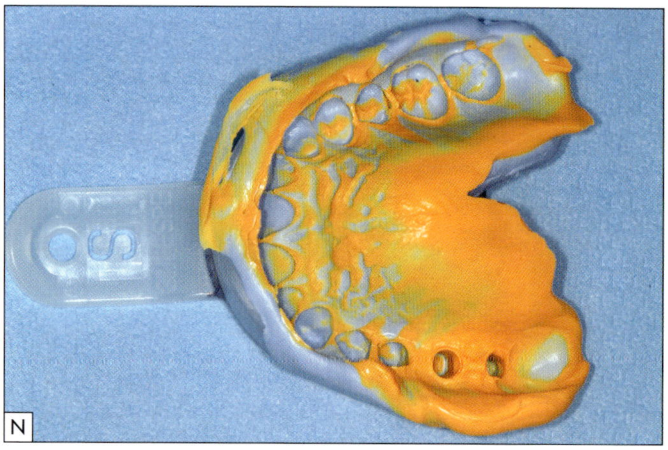

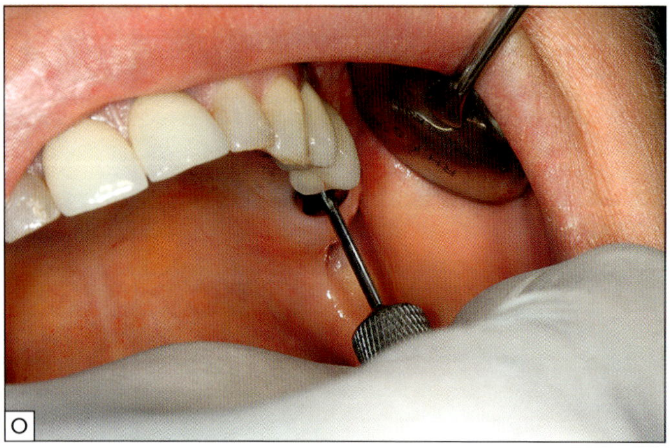

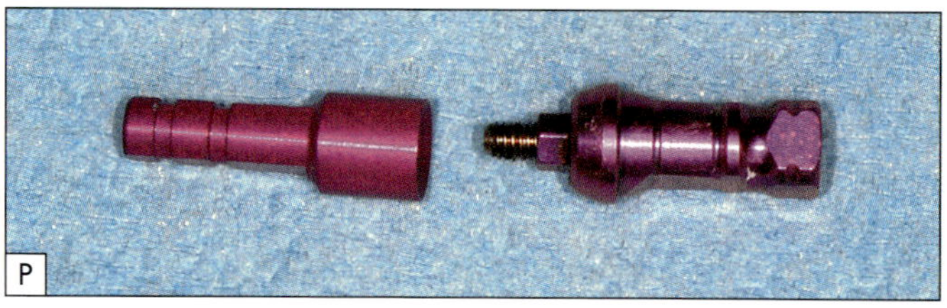

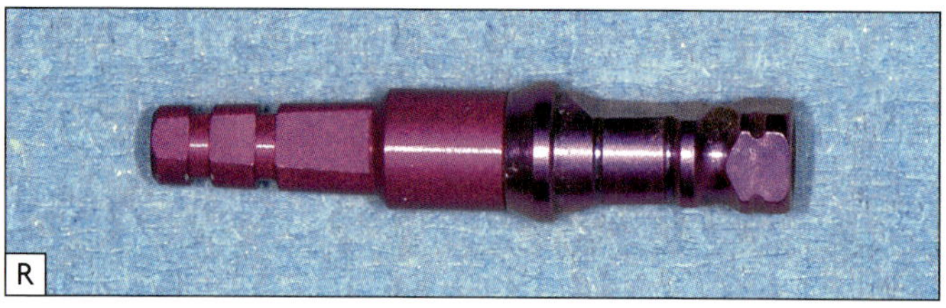

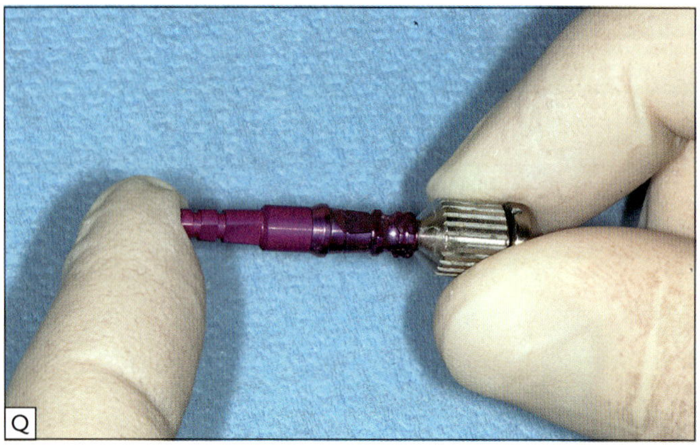

Figure 3.11 Protocole des empreintes standard *(suite)*.
K : matériau pour empreinte double mélange, *light*.
L : l'assistante malaxe le silicone lourd et charge le porte-empreinte.
M : le praticien enduit les transferts de silicone light et place le porte-empreinte en bouche.
N : désinsertion du porte-empreinte.
O : remise en place des vis de cicatrisation après avoir enlevé les transferts d'empreinte.
P : transfert d'empreinte et analogue d'implant Zimmer Dental.
Q : le transfert retiré est vissé sur l'analogue d'implant.
R : transfert vissé sur analogue d'implant.

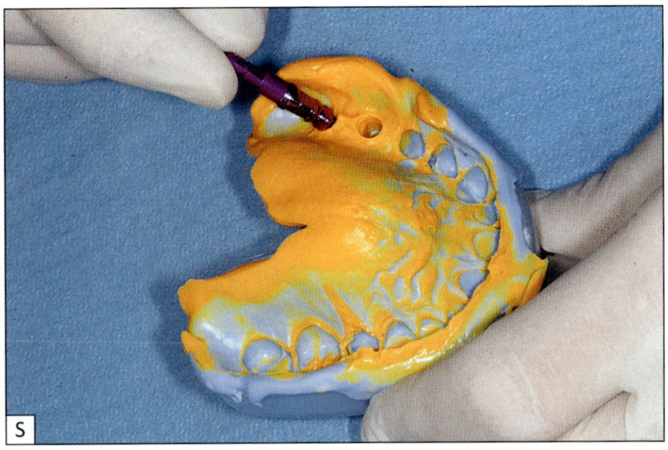

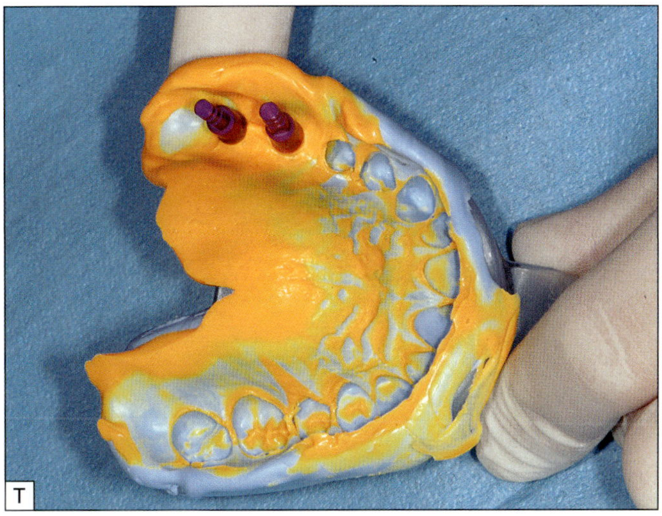

Figure 3.11 Protocole des empreintes standard *(suite)*.
S : repositionnement de l'ensemble transfert/analogue dans l'empreinte par le praticien.
T : repositionnement dans l'empreinte des transferts munis des analogues.

4. Obturation du puits de la vis à l'aide de cire ou de pansement afin d'éviter que le matériau à empreinte ne vienne enregistrer ce logement dans le cas de ceux vissés avec le tournevis.
5. Choix et essayage du porte-empreinte : dans cette technique, un porte-empreinte du commerce peut être utilisé. Il répond au même cahier des charges que pour la réalisation de toute empreinte de prothèse fixée, à savoir une grande rigidité pour éviter les déformations, des artifices de rétention pour éviter au produit à empreinte de se décoller du porte-empreinte lors de la désinsertion de l'empreinte de la bouche du patient. Il peut être perforé ou non perforé, en métal ou éventuellement en plastique (mais suffisamment rigide).
6. Encollage du porte-empreinte : le porte-empreinte sera encollé avec un adhésif pour améliorer la rétention du matériau à empreinte sur celui-ci. Il existe différents adhésifs correspondant aux matériaux à empreinte utilisés. Cette étape est facultative et dépend des habitudes du praticien.
7. Prise de l'empreinte implantaire : la réalisation d'une empreinte en implantologie utilise les mêmes matériaux que pour les empreintes sur dents naturelles : les silicones réticulant par additions et les polyéthers. Ces matériaux sont choisis pour leur stabilité dimensionnelle et surtout pour leur résistance au déchirement et leur faible déformation.
L'assistante malaxe le silicone lourd et charge le porte-empreinte. Le praticien enduit les transferts de silicone *light* et place le porte-empreinte en bouche.
8. Désinsertion du porte-empreinte de la bouche du patient après polymérisation complète du matériau à empreinte (temps de prise indiquée par le fabricant).
9. Dévissage des transferts restés dans la bouche du patient.
10. Remise en place des vis de cicatrisation : il est très important de repositionner les piliers de cicatrisation rapidement sinon la gencive se resserre autour des implants gênant leur vissage et entraînant de vives douleurs au patient.
11. Connexion et vissage des analogues de laboratoire aux transferts d'empreinte : on utilise le tournevis de prothèse ou bien le vissage se fait manuellement suivant le système utilisé.
12. Repositionnement de l'ensemble transfert/analogue dans l'empreinte par le praticien.
13. Réalisation de l'empreinte de l'arcade antagoniste : elle est réalisée classiquement, à l'aide d'un porte-empreinte du commerce préalablement encollé, avec des hydrocolloïdes irréversibles (alginates) en général. Il faut prévoir un bol et une spatule à alginate.

3.3.2 Empreinte pick-up *ou emportée ou à ciel ouvert (fig. 3.12)*

1. Dévissage des piliers de cicatrisation.
2. Mise en place des transferts *pick-up* :
- utiliser le tournevis hexagonal ou assimilé ;
- prévoir éventuellement un tournevis à manche court, car les vis de fixation sont longues et le praticien est souvent gêné par le manque d'ouverture buccale des patients.
3. Contrôle radiographique du positionnement et de la connexion des transferts sur les implants.
4. Essayage du porte-empreinte : le porte-empreinte en place doit laisser dépasser les vis des transferts d'implants, car le praticien doit pouvoir y accéder pour les dévisser avant de désinsérer l'empreinte. Ainsi, il devra être ajouré à l'endroit où les vis longues émergent des transferts.

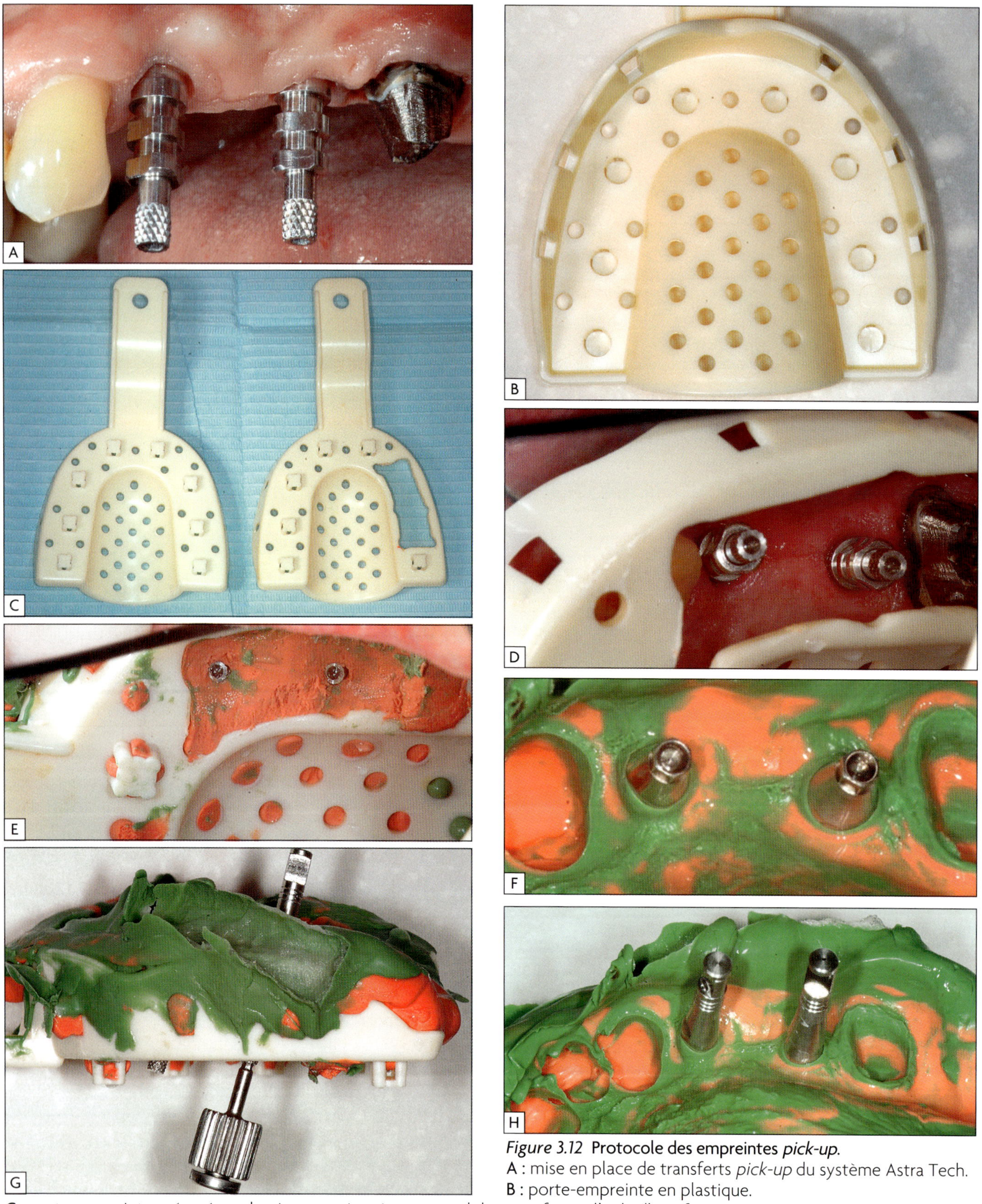

Figure 3.12 **Protocole des empreintes *pick-up*.**
A : mise en place de transferts *pick-up* du système Astra Tech.
B : porte-empreinte en plastique.
C : porte-empreinte préparé, ce dernier est « ajouré » en regard des transferts à l'aide d'une fraise résine montée sur pièce à main.
D : essayage du porte-empreinte ajouré, les transferts *pick-up* traversent le porte-empreinte.
E : prise de l'empreinte implantaire, les vis de transfixation des transferts sont visibles dans le matériau d'empreinte au centre de la fenêtre préparée.
F : dévissage des vis de transferts *pick-up* avant la désinsertion du porte-empreinte de la bouche du patient, les transferts restent dans l'empreinte.
G : connexion et vissage des analogues de laboratoire aux transferts *pick-up*. H : vue de l'empreinte avec les analogues repositionnés.

Il existe trois types de porte-empreinte pour cette technique :

- un porte-empreinte du commerce en métal comprenant des fenêtres que l'on peut ouvrir en fonction de l'emplacement des vis ;
- un porte-empreinte du commerce que le praticien ajoure préalablement à l'aide d'une fraise résine montée sur pièce à main ou avec la turbine ;
- un porte-empreinte dit « individuel », réalisé auparavant par le technicien de laboratoire à partir d'une empreinte de la bouche du patient. Il est en résine et sera secondairement percé au niveau de l'émergence des vis soit par le technicien soit par le praticien.

5. Encollage du porte-empreinte : afin d'améliorer la rétention du produit à empreinte il est nécessaire de déposer de la colle à l'intérieur et à l'extérieur du porte-empreinte. Il existe des colles adaptées à chaque type de matériau à empreinte.
6. Prise de l'empreinte implantaire : elle est réalisée avec les mêmes matériaux décrits dans la technique standard. Les vis longues des transferts *pick-up* vont dépasser du porte-empreinte.
7. Dévissage des vis de transferts *pick-up* avant la désinsertion du porte-empreinte de la bouche du patient : le praticien utilise le tournevis de prothèse pour dévisser les transferts qui vont rester solidaires de l'empreinte lors de sa désinsertion contrairement aux transferts standard qui restent fixés aux implants dans la bouche du patient.
8. Remise en place des vis de cicatrisation à l'aide du tournevis hexagonal ou assimilé.
9. Connexion et vissage des analogues de laboratoire aux transferts *pick-up* : les analogues sont connectés aux transferts qui sont restés dans l'empreinte et ils sont vissés à l'aide du tournevis de prothèse au travers de l'empreinte.
10. Réalisation de l'empreinte de l'arcade antagoniste aux hydrocolloïdes irréversibles (alginate).
11. Désinfection des empreintes réalisées avant leur emballage dans les sachets prévus pour le laboratoire de prothèse.

3.4 - *Check-list* du matériel pour la séance d'empreinte

- Miroir, sondes, précelles.
- Pince titane.
- Tournevis hexagonal ou autre suivant le système d'implant (ou trousse de prothèse).
- Transferts et analogues d'implants.
- Godet avec chlorhexidine ou alcool 70°.
- Compresses.
- Cotons salivaires.
- Film radiographique ou préparation du capteur numérique.
- Morceau de cire ou de pansement pour obturer le puits de vis du transfert standard.
- Porte-empreinte du commerce en plastique ou porte-empreinte individuel.
- Porte-empreinte du commerce en plastique ou en métal pour l'empreinte antagoniste.
- Adhésif pour porte-empreinte.
- Matériau à empreinte (silicones par addition ou polyéthers).
- Alginate pour l'empreinte antagoniste avec bol et spatule.
- Pièce à main et fraise résine pour la technique *pick-up*.

3.5 - Désinfection de l'empreinte

Les méthodes et les produits de désinfection varient en fonction du matériau d'empreinte et quelquefois de l'expérimentateur : certains préconisent le trempage, d'autres la pulvérisation.
Parmi les solutions désinfectantes qui doivent, en principe, être bactéricides, fongicides, virucides, on trouve deux produits principaux : la glutaraldéhyde et l'hypochlorite de sodium (utilisé à des concentrations allant de 0,5 à 5 %).

3.5.1 Empreintes aux hydrocolloïdes

En comparant les avantages et les inconvénients de toutes les méthodes proposées, la technique qui semble la mieux adaptée à ce type d'empreinte consiste à :

- nettoyer l'empreinte sous l'eau courante puis la secouer pour éliminer les excès d'eau ***(fig. 3.13)*** ;
- immerger quelques secondes l'empreinte dans une solution d'hypochlorite de sodium à 0,5 % afin que l'ensemble « empreinte/porte-empreinte » soit imprégné de la solution désinfectante ;
- envelopper à l'aide d'une gaze ou d'un papier absorbant l'empreinte qui est, à l'aide d'un spray, imbibée de la même solution ;
- mettre l'empreinte ainsi traitée dans un sachet en plastique hermétiquement fermé pendant 30 minutes ;
- la rincer sous l'eau froide, afin d'éliminer toute la solution désinfectante.

> **Important ! Cette méthode qualifiée d'intermédiaire est simple et sans grande conséquence sur les qualités de l'empreinte, néanmoins elle ne peut pas réaliser une décontamination parfaite. Pour cela, il faudrait utiliser des concentrations supérieures à 5 % et des temps d'immersion supérieurs à une heure, ce qui reste incompatible avec les matériaux hydrophiles.**

3.5.2 Empreintes au silicone

Toutes les familles de silicone sont des matériaux d'empreinte hydrophobes. Ils retiennent de ce fait moins les micro-organismes. Leur désinfection est donc plus simple et surtout beaucoup moins controversée.
La désinfection par immersion est la méthode de choix, la technique de pulvérisation ayant été abandonnée par la plupart des auteurs. L'immersion peut être faite avec des solutions à base de glutaraldéhyde, d'hypochlorite de sodium, de dérivés iodés... Le temps de trempage varie, selon les études, de quelques minutes à plusieurs heures.
La méthode de désinfection des empreintes en silicone doit passer par les étapes suivantes :

- rincer l'empreinte sous l'eau courante pendant au moins 15 secondes ***(fig. 3.14)*** ;

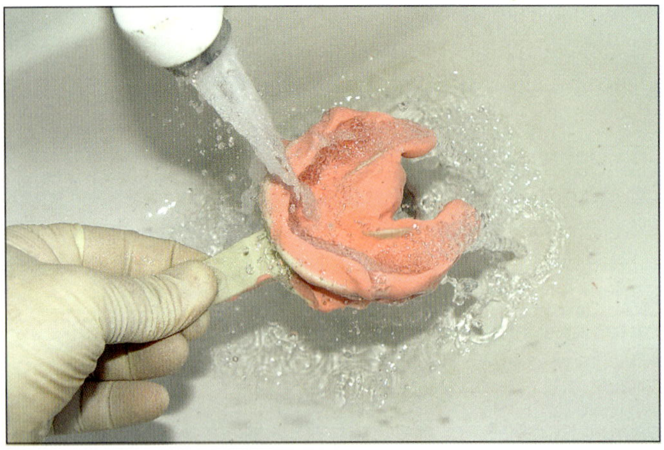

Figure 3.13 Rinçage sous l'eau courante de l'empreinte alginate antagoniste.

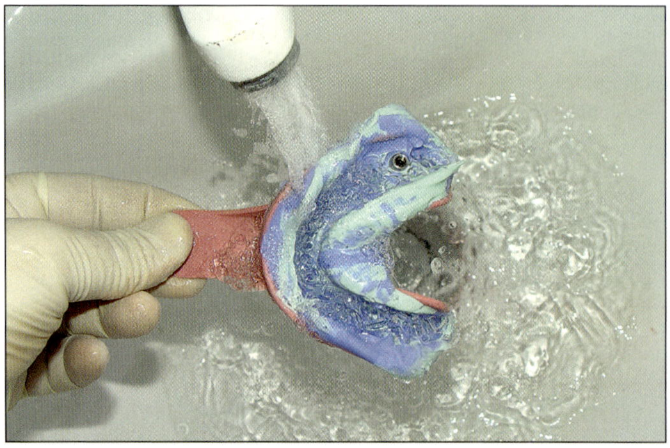

Figure 3.14 Rinçage de l'empreinte des implants pendant 15 secondes sous l'eau courante.

- la sécher légèrement afin d'éliminer les excès d'eau ;
- l'immerger dans un bac fermé pendant 30 minutes dans une solution à 2 % de glutaraldéhyde ou à 0,5 % d'hypochlorite de sodium ;
- la rincer à nouveau sous l'eau courante ;
- puis la sécher.

La désinfection de l'empreinte réalisée, elle est emballée dans les sachets prévus pour le laboratoire de prothèse.

3.6 - Liaisons avec le laboratoire de prothèse

3.6.1 Rédaction de la fiche de prothèse (fig. 3.15)

La fiche de prothèse est le lien entre le praticien et le laboratoire de prothèse. Rédigée comme pour de la prothèse traditionnelle sur dents naturelles, elle doit comporter les éléments suivants :

- le nom et le prénom du patient ;
- l'âge et le sexe :
- la description du travail à effectuer :
  - la teinte ;
  - l'alliage avec lequel sera réalisée la prothèse ;
- la date pour laquelle le travail devra être livré au cabinet ;
- les éléments qui sont joints au modèle de travail comme les piliers implantaires commandés, l'articulateur, l'enregistrement de l'occlusion...

3.6.2 Emballage et préparation de la boîte de transport

Il faudra faire très attention à ne pas occasionner de déformation des éventuelles empreintes.

En effet, les transferts repositionnés dépassent de façon significative et il ne faudra pas déposer d'autres travaux par-dessus ou bien que le couvercle interfère lors de la fermeture au risque d'exercer une contrainte créant ainsi une déformation permanente de l'empreinte.

3.6.3 Traitement des empreintes au laboratoire de prothèse (fig. 3.16)

Les empreintes sont coulées en plâtre.

Préalablement, le technicien va mettre du silicone rose qui va imiter la gencive au niveau de la tête des implants. Ce silicone pourra être retiré afin de vérifier la bonne adaptation des piliers sur la tête de l'implant. On obtient ainsi le modèle de travail avec les analogues d'implants qui sont intégrés dans le plâtre et qui reproduisent la connexion de l'implant, aussi bien dans sa forme que dans sa position dans les trois plans de l'espace.

Sur ce modèle, il va positionner les piliers prothétiques choisis et commandés par le praticien auprès des fabricants d'implants. Ensuite, ces derniers sont retouchés pour leur donner une forme compatible avec les futures protheses.

Puis le technicien de laboratoire réalise les couronnes prothétiques sur les piliers prothétiques préparés.

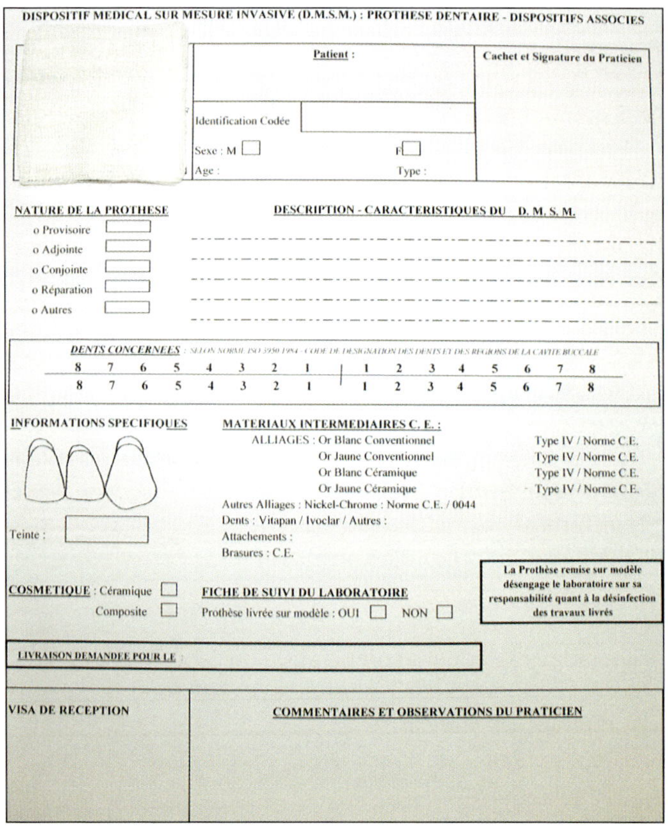

DISPOSITIF MEDICAL SUR MESURE INVASIVE (D.M.S.M.) : PROTHESE DENTAIRE - DISPOSITIFS ASSOCIES

Patient :

Identification Codée

Sexe : M ☐ F ☐

Age : Type :

Cachet et Signature du Praticien

NATURE DE LA PROTHESE
- o Provisoire ☐
- o Adjointe ☐
- o Conjointe ☐
- o Réparation ☐
- o Autres ☐

DESCRIPTION - CARACTERISTIQUES DU D. M. S. M.

DENTS CONCERNEES : SELON NORME ISO 3950 1984 - CODE DE DESIGNATION DES DENTS ET DES REGIONS DE LA CAVITE BUCCALE

8	7	6	5	4	3	2	1	1	2	3	4	5	6	7	8
8	7	6	5	4	3	2	1	1	2	3	4	5	6	7	8

INFORMATIONS SPECIFIQUES

Teinte :

MATERIAUX INTERMEDIAIRES C. E. :

ALLIAGES : Or Blanc Conventionnel — Type IV / Norme C.E.
Or Jaune Conventionnel — Type IV / Norme C.E.
Or Blanc Céramique — Type IV / Norme C.E.
Or Jaune Céramique — Type IV / Norme C.E.

Autres Alliages : Nickel-Chrome : Norme C.E. / 0044
Dents : Vitapan / Ivoclar / Autres :
Attachements :
Brasures : C.E.

COSMETIQUE : Céramique ☐ Composite ☐

FICHE DE SUIVI DU LABORATOIRE
Prothèse livrée sur modèle : OUI ☐ NON ☐

La Prothèse remise sur modèle désengage le laboratoire sur sa responsabilité quant à la désinfection des travaux livrés

LIVRAISON DEMANDEE POUR LE :

VISA DE RECEPTION

COMMENTAIRES ET OBSERVATIONS DU PRATICIEN

Figure 3.15 Feuille de liaison avec le laboratoire de prothèse type.

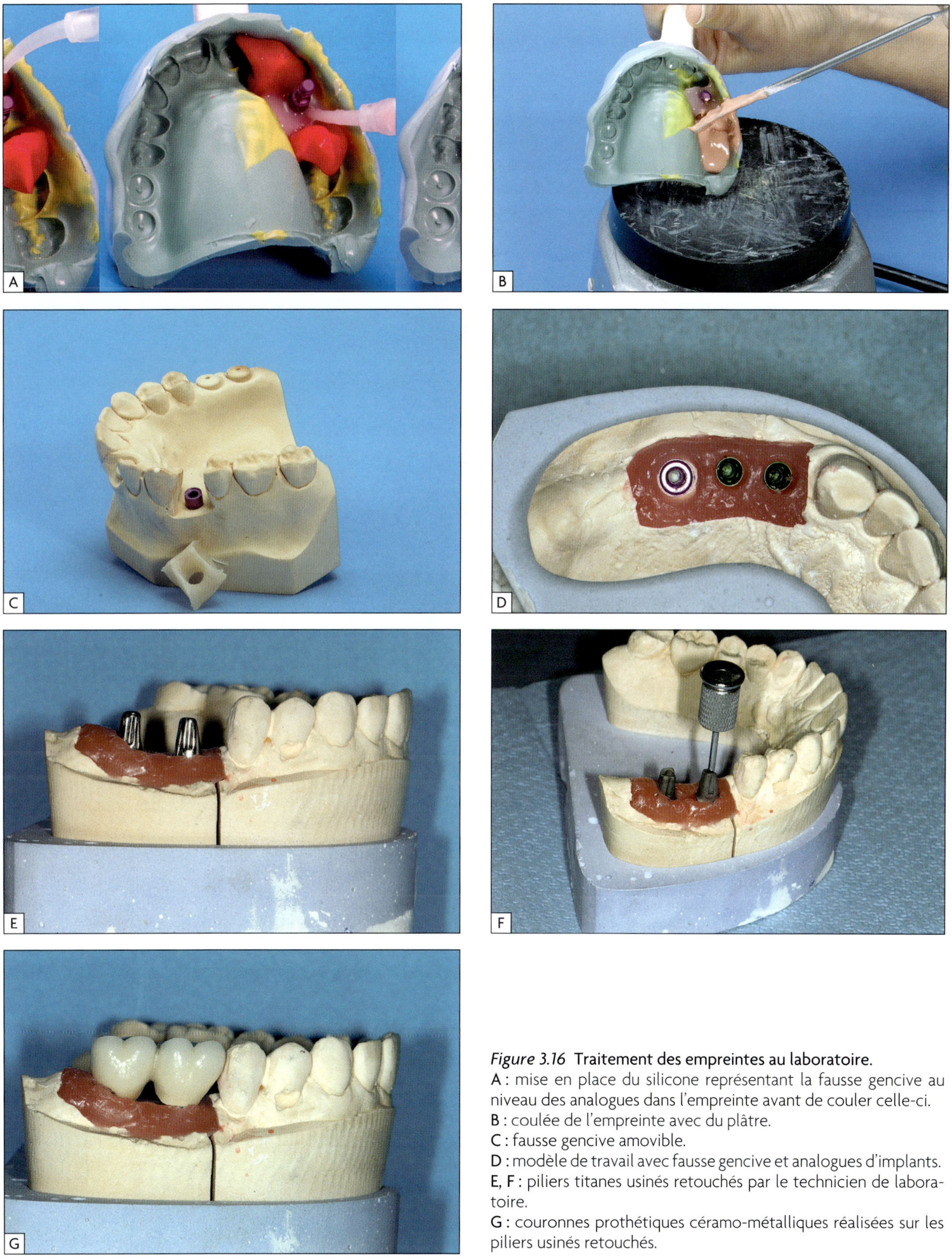

Figure 3.16 Traitement des empreintes au laboratoire.
A : mise en place du silicone représentant la fausse gencive au niveau des analogues dans l'empreinte avant de couler celle-ci.
B : coulée de l'empreinte avec du plâtre.
C : fausse gencive amovible.
D : modèle de travail avec fausse gencive et analogues d'implants.
E, F : piliers titanes usinés retouchés par le technicien de laboratoire.
G : couronnes prothétiques céramo-métalliques réalisées sur les piliers usinés retouchés.

4 - Séance d'essayage

Les séances d'essayage correspondent aux étapes de contrôle de la réalisation prothétique.
S'il s'agit d'une prothèse unitaire, le technicien de laboratoire va pouvoir réaliser la couronne directement. En revanche, s'il s'agit de plusieurs couronnes solidarisées ou de bridge sur implants, il faudra d'abord réaliser l'essayage de l'infrastructure et, dans un deuxième temps, essayer la prothèse (bridge ou couronnes solidarisées) terminée impliquant un autre rendez-vous.

4.1 - Matériel, plateau prépréparé

Comme pour la séance d'empreinte, l'assistante doit mettre en place le matériel nécessaire et préparer les deux ou trois plateaux pour organiser ergonomiquement ces séances cliniques. L'instrumentation commune à tout essayage prothétique traditionnel et l'instrumentation spécifique à la prothèse sur implant doivent être prévues.

4.1.1 Plateau n° 1

Il est situé le plus souvent sur la tablette de l'unit. Il comprend l'instrumentation de base stérile : miroir, sondes, précelles, spatule de bouche, etc., et toute l'instrumentation spécifique à la prothèse sur implant : tournevis hexagonal ou autre suivant le système implantaire, pince titane.
Le tournevis hexagonal devra être prévu pour les vis de cicatrisation et pour les piliers prothétiques qui vont être vissés sur l'implant.

> **Remarque : certains systèmes prévoient une trousse de prothèse (*fig. 3.7*).**

4.1.2 Plateau n° 2

Il contient toute l'instrumentation non stérile de prothèse traditionnelle *(fig. 3.17)*.

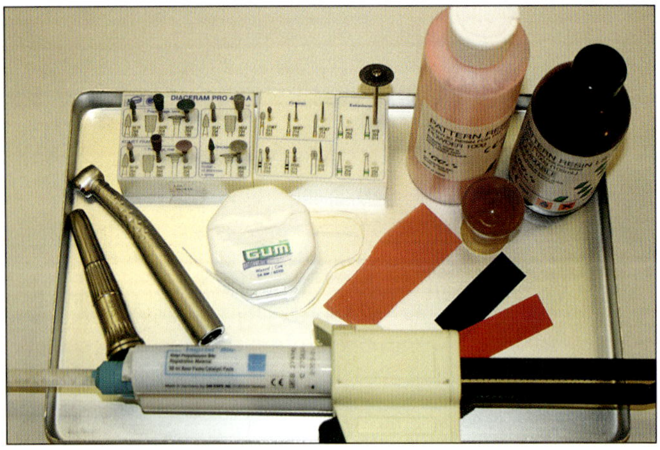

Figure 3.17 Plateau n° 2 pour la séance d'essayage.

Ainsi, il sera nécessaire de prévoir une turbine avec des fraises diamantées, une pièce à main et des fraises pour retoucher la céramique ou le métal, du papier à articuler pour le réglage de l'occlusion et du fil dentaire pour vérifier les points de contact.

> **Remarque : si la séance d'essayage consiste à vérifier l'infrastructure d'un bridge sur implant, il faudra prévoir :**
> **- des disques pour la découper si elle bascule et de la résine Duralay® pour la solidarisation de celle-ci dans la bonne position ;**
> **- ainsi qu'un matériau pour l'enregistrement de l'occlusion du patient comme de la résine Duralay® ou bien de la cire Moyco® ou encore un silicone d'enregistrement de l'occlusion.**

Enfin, le teintier pour la cosmétique devra être préparé.

4.1.3 Plateau n° 3

Il comprend un godet contenant de la chlorhexidine dans lequel seront maintenus les piliers de cicatrisation, des compresses, des cotons salivaires et des films radiographiques ou un capteur numérique prêt à fonctionner.
En effet, le praticien peut réaliser un cliché radiographique pour vérifier la bonne connexion des piliers sur les implants et éventuellement la bonne adaptation des couronnes ou de l'infrastructure prothétique (*fig. 3.9*).

4.2 - Check-list du matériel des séances d'essayage

4.2.1 Plateau pour le matériel de prothèse spécifique à l'implantologie

- Trousse de prothèse spécifique au système d'implant utilisé, si le praticien en dispose.
- Essentiellement un tournevis hexagonal pour la majorité des cas.
- Instrumentation de base stérile : sonde, miroir, précelles, spatule de bouche.

4.2.2 Plateau de prothèse traditionnelle

- Turbine, pièce à main.
- Disque de type Speedy® monté sur mandrin pour pièce à main.
- Résine de type Duralay®.
- Cire Moyco®, ou tout matériau d'enregistrement de l'occlusion.
- Fraises à polir la céramique.
- Film radiographique ou capteur numérique prêt à fonctionner.
- Teintier.
- Papier à articuler.
- Fil dentaire.

4.2.3 Plateau avec godet de chlorhexidine
ou de l'alcool à 70°, compresses et rouleaux salivaires

5 - Séance de pose

Le travail prothétique revient du laboratoire de prothèse avec la finition des couronnes céramiques par glaçage.

5.1 - Phase opératoire

Le praticien retire les piliers de cicatrisation à l'aide du tournevis hexagonal puis place les piliers prothétiques et les visse avec le même tournevis. Un dernier essayage des prothèses est effectué pour contrôler l'équilibration, la teinte, etc. *(fig. 3.18)*.

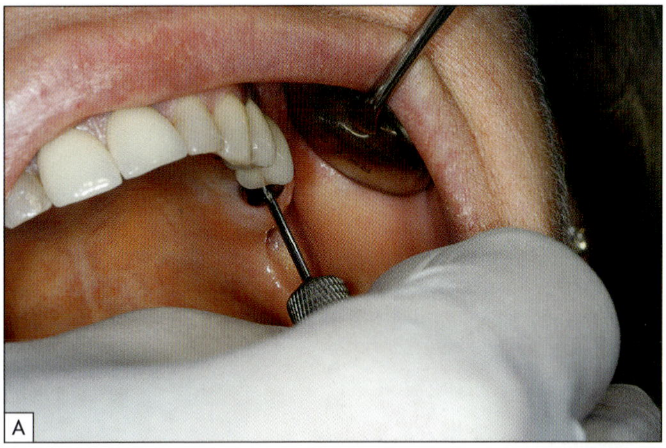

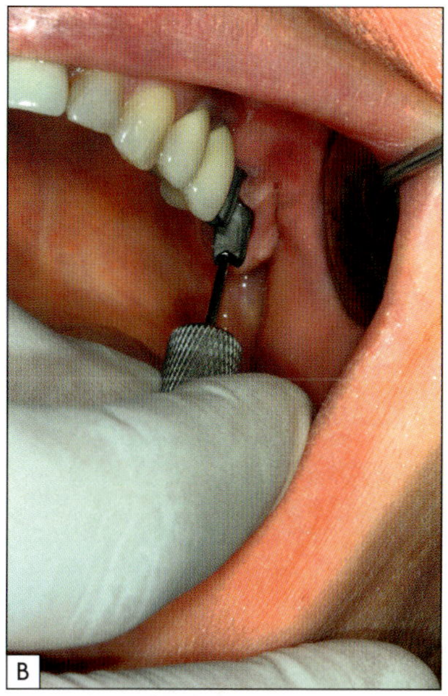

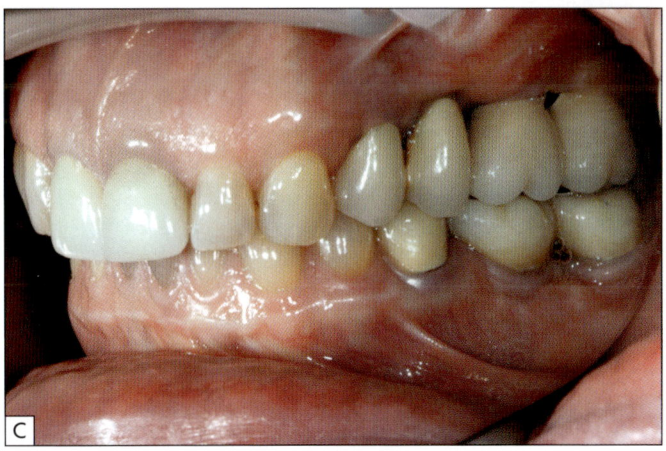

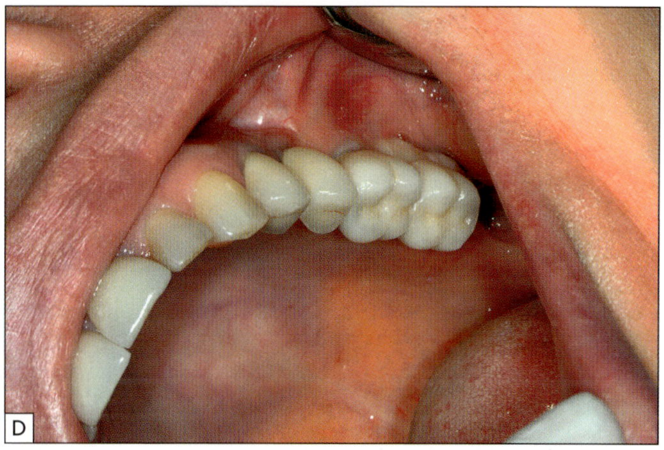

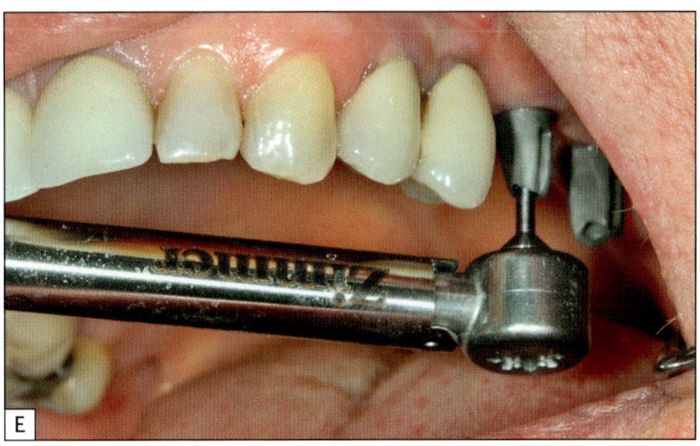

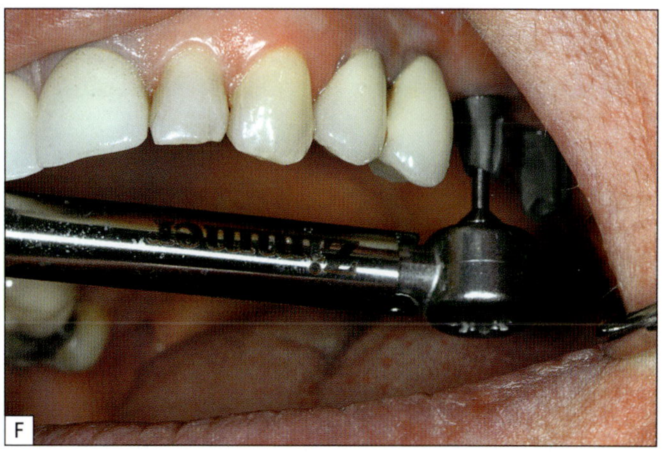

Figure 3.18 **Essayage des prothèses.**
A : retrait des piliers de cicatrisation avec le tournevis.
B : connexion des piliers prothétiques et vissage à l'aide du tournevis hexagonal.
C : essayage des prothèses réalisées.
D : vue occlusale des couronnes sur implant.
E, F : serrage des piliers à l'aide de la clé dynamométrique avant le scellement.

Puis il réalise la mise en place définitive des piliers prothétiques : il s'agit de serrer les vis de piliers à l'aide d'un dispositif mécanique appelé clé dynamométrique.
Chaque système d'implant a développé des clés dynamométriques permettant de garantir un serrage optimum (fiable et reproductible) des vis de piliers sur l'implant et ainsi limiter le risque de dévissage ultérieur.
Il existe plusieurs types de clés : des clés manuelles et des clés sur moteur *(fig. 3.19)*. Il faudra donc prévoir de sortir la clé correspondant au système et l'adaptateur permettant de relier la clé au tournevis spécifique.
Ensuite le praticien obture le puits de vis des piliers pour éviter au futur ciment de fuser dans la tête de vis rendant les futures réinterventions (accès à la vis pour la revisser ou bien le changement de celle-ci) difficiles voire impossibles. L'obturation du puits de vis se fera à l'aide d'un petit morceau de coton suivi d'un pansement provisoire ou bien de gutta-

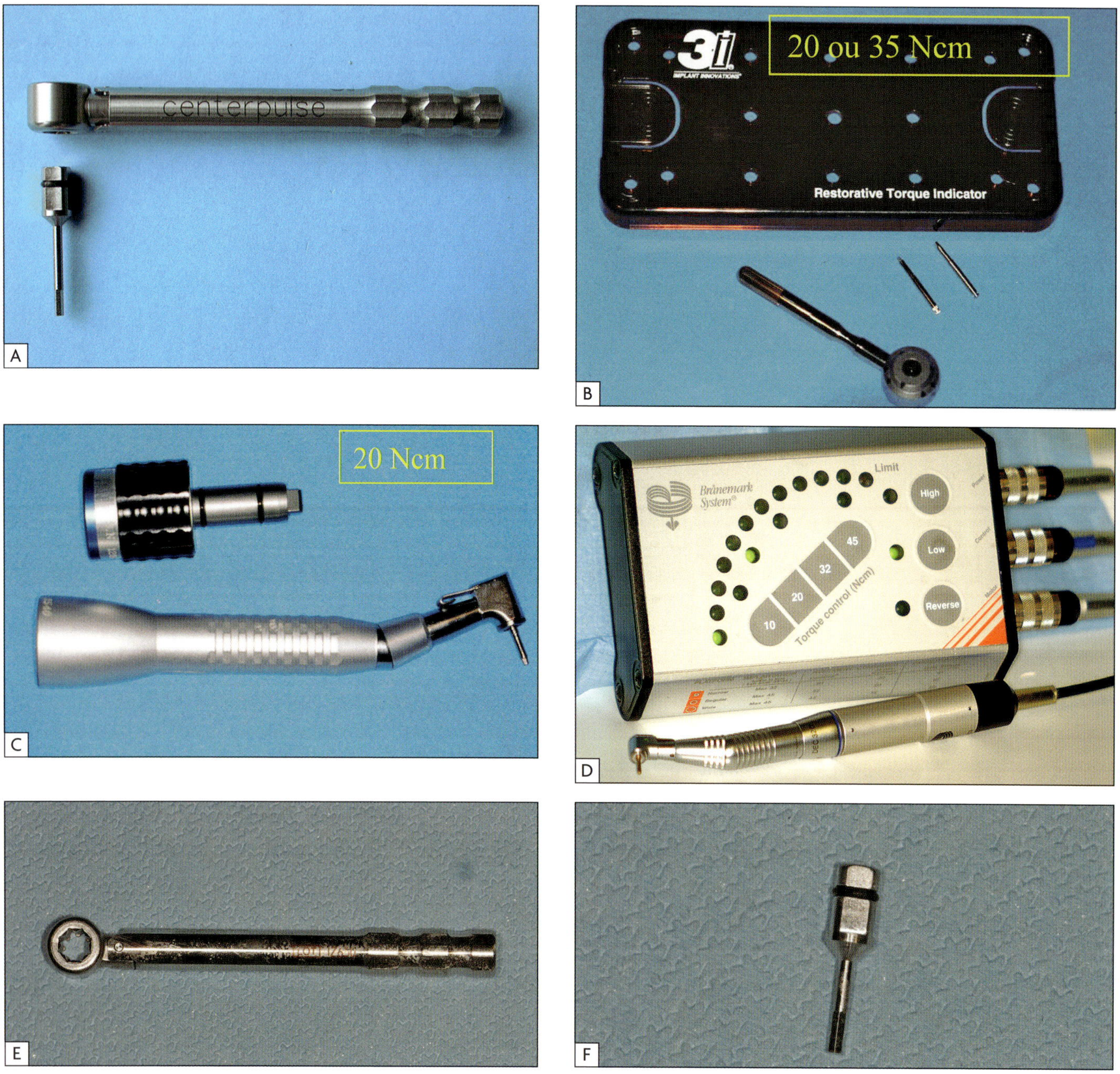

Figure 3.19 **Différents types de clés dynamométriques.**
A : manuelle Zimmer Dental.
B : manuelle 3i.
C : manuelle Anthogyr.
D : sur moteur Nobel Biocare Torque Control.
E : Zimmer Dental.
F : tournevis pour clé dynamométrique.

percha ou encore de matériau d'obturation provisoire photo polymérisable *(fig. 3.20)*.

Après la vérification de l'occlusion, le praticien scelle la reconstruction prothétique sur les piliers à l'aide de ciment provisoire. Si la rétention s'avère peu importante, le praticien pourra utiliser des ciments dits semi-définitifs comme les carboxylates.

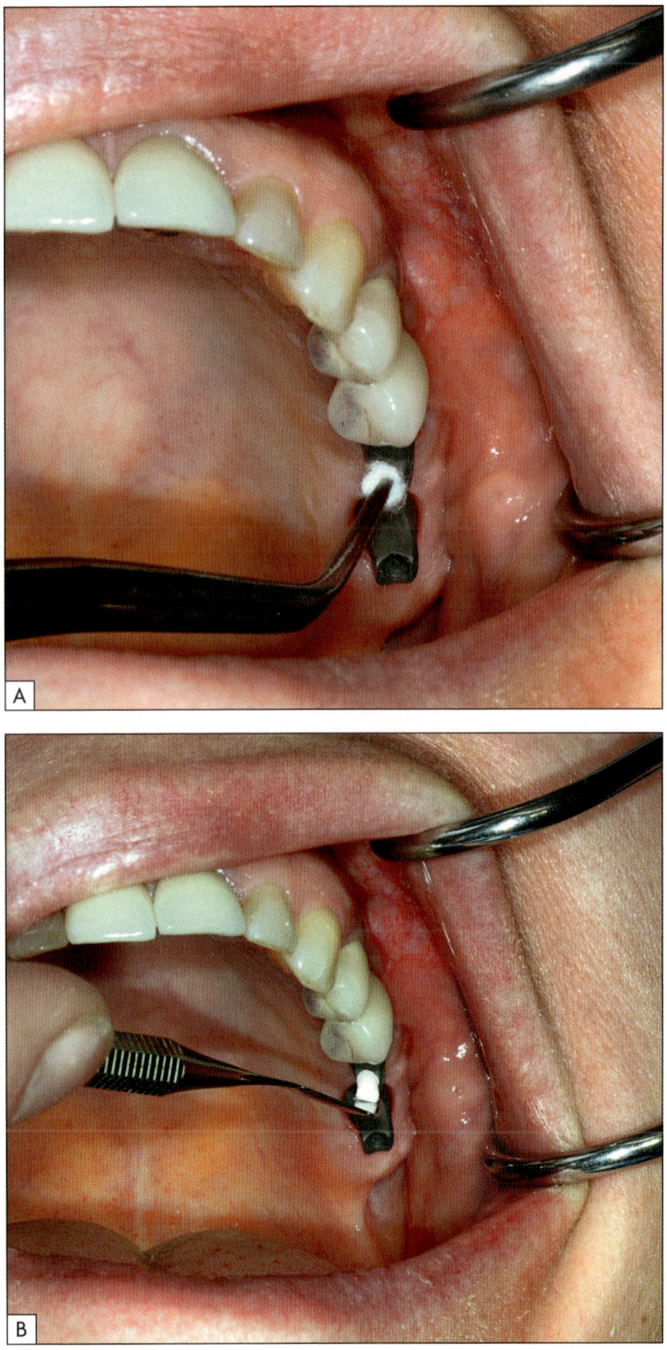

Figure 3.20 **Obturation du puits de vis.**
A : mise en place d'une boulette de coton dans le puits de vis du pilier prothétique.
B : obturation avec du pansement provisoire de type Cavit® ou avec de la gutta-percha.

5.2 - *Check-list* du matériel pour la séance de pose

- Un plateau implantaire, comprenant :
  - une trousse de prothèse spécifique au système d'implant utilisé, tournevis hexagonal ;
  - une clé dynamométrique et son adaptateur pour les tournevis (mandrin).
- Un plateau de prothèse traditionnelle, avec :
  - papier à articuler ;
  - pansement provisoire ou gutta-percha en bâton ;
  - fil dentaire ;
  - ciment provisoire.
- Un plateau avec godet de chlorhexidine ou de l'alcool à 70°, compresses et cotons salivaires.

II - Commandes des pièces prothétiques

1 - Catalogues produits : lectures et utilisations

Pour effectuer la commande des pièces nécessaires à la réalisation de la chirurgie et de la prothèse, les fabricants d'implants ont édité des catalogues produits *(fig. 3.21)*.
Ils sont organisés toujours de façon similaire :

- une première partie est consacrée à la chirurgie de pose des implants avec la description des types d'implants disponibles, de leur diamètre et des différentes longueurs. Un code couleur pour chaque diamètre est très fréquemment utilisé, code qui se retrouvera pour toutes les pièces pouvant être en relation avec celui-ci. On retrouvera aussi tous les instruments nécessaires à la pose de ces implants à savoir les forets, les guides de parallélisme, etc. ;
- la deuxième partie est consacrée aux pièces prothétiques disponibles en fonction du type de reconstruction à réaliser. Trois types de solutions prothétiques implantaires correspondant à des pièces spécifiques sont décrits :
  - la prothèse scellée sur des piliers prothétiques (solution utilisée comme exemple dans cette partie consacrée à la prothèse sur implant) ;
  - la prothèse transvissée sur piliers : valable uniquement pour de la prothèse plurale (pas de couronne unitaire). Les piliers prothétiques, non retouchables, sont vissés sur les implants et les couronnes sont elles-mêmes vissées sur ces piliers ;
  - la prothèse amovible stabilisée : on trouvera des pièces spécifiques pour la rétention des prothèses amovibles sur les implants.

Toutes les pièces possèdent une référence, à relever soigneusement sur le bon de commande. Il faut prévoir les instruments nécessaires à l'empreinte sur implant. Une commande de transfert d'empreinte standard ou *pick-up*, selon la technique employée par le praticien, et d'analogue d'implant correspondant au diamètre de l'implant posé (code couleur) est indispensable.

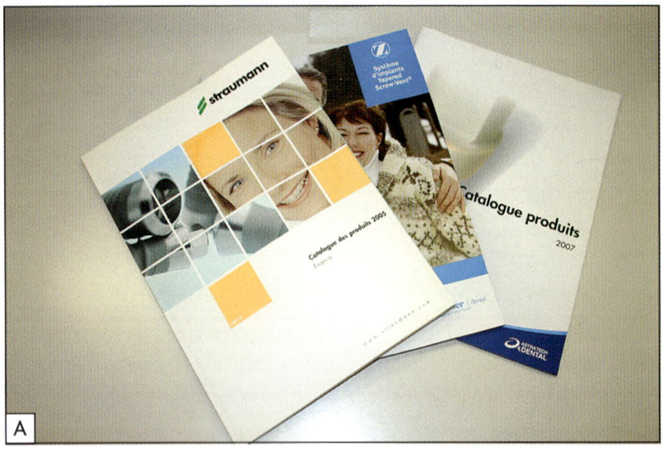

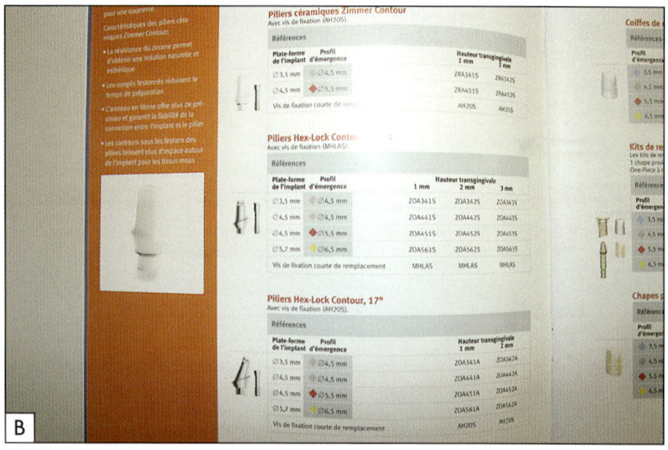

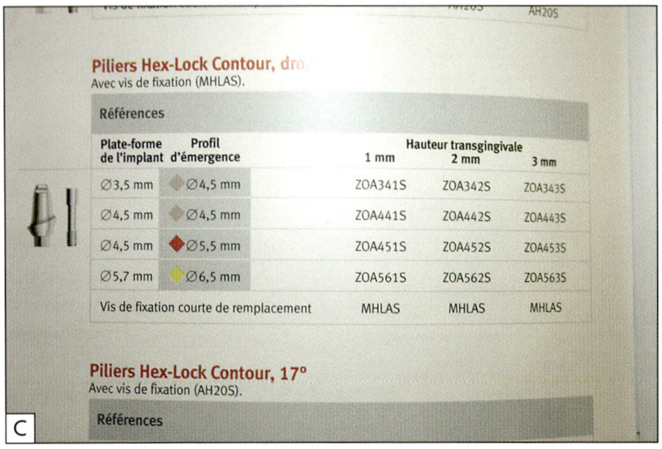

Figure 3.21 Commande des pièces prothétiques.
A : catalogues produits.
B, C : lecture des catalogues.

La commande des piliers prothétiques se fait souvent dans un deuxième temps après l'empreinte des implants et retour du modèle de travail du laboratoire de prothèse. Il existe des piliers pour chaque diamètre d'implant. De plus, chaque pilier présente plusieurs diamètres d'émergence en fonction de la dent à remplacer. Le profil d'émergence correspond à l'évasement du pilier à partir de la tête de l'implant.
Les piliers peuvent être droits ou angulés. Ils sont dits angulés lorsqu'ils ne sont pas dans le grand axe des implants. Ils sont utilisés pour compenser un positionnement de l'implant légèrement différent de la position idéale de la couronne prothétique.
Ils peuvent être en titane, en zircone ou présenter une base en or surmontée d'une bague en plastique ou encore être entièrement calcin ables *(fig. 3.21)*.

2 - Récapitulatif de la commande

Les pièces prothétiques implantaires sont nombreuses. Il sera important de vérifier qu'il ne manque aucune pièce sur la feuille de commande et que les références correspondent bien à la pièce désirée.

Note : une erreur de commande entraîne souvent le report de la séance car la réalisation de la prothèse sur implant est tributaire de pièces usinées.

3 - Réception et contrôle des pièces prothétiques reçues

Lorsque la commande est reçue au cabinet, un contrôle immédiat est effectué afin de vérifier que chaque pièce commandée a bien été livrée.
La commande doit être réalisée suffisamment à l'avance pour pouvoir pallier une erreur de livraison ou une erreur lors de la commande malgré toutes les vérifications. En effet, il est toujours possible de repasser une commande en urgence et d'obtenir une livraison express dans les 24 heures, évitant ainsi le report de la séance clinique prévue.
Les commandes seront de préférence groupées afin de réduire les coûts de livraison. Les pièces devront être triées pour chaque patient. Attention, toute pièce sortie de son emballage ne pourra pas être échangée. Certaines pièces sont livrées sous double emballage stérile et d'autres sont non stériles *(fig. 3.22)*.

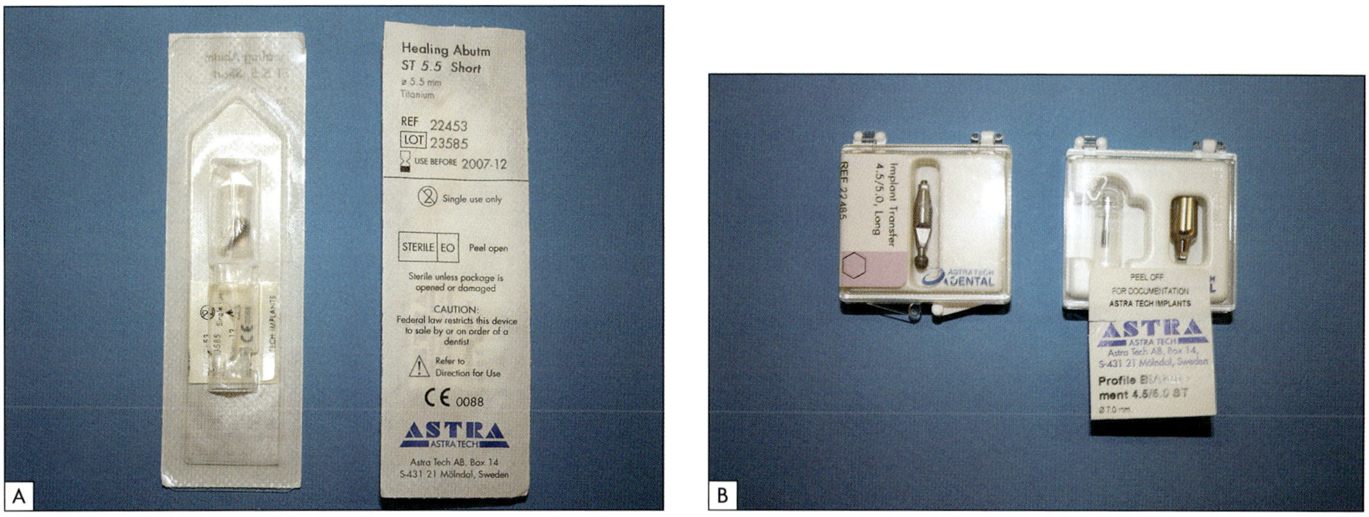

Figure 3.22 Contrôle des pièces prothétiques.
A : pilier de cicatrisation Astra Tech sous double emballage stérile.
B : transfert d'empreinte standard et pilier Bi Astra Tech livrés non stériles.

III - Stockage de l'accastillage prothétique

La prothèse sur implant nécessite une instrumentation spécifique, multiple et particulière pour chaque système implantaire. La multiplicité de ces pièces et le fait qu'elles soient pour la plupart très onéreuses et réutilisables, obligent le praticien à réfléchir pour établir une ergonomie rigoureuse et adaptée pour cet acte thérapeutique. Il est conseillé d'être vigilant et ne pas les jeter sauf si elles sont à usage unique. Il faut donc avant tout, organiser un stockage simple et rigoureux de ces différentes pièces réutilisables nécessaires pour la prothèse sur implant.
Elles doivent respecter la chaîne de stérilisation.
Ainsi elles seront triées (il est indispensable de les reconnaître pour une future utilisation alors qu'elles ne seront plus dans leurs emballages d'origine mais dans des sachets stériles).
Certains praticiens préconisent l'adaptation de piluliers médicaux (petites boîtes en plastique contenant plusieurs emplacements) pour ranger et désinfecter les différents instruments avant stérilisation.
De même, il est possible de disposer d'un placard à casiers tiroirs permettant de ranger ergonomiquement l'ensemble de cette instrumentation afin de préparer aisément les différentes séances cliniques.

Il est donc très important de marquer sur les sachets stériles les indications nécessaires à leur reconnaissance comme :
- la famille de l'instrument : transfert, pilier de cicatrisation, vis de couverture ;
- leur particularité : par exemple, *pick-up* ou standard ;
- le type d'implant : préciser pour quelle marque et quel diamètre d'implant elles correspondent ;
- le diamètre de la pièce elle-même ou plutôt son profil d'émergence, par exemple pour les piliers de cicatrisation ou pour les transferts ;
- enfin, parfois la hauteur des piliers de cicatrisation.

Les tournevis et les clés dynamométriques doivent subir un cycle de désinfection, nettoyage et stérilisation. La plupart des clés se démontent pour le nettoyage mais aussi pour la lubrification.

Remarque : comme nous l'avons déjà vu, certains fabricants proposent une trousse de prothèse comprenant tous les tournevis du système d'implant, la clé dynamométrique et les adaptateurs. Ainsi, toute l'instrumentation nécessaire à la prothèse sur implant est rassemblée.

Chapitre 4

Chaîne de stérilisation (rappel)

Guillaume DROUHET, Patrick MISSIKA

I - Définitions

La stérilisation se définit comme « la mise en œuvre d'un ensemble de méthodes et de moyens visant à éliminer tous les micro-organismes vivants de quelque nature que ce soit portés par un objet parfaitement nettoyé ». La stérilisation est le résultat de l'ensemble des opérations qui vont de la fin de l'utilisation jusqu'à sa mise à la disposition stérile de l'utilisateur. Cet ensemble de procédures forme la chaîne de stérilisation.

Le niveau d'exigence est fixé par la norme européenne NF EN 556 : « le produit est considéré comme stérile lorsqu'il est exempt de micro-organismes ». Or, on constate qu'à température constante, un stérilisateur réduit de 10^6 (soit un million) la contamination initiale chaque fois que l'opération est prolongée d'un temps de durée constante.

La stérilisation étant une réduction progressive du nombre de micro-organismes, on ne sera jamais sûr d'avoir tué le dernier survivant. C'est pourquoi le résultat de la stérilisation se définit comme une probabilité : « pour qu'un dispositif médical soit étiqueté "stérile", il faut que la probabilité théorique qu'un micro-organisme viable, présent sur ce dispositif, soit égale ou inférieur à 10^{-6} ». En d'autres termes, il est important que sur un million d'objets identiques placés dans le stérilisateur, un seul puisse être encore contaminé en fin de cycle.

Dans la pratique, on ne peut jamais être sûr qu'il en soit ainsi. Deux corollaires importants doivent être admis : le premier est que l'on ne connaît pas la contamination bactérienne initiale, et donc le nombre de microbes présents sur le dispositif à stériliser, le second que l'absence totale de micro-organismes n'existe pas.

Le résultat final sera d'autant plus sûr que l'objet placé dans le stérilisateur est le moins contaminé possible. Les moyens utilisés avant la stérilisation, pour réduire la contamination initiale de l'objet à stériliser, s'avèrent donc d'une importance capitale.

Le niveau de qualité se fera par le contrôle des moyens successifs utilisés par l'opérateur au cours de chaque étape du processus – maîtrise permanente des processus – et par le contrôle des paramètres de la stérilisation – maîtrise des données physiques de bon fonctionnement de l'autoclave.

La maîtrise de l'ensemble des paramètres de la chaîne de stérilisation permet d'affirmer l'obtention de l'état stérile de l'objet.

Essentiel : la seule méthode pour certifier la qualité stérile du résultat de la stérilisation est de s'assurer que les moyens employés ont été validés et appliqués correctement.

Plus les opérateurs (praticiens, assistantes) sont conscients du rôle déterminant qu'ils jouent dans la qualité du résultat, plus les chances d'obtenir la stérilité seront grandes.

Ceci justifie la place obligatoire, au titre de la législation, que doit avoir la formation du personnel. Cette place se situe à deux niveaux :
- connaissance et choix des moyens employés tout au long de la chaîne de stérilisation (validation des produits) ;
- application rigoureuse des procédures bien définies des différentes étapes de cette chaîne.

L'assistante doit :
- connaître et savoir choisir les moyens et procédures de la chaîne de stérilisation ;
- suivre une ligne de conduite stricte et rigoureuse pour respecter les étapes de cette chaîne.

On peut classer ces étapes en trois phases :
- phase 1 : rassemble les étapes de prédésinfection, rinçage et nettoyage ;
- phase 2 : correspond aux étapes de conditionnement des dispositifs médicaux, utilisation des indicateurs et la stérilisation proprement dite ;
- phase 3 : correspond aux contrôles des étapes, l'étiquetage des dispositifs stériles et la mise en œuvre de la traçabilité.

II - Critères de choix d'un produit de désinfection

1 - Pour un produit de prédésinfection

- Action détergente puissante.
- Action désinfectante antimicrobienne :
  - bactéricidie en conditions de saleté :
    - NF EN 13727 en conditions de saleté (bactéricidie de base – NF EN 1040 – facultative) ;
    - ou NF T 72-170 ou 171 en conditions de saleté (bactéricidie de base – NF EN 1040 – obligatoire) ;
  - fongicidie partielle en conditions de saleté :

- NF EN 13624 en conditions de saleté : exigence limitée à l'activité lévuricide (*Candida albicans*) (fongicidie partielle de base – NF EN 1275 – activité lévuricide, *Candida albicans*, facultative).

- Pas d'aldéhyde ni de dérivés chlorés (fixateurs de protéines).
- Présence d'enzyme protéolytique éventuelle.
- Action rapide (15 minutes) compatible avec l'utilisation répétée de l'instrumentation.
- Compatibilité avec les matériaux.
- Biodégradable.
- Actif à température ambiante et en eau dure.
- Stable pur et dilué.
- Non toxique pour l'utilisateur et le patient.

Note : **les produits désinfectants comportant des enzymes protéolytiques doivent être en poudre à diluer, sachant que l'action enzymatique perd son efficacité une fois en dilution en environ 24 heures.**

Important ! **Le produit prédésinfectant ne doit pas contenir d'aldéhyde. Le glutaraldéhyde fixe les protéines et favorise l'apparition d'un bio film, défavorable à la stérilisation conseillée pour les ATNC (prion).**

2 - Produits désinfectants pour dispositifs médicaux thermosensibles

Ces produits sont utilisés pour réaliser une désinfection terminale. Ils permettent une désinfection de niveau intermédiaire (activité bactéricide, fongicide et virucide), mais ne présentent pas obligatoirement l'activité sporicide. Ils doivent être utilisés sur des instruments ayant subi les étapes de prédésinfection et de nettoyage.
Ce procédé concerne les dispositifs médicaux thermosensibles, il ne s'agit en aucun cas d'une stérilisation.

Essentiel : **les instruments désinfectés doivent être rincés avec une eau correspondant au niveau de désinfection recherché (eau stérile, pour les instruments chirurgicaux par exemple) ; leur utilisation doit être immédiate.**

Le glutaraldéhyde est le produit le plus utilisé ; il présente le spectre d'action le plus large (bactéricide, fongicide, virucide et sporicide) ; en revanche, il entraîne la caséification des protéines. Il ne détruit pas le prion, c'est la raison pour laquelle on doit l'utiliser sur une instrumentation ayant subi les étapes de prédésinfection et nettoyage.
La concentration et les temps de trempage sont à respecter de façon rigoureuse ; en fonction de ces derniers, les niveaux de désinfection obtenus varient :
- niveau 1 : virucidie, obtenue avec un trempage dans un bain de glutaraldéhyde à 2 % de 30 minutes ;
- niveau 2 : sporicidie, obtenue avec un trempage de 1 à 10 heures.

III - Différentes étapes

1 - Phase 1 : prédésinfection, rinçage, nettoyage

Cette phase essentielle doit permettre de réduire au maximum le nombre de micro-organismes présents sur le dispositif initialement.

1.1 - Prédésinfection, rinçage

« La prédésinfection est le premier traitement à effectuer sur le matériel et les objets souillés dans le but de diminuer la population de micro-organismes et de faciliter le nettoyage ultérieur ».
Les objectifs de la prédésinfection sont de :
- diminuer la contamination initiale ;
- faciliter le nettoyage et les étapes suivantes ;
- protéger le personnel ;
- éviter la contamination de l'environnement.

Le bain de prédésinfection doit se trouver à proximité du poste de soins, afin d'y plonger l'instrumentation souillée immédiatement après utilisation. Il est contenu dans des bacs de désinfection, fermés par un couvercle, dont le volume est adapté au matériel à prédésinfecter ***(fig. 4.1)***.

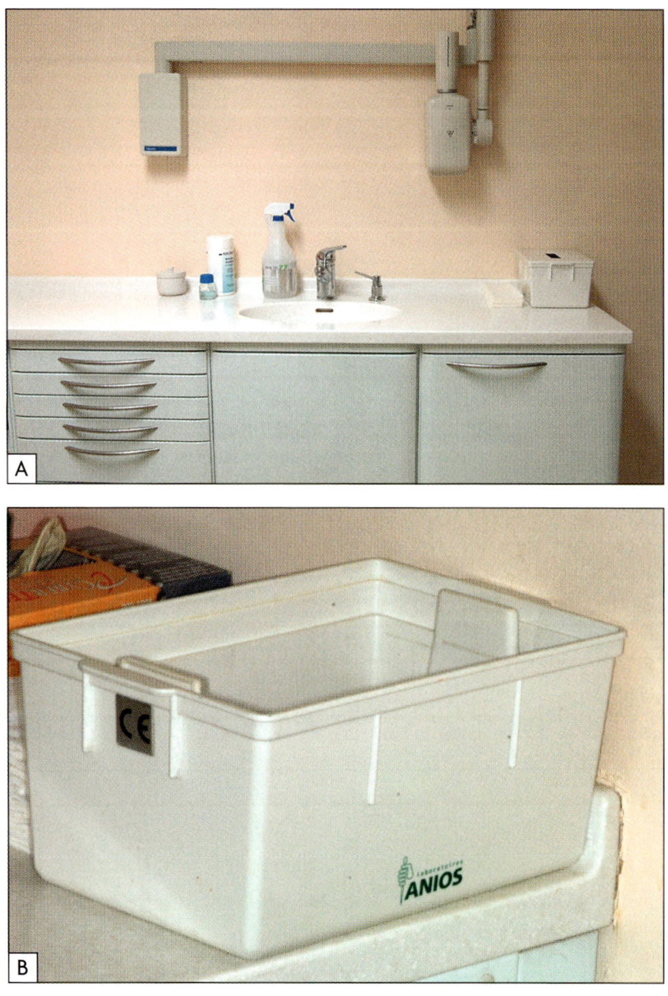

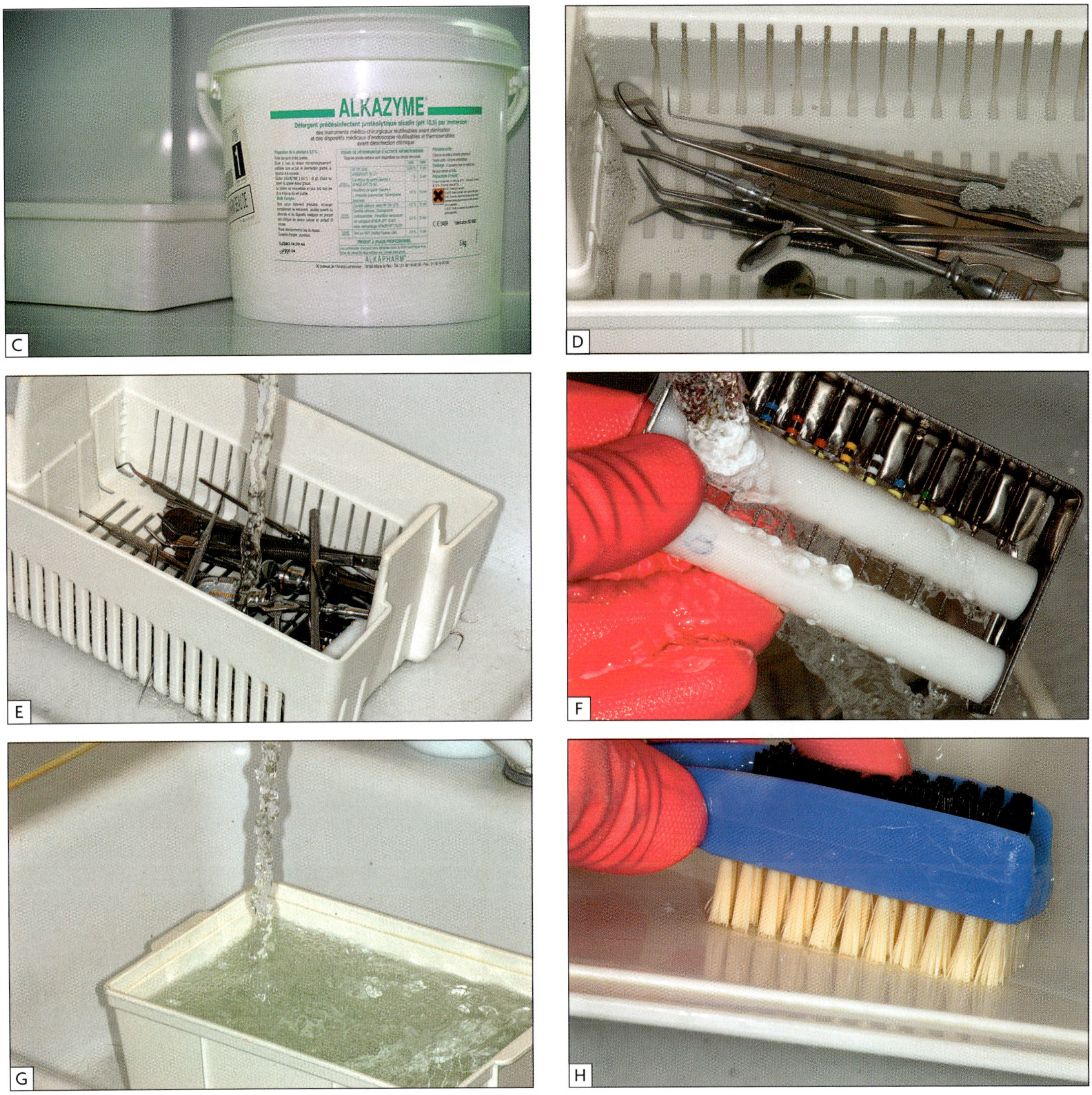

Figure 4.1 **Prédésinfection et rinçage.**
A : le bac de prédésinfection est situé à proximité du poste de soin, ainsi l'instrumentation souillée sera, immédiatement après les soins, déposée dans le bain de prédésinfection.
B : bac de prédésinfection pour instrumentation courante.
C : produit de prédésinfection, ici de l'Alkazyme®, produit en poudre diluer, son étiquette doit comporter toutes les caractéristiques et normes du produit.
D : instruments plongés dans un bain de prédésinfection, ils sont totalement immergés.
E, F : après une action de minimum 15 minutes, les instruments sont rincés soigneusement afin d'éliminer les souillures et d'éliminer le produit de désinfection.
G, H : chaque jour le bain de désinfection est changé, le bac doit être rincé et nettoyé, ici le nettoyage est réalisé à l'aide d'une brosse.

Le bain, dont la dilution doit être précisée par le fabricant, peut se préparer à l'avance dans un bidon stocké à l'abri de la lumière. Sa qualité ne se modifiera pas pendant plusieurs jours.
L'efficacité d'un bain utilisé est valable environ une journée ; cela implique que les bacs de désinfection contenant le bain de prédésinfection soient vidés, nettoyés quotidiennement ; cependant, le bain doit être changé dès que le taux de souillures est important : par exemple, un bain ayant immergé des nombreux instruments de chirurgie souillés par du sang.
Les instruments doivent être immergés totalement, pendant une durée d'au moins 15 minutes.
Ensuite, le bac contenant les instruments prédésinfectés est acheminé, selon un trajet systématique, dans la zone humide de la salle de stérilisation. Là, l'instrumentation doit subir un rinçage méticuleux afin d'éliminer les souillures et produit de désinfection. Puis les instruments sont nettoyés.

1.2 - Nettoyage, séchage

Important ! **Cette étape de nettoyage est très importante. En effet, les objectifs sont de diminuer la contamination initiale, réduire le nombre de germes et enlever toute souillure.**

Le principe du nettoyage est fondé sur ce que l'on appelle le cercle de Sinner *(fig. 4.2)*.
Les quatre paramètres que sont la température, le temps, l'action mécanique et l'action chimique peuvent varier de façon à compenser l'équilibre indispensable pour aboutir au nettoyage satisfaisant. En général, l'action mécanique et le temps sont les deux paramètres sur lesquels il est possible de jouer pour compenser un déficit de l'action chimique.

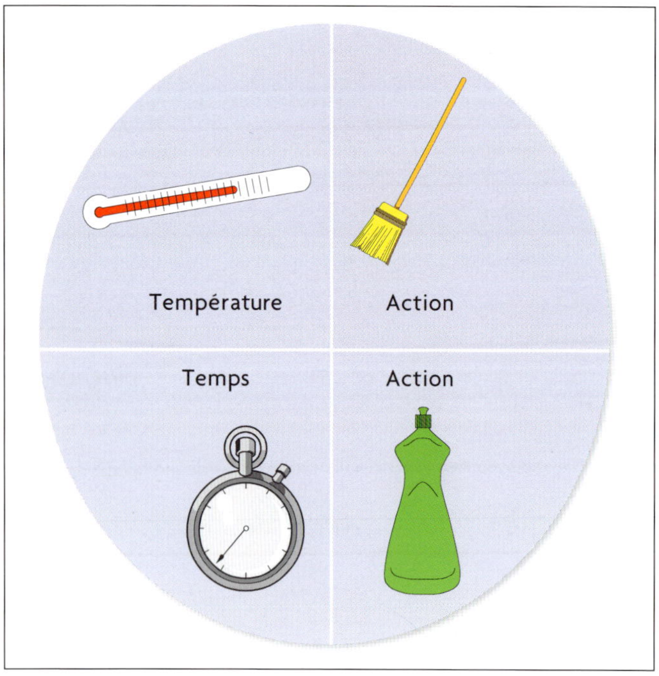

Figure 4.2 Cercle de Sinner.

Ainsi, dans un but de prénettoyage, les instruments prédésinfectés et rincés sont plongés dans un bac à ultrasons contenant un produit désinfectant nettoyant normé *(fig. 4.3)*. Après une action de 15 minutes environ, les instruments sont rincés abondamment. Ensuite, un contrôle soigneux du nettoyage, avec un nettoyage manuel (le port de gants de vaisselle est impératif) avec frottement par brossage avec un produit détergent.

Il faut :
- utiliser tout instrument à brosse possible : goupillon, brosse large, brosse à dent dédiée, etc. ;
- éviter l'emploi d'éponge munie de surface abrasive, contenant la plupart du temps des fibres métalliques qui induisent une détérioration de l'instrumentation par rayure (nid à bactéries) *(fig. 4.3)*.

Ensuite l'instrumentation doit être séchée parfaitement. Ce séchage doit être réalisé à l'aide d'une sécheuse pulsant de l'air chaud dans une cuve propre ; le séchage manuel à l'aide de torchon doit être évité.
Une autre possibilité : l'utilisation de machine automatique de lavage, appelé thermodésinfecteur. Ces automates offrent l'avantage de combiner une action mécanique et chimique contrôlée pendant un temps déterminé, avec une température suffisante. De plus, le cycle de nettoyage est suivi d'un séchage dans la même cuve.
Pour avoir un nettoyage le plus efficace possible avec ces machines, il est important de trier l'instrumentation par type d'instruments (piquants, tranchants, creux...), type de matériaux (acier inoxydable, matières plastiques...), par degré de fragilité (pinces ODF, instruments de microchirurgie...).

1.3 - Cas spécifique des instruments rotatifs

Les instruments rotatifs doivent être nettoyés et stérilisés. Si certains peuvent être démontés, la majorité ne le permet pas, au risque de ne pas être maintenus sous la garantie des constructeurs. La difficulté est de réaliser un nettoyage correct dans les tubulures internes ou mécanisme interne de ces instruments.
Il existe des automates qui réalisent un nettoyage interne et externe de l'instrument, suivi d'une « stérilisation » à 134 °C pendant un plateau de 18 minutes (voir normes de stérilisation). Le nettoyage se fait à température contrôlée de 95 °C par pulsion de jets internes et externes, suivi d'une purge et de la lubrification de l'instrument. Ensuite un cycle de stérilisation est effectué.
Les instruments étant placés sur un support, après le cycle ils sont dits « à utilisation immédiate » ; en effet, selon la norme EN NF 556, ils ne sont pas considérés comme stérile ; pour être étiquetés stériles, ils doivent être ensuite conditionnés, ou emballés, pour leur faire subir un cycle de stérilisation à l'autoclave *(fig. 4.4)*.

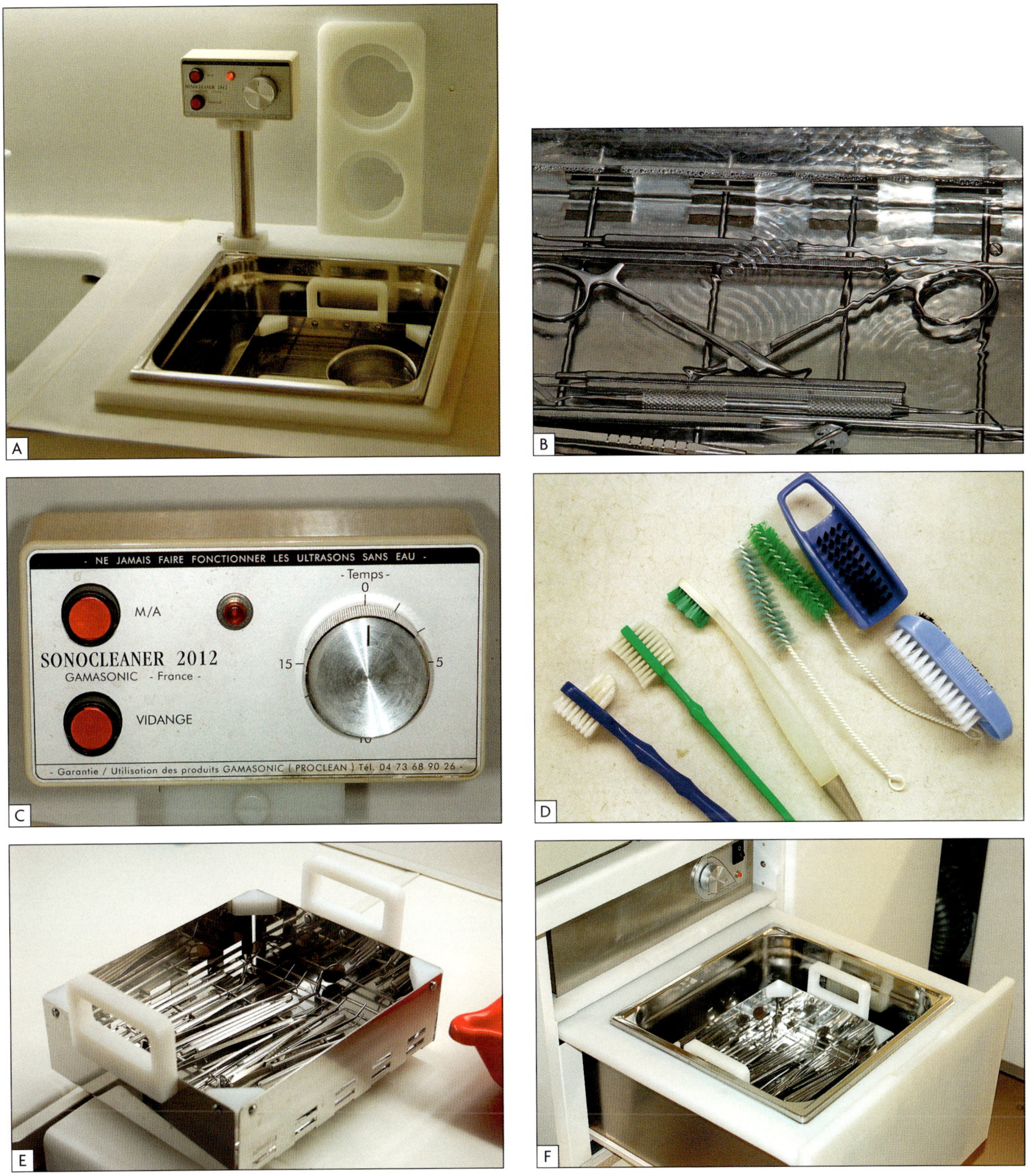

Figure 4.3 **Nettoyage, séchage.**

A : cuve à ultrasons de marque Gamasonic, elle permet de réaliser un prénettoyage de l'instrumentation, un produit de désinfection détergent facilite l'action des ultrasons.

B : les instruments sont placés dans des paniers adaptés et plongés dans le produit détergent désinfectant, et l'appareil est mis en route.

C : un minuteur permet de réaliser un prénettoyage pour une durée de 15 minutes (temps d'action nécessaire pour le produit dilué).

D : instruments à brosse utile au nettoyage manuel des dispositifs après le passage aux bacs à US, ce nettoyage permet un contrôle indispensable des instruments, et facilite le rinçage des instruments avant l'étape de séchage.

E, F : les instruments rincés restent dans le panier, ce dernier est apporté dans la sécheuse, située dans la zone sèche de la salle de stérilisation. Le séchage doit être parfait afin de conditionner l'instrumentation.

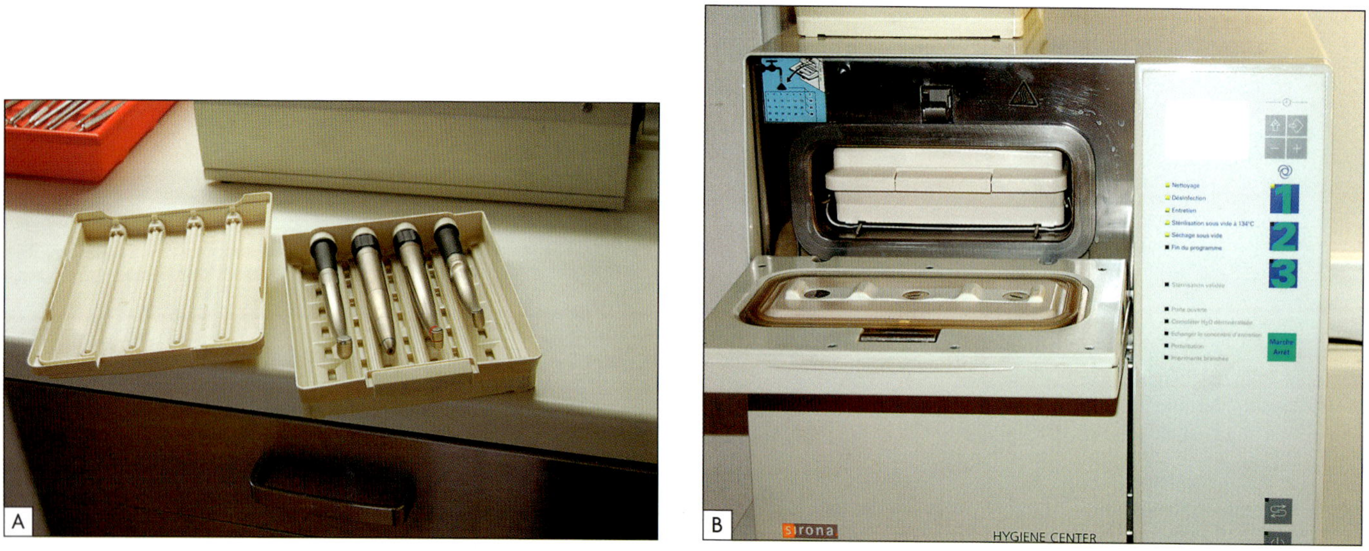

Figure 4.4 **Nettoyage, lubrification et stérilisation des instruments rotatifs**. Des automates sont à notre disposition permettant de réaliser toutes les étapes difficiles pour cette instrumentation spécifique. **A** : ici, les instruments sont disposés dans une cassette **B** : qui est ensuite placée dans l'appareil pour subir le cycle de nettoyage et stérilisation.

2 - Phase 2 : conditionnement, utilisation des indicateurs et stérilisation

La phase 2 permet de préparer les instruments en vue de leur stérilisation. Le but est de stériliser cette instrumentation et de maintenir cet état stérile, tout en contrôlant la qualité de la stérilisation.

2.1 - Conditionnement

Il s'agit simplement de mettre les instruments dans un emballage hermétiquement clos qui permet à l'agent stérilisant d'agir, et de conserver cet instrument stérile. De plus, l'emballage permet le prélèvement de l'instrument pour utilisation sans rupture de la chaîne d'asepsie.

En résumé, le conditionnement doit :
- permettre l'action de l'agent stérilisant, sans être dégradé grâce à la perméabilité de l'emballage ;
- assurer le maintien de la stérilité du contenu ;
- préserver les propriétés des dispositifs médicaux ;
- permettre le prélèvement et l'utilisation des objets stérilisés dans des conditions aseptiques.

Le conditionnement doit être effectué dans la zone sèche de la salle de stérilisation.

2.1.1 Modes de conditionnement

Deux types de conditionnement existent *(fig. 4.5)*. Les conteneurs rigides et les emballages thermoscellés.
- le conteneur rigide est muni d'un filtre adapté au couvercle, lui-même muni d'un joint d'étanchéité. Il est à distinguer de la trousse de rangement rigide, simple, qui est conditionnée dans un emballage thermoscellé ;
- les emballages thermoscellés. Ce type d'emballage est le plus répandu. Il permet d'emballer tout instrument, individuellement ou en groupe, et toute trousse de rangement. Les sachets d'emballage sont généralement des sachets mixtes papier-plastique plats. Ils doivent être compatibles avec le mode de stérilisation utilisé.

2.1.2 Fermeture des sachets ou gaines

Les sachets scellés à chaud, à l'aide d'une soudeuse, sont nommés « pelables ». La soudure, de 8 mm de largeur, est un point de fragilité à contrôler.

Deux sortes de thermosoudeuses sont actuellement disponibles : les soudeuses à guillotine pratiques mais souvent moins performantes que les soudeuses à défilement. La température de la soudeuse est comprise entre 160 et 180 °C *(fig. 4.5)*.

Certains sachets sont collés. On veillera particulièrement à la largeur de contact de l'encollage, insuffisante, le sachet peut se décoller.

Le conditionnement doit porter la date de stérilisation, le numéro de la charge, la date de péremption *(fig. 4.5)*.

2.1.3 Délai de péremption

Le délai de péremption est le temps maximal de conservation de l'état stérile de l'instrumentation après la stérilisation. Pour le déterminer, on peut utiliser une grille de calcul utilisée dans les hôpitaux de Belgique et de Hollande :
- les valeurs varient en fonction des modes de conditionnement, du stockage (contraintes mécaniques, physiques et chimiques) ;
- le total des points obtenus permet de définir une date de péremption.

Ce système de calcul est une aide qui détermine une durée de conservation maximale.

En pratique et par exemple : une trousse de chirurgie, comportant l'ensemble de l'instrumentation nécessaire, donc une trousse de rangement, est emballée dans un sachet

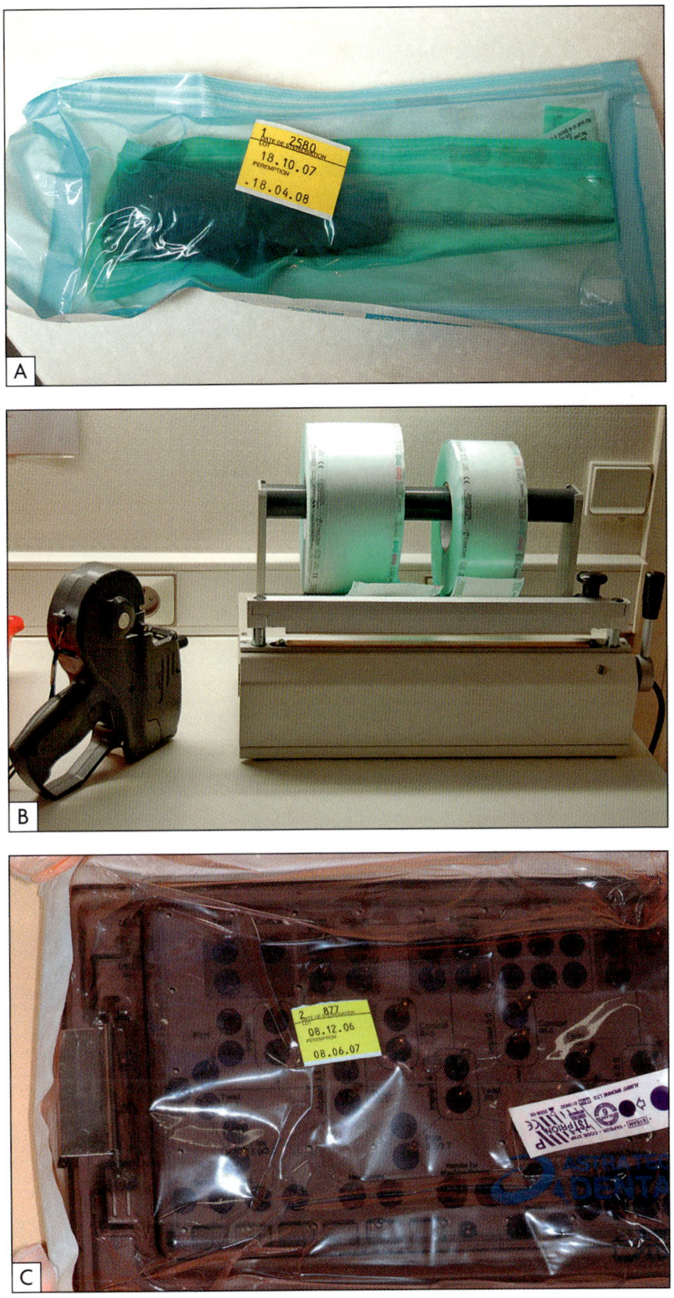

Figure 4.5 **Conditionnement.**
A : instrument conditionné dans un emballage papier-plastique.
B : thermosoudeuse à baïonnette, la soudure prévue est de 8 mm de large, elle doit être lisse.
C : le conditionnement est muni d'une étiquette comportant, le numéro de la charge, la date de stérilisation et la date de péremption.

thermoscellé, sachet papier-plastique, la valeur est de 80 points. Si on fait un deuxième emballage thermoscellé (double emballage), on ajoute 100 points. Le rangement de cette trousse se fait dans une armoire fermée, régulièrement entretenue, on ajoute 100 points. Cette armoire est située dans un magasin de matériel, qui peut être situé dans la salle de stérilisation on ajoute 75 points.

Le total des points est de 80 + 100 + 100 + 75 soit 355 points. Selon le barème, la péremption est de 6 mois ***(tableau 4.1)***.

Tableau 4.1 Barème pour calculer le délai de péremption d'un dispositif stérile

Protecteur individuel de stérilité	
Papier crêpé (1re épaisseur)	20
Feuille non tissée	40
Sachet papier/papier	40
Sachet papier/plastique	80
Blister fermeture papier	80
Blister fermeture Tyvek R	100
Conteneur avec filtre ou soupape	100
Conteneur + emballage interne non tissé	210
Deuxième emballage utilisé comme protecteur individuel de stérilité	
Papier crêpé	60
Feuille non tissée	80
Sachet papier	80
Sachet papier/plastique	100
Blister fermeture papier	100
Blister fermeture Tyvek R	120
Conteneur avec filtre ou soupape	250
Emballage de protection	
Sac polyéthylène hermétiquement clos	400
Bouclier de protection (conteneur)	250
Emballage de protection clos (bac, carton)	250
Les paragraphes suivants ne sont applicables que si l'on a obtenu plus de 50 points dans les paragraphes précédents.	
Moyens de stockage	
Chariot de soins	0
Étagère ou rayon ouvert	0
Armoire fermée (régulièrement entretenue)	100
Lieu de stockage	
Couloir ou chambre de patient	0
Salle de soins	50
Magasin de matériel	75
Magasin de matériel stérile	250
Zone dite stérile (CAMSP, bloc opératoire)	300
Barème	
1 à 25	Péremption : 24 heures
26 à 50	Péremption : 1 semaine
51 à 100	Péremption : 1 mois
101 à 200	Péremption : 2 mois
201 à 300	Péremption : 3 mois
301 à 400	Péremption : 6 mois
401 à 600	Péremption : 1 an
601 à 750	Péremption : 2 ans
750 et plus	Péremption : 5 ans

2.2 - Indicateurs : indicateur de classe A « de passage », indicateur de classe D « physico-chimique », utilisation des indicateurs

On distingue deux types d'indicateurs : les indicateurs de classe A, dits de passage, et les indicateurs de classe D, à variables multiples ***(fig. 4.6)***.

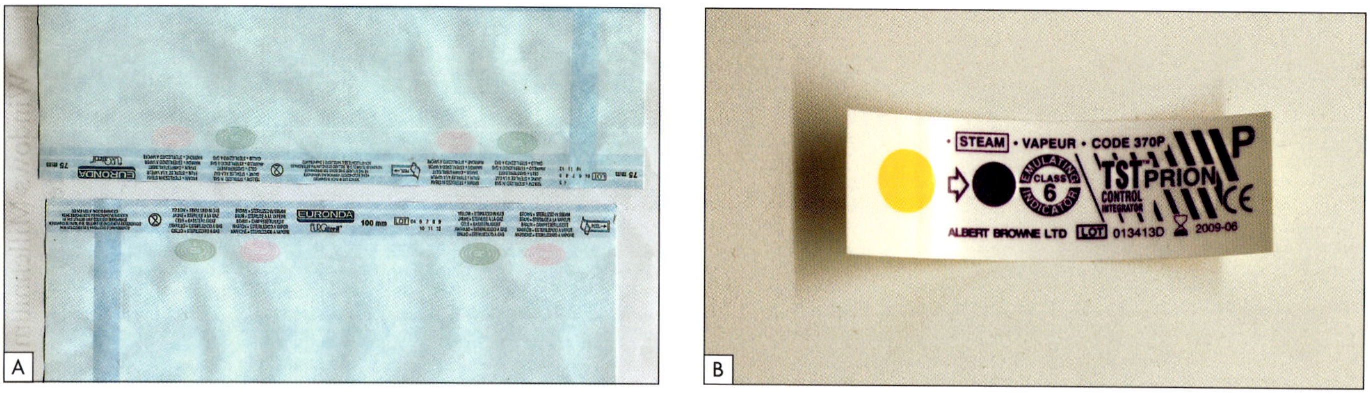

Figure 4.6 Indicateurs.
A : indicateurs de passage situés sur la face papier de l'emballage, ils ne permettent que de confirmer le passage de l'instrument dans un cycle de stérilisation.
B : indicateurs de classe D, ils surveillent plusieurs paramètres comme le temps, la température et la pression.

2.2.1 Indicateurs de classe A, indicateurs de passage

Ils se trouvent généralement sur la face externe des sachets et sur les rubans adhésifs. Ces indicateurs sont sensibles à la chaleur et virent en 10 minutes à 121 °C et en 2 minutes à 134 °C, même si tous les paramètres n'ont pas été atteints. Ils indiquent que le produit est passé dans le stérilisateur. Ils ne sont pas révélateurs de l'efficacité de la stérilisation.

2.2.2 Indicateurs de classe D

Appelés indicateurs à « variables multiples », ils ont pour objectif de surveiller deux ou plusieurs paramètres. Ils sont constitués de matériaux (cire, encre, peinture réactive) qui migrent ou changent de couleur tels les intégrateurs chimiques à plusieurs plages virant progressivement.
Ces tests doivent être placés à l'intérieur d'un emballage.

2.2.3 Utilisation des indicateurs physico-chimiques de classe D

Ils informent de la conformité du cycle.

2.2.4 Faut-il un indicateur par sachet ou trousse ?

L'indicateur de classe A permet d'assurer au patient l'exposition des dispositifs à un procédé de stérilisation.
L'intérêt d'indicateurs de la classe D est d'informer sur la conformité du cycle ; il est important de connaître les points stratégiques où l'efficacité de la stérilisation est la plus difficile à obtenir. Le constructeur doit fournir l'information sur ces zones à la demande du praticien.
Compte tenu des conditions laborieuses de traçabilité, le contrôle de stérilisation des plateaux consiste à placer un indicateur dans un seul sachet, lui-même placé dans cette zone stratégique afin de certifier de la qualité des autres sachets. Le praticien aura ainsi l'assurance de la conformité de la stérilisation des charges du cycle. Sur l'indicateur sont inscrits la date de stérilisation et le numéro de la charge de stérilisation. En revanche, il est conseillé d'en placer un dans chaque trousse de chirurgie ou pour chaque instrument de chirurgie *(fig. 4.7)*.
Cet élément qui ne présente aucun caractère médico-légal sera conservé dans le registre de stérilisation.

2.3 - Stérilisation

2.3.1 Définition et circulaires ministérielles

Différents procédés de stérilisation sont à notre disposition : la chaleur sèche, la vapeur d'eau, la vapeur chimique. En pratique, la vapeur d'eau saturée, l'autoclave, demeure le procédé de référence.
La circulaire ministérielle du 20 octobre 1997 stipule : « Dans l'état actuel des connaissances, la vapeur d'eau saturée sous pression doit être la méthode appliquée lorsque le dispositif le supporte, [...], la stérilisation doit faire appel à des procédés validés selon les normes harmonisées européennes en vigueur [...] ».
De plus, la circulaire DGS du 14 mars 2001 précise que la chaleur sèche et la vapeur chimique font partie des procédés « susceptibles de fixer fortement l'infectiosité résiduelle » des ATNC (agents transmissibles non conventionnels, type prions) et sont donc formellement à proscrire.
La destruction des ATNC se fera (suivant cette même circulaire) dans un autoclave à vapeur d'eau saturée, à température supérieure ou égale à 134 °C et ceci pendant une durée de 18 minutes minimum.
Les différentes normes concernant la stérilisation et ses protocoles sont les suivantes :
- NF EN 554 : octobre 1994. Stérilisation de dispositifs médicaux – Validation et contrôle de routine pour la stérilisation à la vapeur d'eau ;
- ISO 11140-1 : juillet 1995. Stérilisation des produits de santé. Indicateurs chimiques. Partie I : prescriptions générales ;
- NF EN 285 : février 1997. Stérilisation – Stérilisateur à vapeur d'eau – Grands stérilisateurs de plus de 54 litres ;
- NF EN 867-3 : juin 1997. Systèmes non biologiques destinés à être utilisés dans les stérilisateurs. Partie 3 : spécifications pour les indicateurs de classe B destinés à être utilisés dans l'essai de Bowie-Dick ;

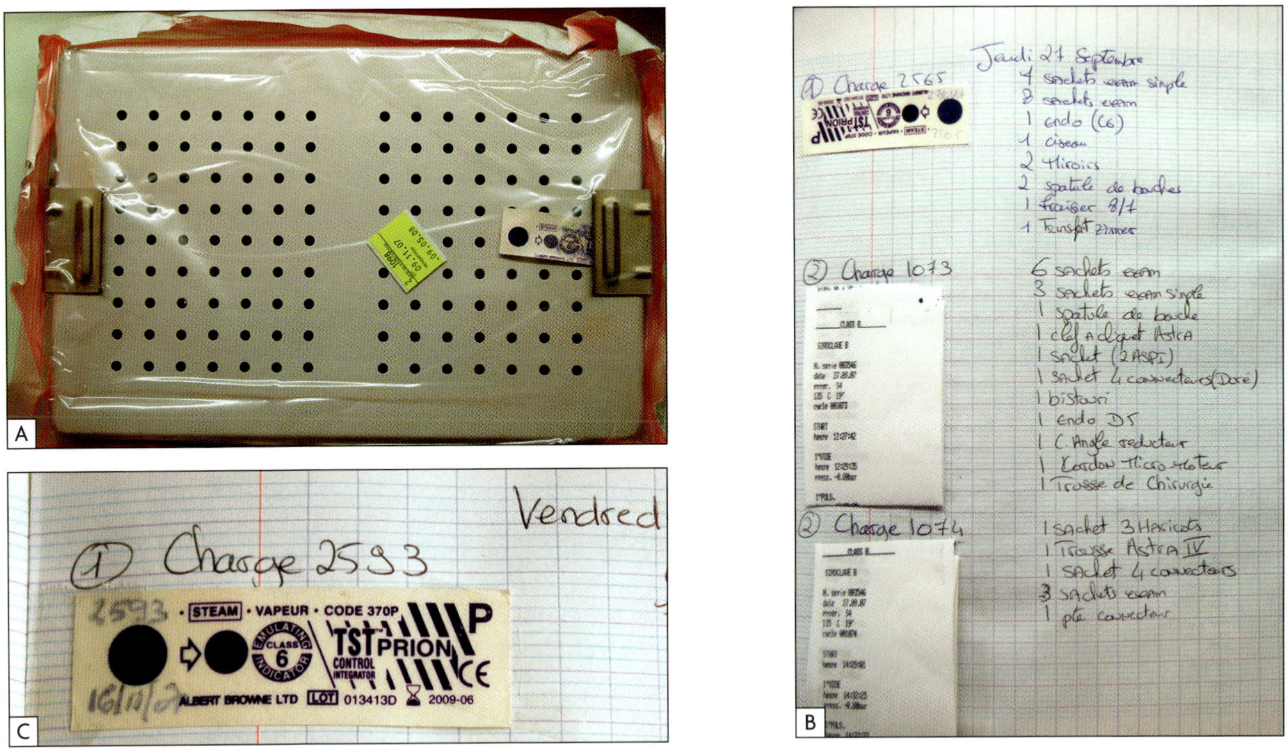

Figure 4.7 **Indicateurs de classe D.**
A : chaque trousse de chirurgie doit avoir un indicateur de classe D dans son emballage.
B, C : un indicateur de classe D doit être placé au sein d'une charge de stérilisation ; après le cycle ce dernier est contrôlé et placé dans le registre de stérilisation, avec la date et le numéro de charge correspondant.

- EN 13060 : 1997. Stérilisation – Stérilisateur à vapeur d'eau – Petits stérilisateurs de moins de 54 litres ;
- EN 556 : État stérile – Obtenu par procédés validés.

Selon le *Guide de prévention des infections liées aux soins en chirurgie dentaire et en stomatologie* dans une édition de juillet 2006, la stérilisation doit être faite avec un autoclave à une température supérieure ou égale à 134 °C, avec un plateau de stérilisation de 18 minutes.

2.3.2 Stérilisation à vapeur d'eau saturée « l'autoclave »

De ce fait, la stérilisation à la vapeur d'eau saturée doit être la seule méthode retenue. Selon la norme EN 554 *(fig. 4.8)* 3060, il existe trois classes de cycle B, S et N. En ce qui concerne les cabinets dentaires, le stérilisateur actuel de référence est un autoclave de classe B.

La classe B définissant le pouvoir de pénétration de la vapeur d'eau, elle garantit d'une stérilisation sûre pour tous les types de charge : produits solides pleins, corps creux et poreux, sous sachet et sous simple ou double emballage.

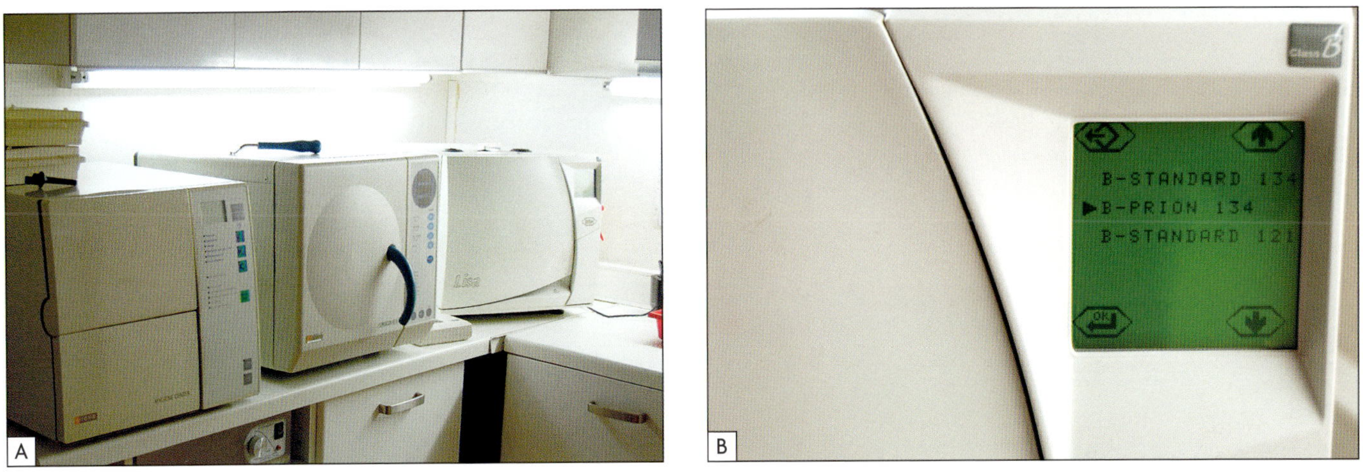

Figure 4.8 **Stérilisation à vapeur d'eau saturée.**
A : autoclaves de classe B.
B : le cycle de stérilisation à une température supérieure ou égale à 134 °C, pendant un plateau de 18 minutes, ce cycle correspond au cycle dit « prion » selon la circulaire DGS du 14 mars 2001.

Note : un certain nombre de stérilisateurs possèdent des cycles rapides ou « flash » ; ces cycles s'effectuent à une température de 105 °C et ne sont que des cycles de désinfection et ne permettent donc pas d'atteindre l'état de stérilité définie par la norme EN 556. Ils ne doivent pas être utilisés.

2.4 - Validation et étiquetage

La validation correspond au contrôle de la stérilisation. Il s'agit d'une partie très importante de la chaîne de stérilisation. En effet, c'est ainsi que l'état de stérilité définie par la norme EN 556 peut être affirmé.

Ces contrôles sont faits à deux niveaux. Le premier concerne la fonctionnalité du stérilisateur, donc un contrôle de l'autoclave, le second l'efficacité du procédé lui-même, autrement dit la vérification de la stérilisation proprement dite.

2.4.1 Contrôles : contrôle du stérilisateur, avant et après la stérilisation

Fonctionnalité du stérilisateur

Elle repose sur des tests de routine permettant de s'assurer du fonctionnement efficace du stérilisateur.

◆ Test de Bowie-Dick – Indicateur de classe B *(fig. 4.9)*
Ce test met en évidence l'extraction réussie de l'air froid autorisant la pénétration rapide et uniforme de la vapeur saturée. À la fin de l'essai, l'indicateur chimique doit présenter un changement de couleur uniforme dans sa totalité. Ce test devrait être effectué tous les matins avant toute stérilisation.

Selon le *Guide de prévention des infections liées aux soins en chirurgie dentaire et en stomatologie*, il doit être effectué régulièrement. En pratique, on peut considérer qu'un test hebdomadaire est un minimum.

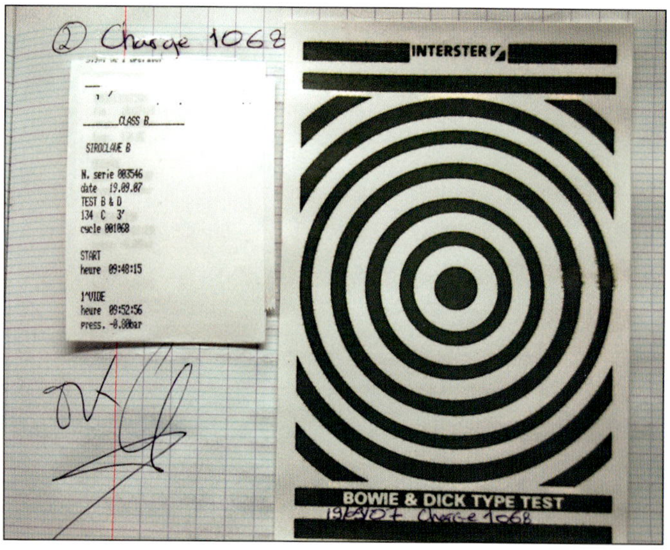

Figure 4.9 Test de Bowie Dick. Il doit être réalisé régulièrement afin de contrôler la bonne pénétration de la vapeur, seul les stérilisateurs de classe B permettent son utilisation.

◆ Essai d'étanchéité au vide
L'appareil doit permettre un cycle d'étanchéité au vide, dont le résultat est indiqué sur une feuille d'enregistrement (imprimante).

◆ Diagramme paramétrique
Le rapport sur les étapes du cycle de stérilisation est consigné sur un graphique ou sur un diagramme d'enregistrement. Il informe de manière précise sur les différents paramètres de stérilisation durant le cycle : température et pression en fonction du temps. Le diagramme est analysé en fin de cycle afin de déceler toute anomalie dans la stérilisation.
Il est imprimé et doit être conservé dans un registre de stérilisation *(fig. 4.10)*.

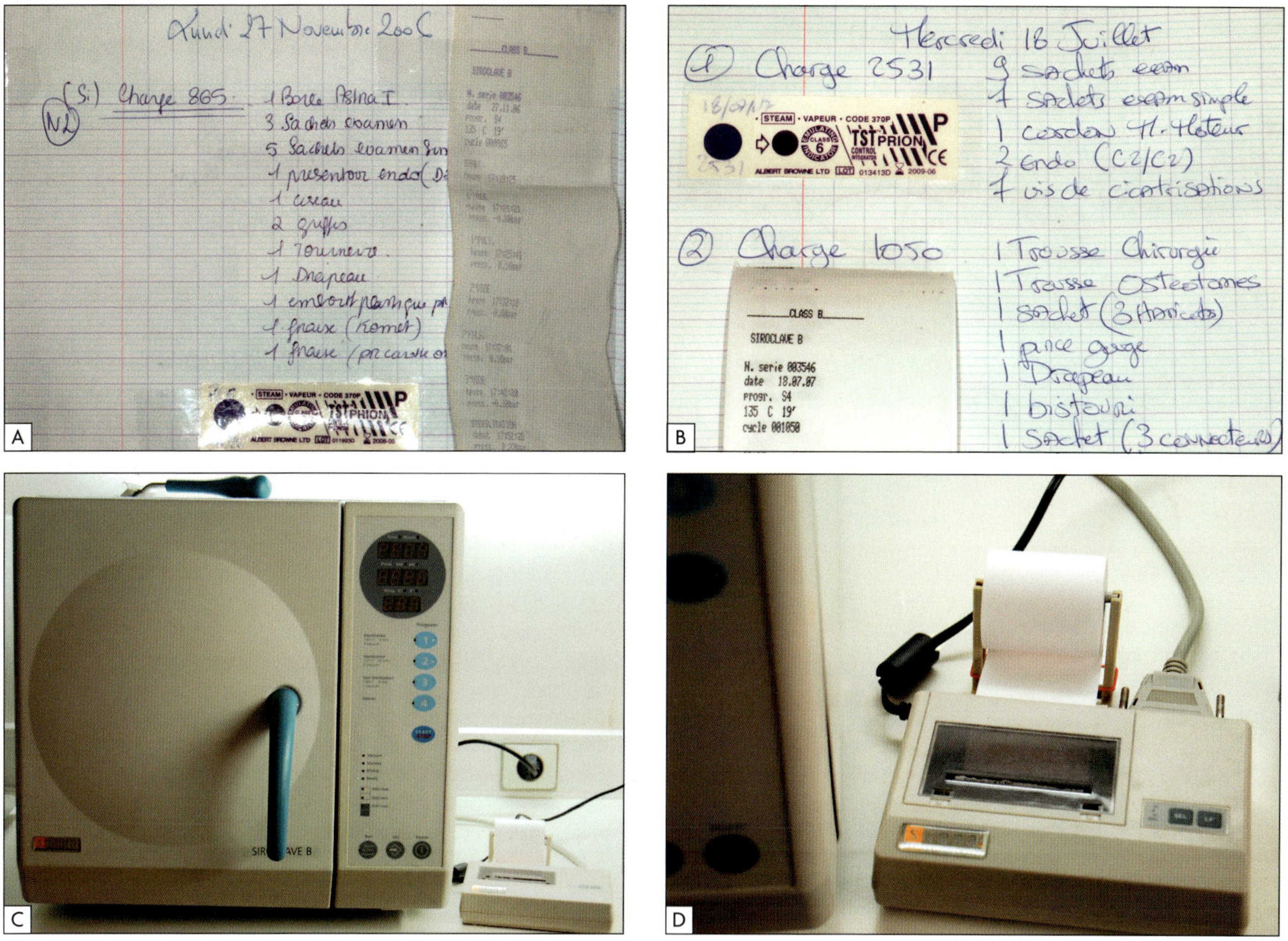

Figure 4.10 Diagramme paramétrique.
A, B, C, D : une imprimante associée à l'autoclave permet l'impression de l'ensemble des paramètres au cours du cycle de stérilisation, ainsi la température et la pression en fonction du temps, à la fin du cycle un contrôle peut être effectué, cet imprimé est placé dans le registre de stérilisation.

Efficacité du procédé

Il s'agit du contrôle de la stérilisation. Il faut vérifier le changement de couleur de l'indicateur de classe D, et vérifier aussi l'intégrité des emballages qui doivent être parfaitement secs, et non percés.

2.4.2 Étiquetage : numérotation des indicateurs, étiquetage des emballages, date de péremption, le registre de stérilisation

Sur chaque emballage, le numéro de la charge de stérilisation fourni par l'autoclave, la date de stérilisation et la date de péremption doivent être notés. L'utilisation d'une étiqueteuse facilite cette opération *(fig. 4.11)*.

Registre de stérilisation

Après chaque charge de stérilisation, la liste de l'instrumentation concernée doit être consignée sur un registre de stérilisation *(fig. 4.12)*. Il peut être tenu dans un cahier, qui doit être conservé.

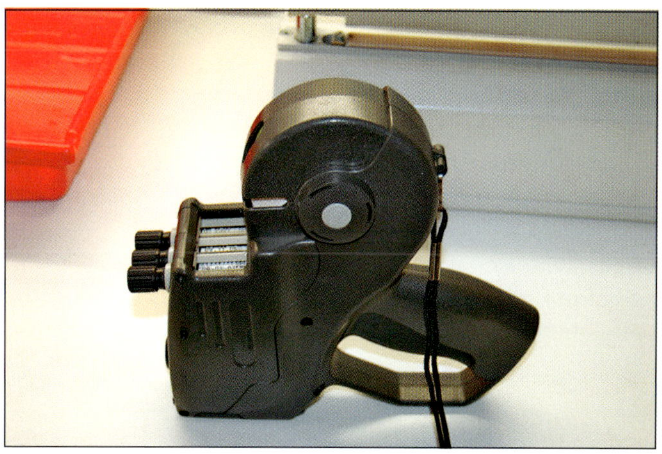

Figure 4.11 Étiqueteuse. Elle facilite la réalisation de l'étiquette comportant le numéro de la charge de stérilisation, qui est fourni par l'autoclave, la date de stérilisation et la date de péremption.

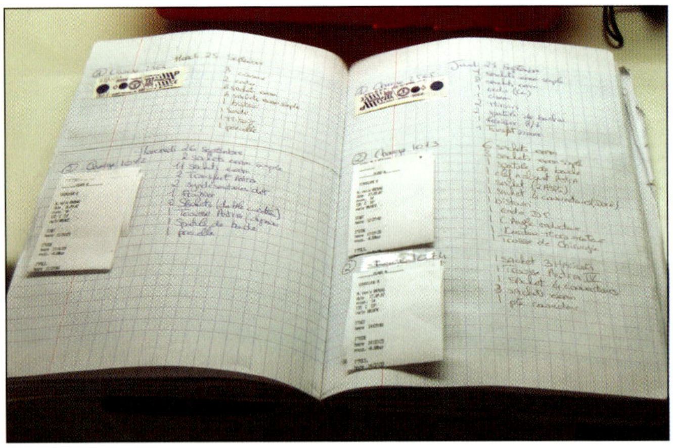

Figure 4.12 Registre de stérilisation, un cahier est sans doute la solution la plus simple et surtout évite les feuilles de classeur qui se perdent. Son classement est facile.

Un registre de stérilisation bien tenu doit comporter :
la date de stérilisation ;
- le numéro affecté à l'autoclave utilisé, si on dispose de plusieurs appareils ;
- le numéro de charge ;
- l'indicateur physico-chimique test « prion », pour 134 °C pendant 18 minutes, daté et numéroté ;
- la liste des instruments concernés ou des trousses de rangement ou des conteneurs ;
- pour les appareils qui en disposent, les paramètres de stérilisation imprimés seront de même étiquetés à chaque charge de stérilisation ;
- de plus, chaque jour devrait figurer le test de Bowie Dick effectué, daté et numéroté.

2.4.3 Traçabilité : report dans le dossier clinique

Afin d'aborder le problème de la traçabilité, il est important de comprendre les tenants et les aboutissants, et surtout replacer les différents acteurs dans leur contexte.

La finalité de la traçabilité est de pouvoir, à tout moment, quelle que soit la situation problématique :
- remonter le processus pour identifier la cause du problème (éléments ou événements) ;
- suivre la prestation en aval pour identifier les conséquences du problème.

La traçabilité correspond à de l'identification mais sa finalité ne s'arrête pas là. Elle sert à agir et à corriger les situations problématiques.

Essentiel : en termes simples, et dans le domaine de la chirurgie dentaire, il s'agit de pouvoir retrouver l'instrumentation en cause, s'il y a infection, et surtout trouver le lot d'instruments de la charge de stérilisation concernée ; ensuite, on peut rechercher tous les patients pour qui des actes de soins ont été réalisés avec le même lot d'instruments de cette charge de stérilisation.

Définitions

Selon la norme NF EN ISO 8402 – « management de la qualité et assurance de la qualité – vocabulaire », la traçabilité est : « l'aptitude à retrouver l'historique, l'utilisation ou la localisation d'une entité au moyen d'identifications enregistrées. Le terme de traçabilité peut être utilisé dans trois acceptions principales : lorsqu'il se rapporte à un produit [...], à l'étalonnage [...], à la collecte de données [...] ». Pour ce sujet, seule la traçabilité produit est retenue.

Selon la circulaire DGS/DH n° 672 du 20 octobre 1997 relative à la stérilisation des dispositifs médicaux dans les établissements de santé : « Les besoins en traçabilité sont identifiés en fonction des dispositifs médicaux. La traçabilité des dispositifs médicaux stérilisés au sein des établissements de santé est un élément du système qualité et concourt à l'exercice de la matériovigilance. »

Essentiel : ainsi, au sein de notre exercice quotidien, la traçabilité intervient dans la chaîne de stérilisation et lors d'utilisation de dispositifs médicaux implantables (Arrêté du 20 avril 2006 fixant les règles de classification des dispositifs médicaux, pris en application de l'article R. 5211-7 du Code de la santé publique/Arrêté du 26 janvier 2007 relatif aux règles particulières de la matériovigilance exercée sur certains dispositifs médicaux, pris en application de l'article L. 5212-3 du Code de la santé publique).

Appliquée à la stérilisation, la traçabilité doit s'organiser autour des identifications enregistrées de « l'entrant » au « sortant » du dispositif médical stérile.

L'entrant se caractérise par son identification, la description ou le nom de l'instrument.

Le « sortant », se traduit par la réforme du produit, excepté pour les dispositifs médicaux implantables (matériau de comblement, implant, etc.) où il s'agit de l'implantation. Entre les deux extrémités, il y a tout le parcours du dispositif :
- le circuit entre la stérilisation et l'utilisation du dispositif médical ;
- les actions réalisées au long de ce circuit incluant, entre autres, la désinfection, le nettoyage, le conditionnement, les cycles de stérilisation, les contrôles de procédés, les contrôles de produit fini, le stockage, la mise à disposition, les modalités d'utilisation, les réparations éventuelles...

Cette mise en œuvre semble difficile à mettre en place d'entrée de jeu en totalité. Pour éviter une ligne de conduite maximaliste, une option de base est envisageable. La stérilisation est un « procédé spécial ». En effet, selon les normes NF EN ISO 9001, 9002 et NF EN 46001, 46002 : « la stérilisation fait partie des procédés spéciaux pour lesquels les résultats ne peuvent pas être entièrement vérifiés par un contrôle final du produit effectué *a posteriori*. Ainsi, il faut veiller à la validation des procédés de stérilisation avant leur mise en application, à la surveillance de leur fonctionnement en routine, ainsi qu'à l'entretien du matériel. Un suivi continu des opérations et un respect permanent des procédures documentées sont nécessaires pour assurer la conformité aux exigences spécifiées ».

En conséquence, la traçabilité du cycle de stérilisation proprement dit peut être considérée comme le minimum requis compte tenu de l'analyse de ce risque. Elle repose alors, sur l'enregistrement de tous les paramètres relatifs à la maîtrise du procédé : paramètres du cycle (temps, température, pression), indicateurs de stérilisation, test de pénétration de la vapeur d'eau (test Bowie Dick) et composition de la charge. Tous ces éléments constituent le dossier de « lot », permettant l'attribution d'un numéro de « lot » (ou numéro de charge, si l'on considère que la stérilisation d'une charge hétérogène interdit le terme de lot). Ainsi, la tenue d'un registre de stérilisation satisfait à la traçabilité de stérilisation

La traçabilité « en aval », en direction des utilisateurs, recouvre les étapes de stockage en stérilisation, la mise à disposition et l'utilisation (dans une acception large : stockage au niveau de l'unité clinique, utilisation, implantation éventuelle). Constituée là aussi d'identifications enregistrées, le numéro de lot en est le fil conducteur. De plus, elle concourt à la matériovigilance.

Pour être en règle avec les arrêtés du Code de la santé publique récents (Arrêté du 20 avril 2006 fixant les règles de classification des dispositifs médicaux, pris en application de l'article R. 5211-7 du Code de la santé publique/Arrêté du 26 janvier 2007 relatif aux règles particulières de la matériovigilance exercée sur certains dispositifs médicaux, pris en application de l'article L. 5212-3 du Code de la santé publique) en ce qui concerne l'instrumentation chirurgicale dite invasive, le chirurgien doit mettre en œuvre la traçabilité en « aval ».

En chirurgie buccale, acte de chirurgie invasive, au même titre que la chirurgie implantaire ou parodontale notamment, le report dans le dossier du patient du numéro de la trousse de chirurgie utilisée (numéro de stérilisation avec date et charge), ainsi que du numéro de la trousse spécifique d'implantologie est un élément simple à noter, au même titre que les numéros de lots des implants dentaires ou matériaux utilisés sont collés dans ce même dossier *(fig. 4.13)*.

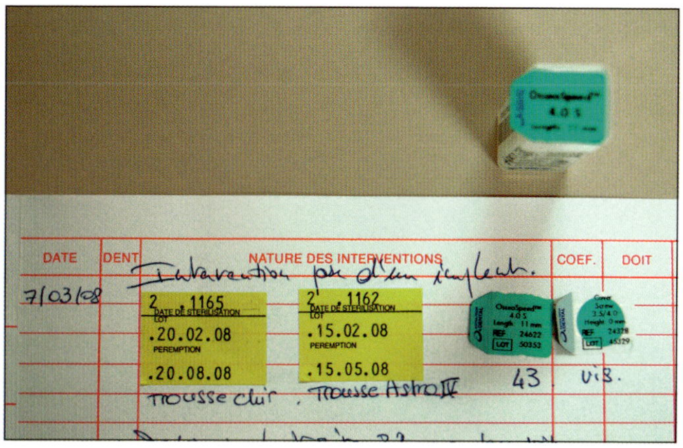

Figure 4.13 Le report dans le dossier du patient est indispensable à la traçabilité pour toute chirurgie et pour tout dispositif implantable ; ici les étiquettes des trousses de chirurgie et de chirurgie implantaire sont collées dans le dossier du patient, ainsi que les étiquettes de traçabilité des implants posés associés aux numéros de dents correspondantes.

Chapitre 5

Communication : rôle de l'assistante

François ARNAUD, Jacqueline FESNEAU

L'implantologie représente un choix important des techniques de réhabilitation buccale à l'heure actuelle. Est-il utile de préciser si la pratique professionnelle doit être solo ou duo alors qu'il est d'usage courant d'employer les termes d'équipe dentaire, de binôme médical, de travail à quatre mains ou même à six et à huit mains ?

La pose de l'implant est un acte chirurgical mais son environnement fait appel à l'ensemble de la pratique professionnelle de l'assistante.

La logistique est complexe : avec l'étude pré-implantaire, il faut déjà planifier les rendez-vous en fonction du plan de traitement, du jour de l'intervention et du suivi de celle-ci.

L'assistante devra intervenir à trois stades : avant, pendant et après l'intervention. Au cours de ces trois séquences, elle est en rapport direct avec le patient et, fréquemment, le lien relationnel entre le patient et le praticien.

- Avant l'intervention, elle doit :
  - expliquer et rassurer : relire le plan de traitement avec le patient et lui préciser les points importants. Montrer comment se présente *de visu* un implant à l'aide de modèle de démonstration. Expliquer les raisons et l'utilité d'examen complémentaire comme un scanner pré-implantaire ;
  - éditer le devis selon les indications du praticien, préciser les moyens de financement envisageables. Cela comprend la commande du matériel, la rigueur de la chaîne d'asepsie, l'application d'un protocole.
- Le jour de l'intervention, l'assistante :
  - prépare la salle avec l'organisation du plateau technique, installe et prépare le patient. Elle devient assistante à quatre mains, instrumentiste, aide opératoire.
  - accompagne le patient, le rassure. Elle lui rappelle l'ordonnance du praticien, les règles d'hygiène buccale, les précautions postopératoires. Son rôle est également de contacter le patient le lendemain pour s'enquérir des suites de son intervention, et au besoin le conseiller et le rassurer, tout en référant au praticien, qui rappellera le patient éventuellement dans la journée.
- Le troisième stade est le suivi planifié du patient. Le résultat devra conjuguer à la fois la restauration fonctionnelle et esthétique. Selon les indications du praticien, elle prépare ou commande l'accastillage prothétique, organise la ou les séance(s) d'empreintes et de pose. De nouveau, elle aborde avec le patient, les notions de suivi, de maintenance, d'hygiène buccale et l'impératif des contrôles réguliers.

L'assistante en implantologie est un pilier indispensable au sein de l'équipe odonto-stomatologique grâce à une maîtrise de la chaîne d'asepsie, avec une gestuelle réfléchie et raisonnée, une ergonomie des actes, une gestion du plateau technique et une communication patient-assistante-praticien qui contribue à la réussite du traitement implanto-prothétique.

La multiplicité des formations en implantologie démontre la demande constamment en hausse dans ce domaine.

I - Communication, notions générales

Bien que l'implantologie soit un immense progrès dans la thérapeutique, cette discipline génère toujours, auprès des patients, l'anxiété, l'inquiétude et l'interrogation.

Pour aider efficacement le praticien, l'assistante va devoir développer une réelle compétence relationnelle ***(fig. 5.1)*** : *« De même que le praticien, elle doit savoir observer, le sujet peut être atteint de stress chronique ; il y a une forte comorbidité entre le stress chronique, le bruxisme, l'onychophagie et bien entendu les dysfonctions de l'appareil manducateur. D'où l'importance de la relaxation du patient, de son ouverture buccale et de sa prémédication. »* (Paul Pionchon, Céline Boderé, Information dentaire).

Un grand nombre d'assistantes exercent ce métier car « elles aiment le relationnel avec les patients », cependant, il ne suffit pas d'aimer pour avoir capacité à communiquer.

La communication est la capacité de transmettre aux autres des explications, des concepts et de les recevoir de la part de

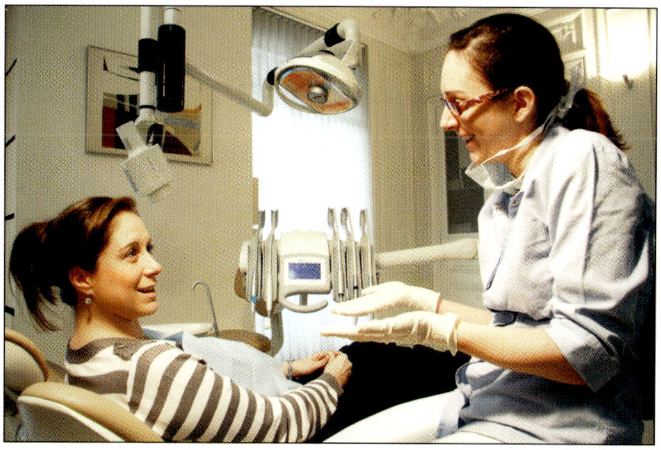

Figure 5.1 L'assistante doit développer une réelle compétence relationnelle.

ceux qui nous les transmettent. Il s'agit d'une navette entre l'émetteur et le récepteur.
Un des moyens de la communication le plus utilisé est le langage spontané. Le langage écrit doit être appris. Enfin, le langage parlé ou écrit est complété par la communication non verbale. Il faut en connaître les significations.
La technique de communication n'est pas innée, elle doit être apprise. Pour les professionnels de santé, son importance est particulière dans la mesure où tout le personnel sanitaire, telle l'assistante, doit être capable de communiquer efficacement avec le patient et vice-versa. Toutefois, dans les faits, ce n'est pas si simple. Les enseignants et les praticiens employeurs pensent, probablement, que, puisque les assistantes ont suivi des cours, réussi des examens, possèdent des supports pédagogiques, des lexiques, elles connaissent le vocabulaire et la grammaire (malheureusement, ce n'est pas toujours le cas). Il est souvent confondu communication avec relation, la communication étant le moyen de parvenir à la relation : relation de confiance patient-praticien.

1 - Praticien

Il subit une pression, une tension de plus en plus forte par :
- les patients, mieux mais souvent mal informés, plus exigeants, plus anxieux ;
- la maîtrise des nouvelles technologies, la pluralité des techniques qui nécessite un plateau technique de plus en plus lourd (les coûts des fournitures, du matériel et aussi, en France, les charges en constante augmentation) ;
- le rythme de travail ;
- la partie administrative importante qui demande de l'énergie et du temps ;
- la démarche qualité, la traçabilité ;
- l'aspect médico-légal.

Par conséquent, le principal facteur de stress du praticien et de l'assistante est la « K » course contre le temps « H ». La tension continuelle, sous la pression du temps, conduit à la fatigue, au surmenage, au désintérêt, si ce n'est à la dépression. C'est l'épuisement professionnel.

La seule solution : se faire aider en déléguant.
Le recrutement incombe au praticien. Il est important que celui-ci ait déterminé un profil précis du type d'aide dont il a besoin (aptitudes, vivacité, compétences...).

Important ! Pour que l'équipe soit performante, le praticien doit :
- informer clairement chacun des membres de l'équipe de ce qu'il attend d'eux ;
- s'assurer que chacun a la compétence pour faire ce qu'il a à faire ;
- prendre du temps pour expliquer, établir des protocoles de travail, des fiches de postes ;
- encourager, motiver à l'exécution des tâches qui ont été confiées.

Le praticien qui a su déléguer gagne en confort de travail. Son exercice est plus rentable.
L'assistante, dans de bonnes conditions de travail, clairement définies, se sentira bien et plus impliquée dans l'activité du cabinet.
Si chacun est conscient que les qualités relationnelles sont prépondérantes, et se donne les moyens de tout mettre en œuvre pour que la coopération réussisse, chacun exercera en toute sérénité, et le patient sera bénéficiaire au niveau de sa prise en charge.

2 - Patient

Aucun patient n'a envie de confier sa bouche, ses dents à une équipe qui n'aurait qu'une approche clinique et technique. Dans cette situation, il se sentirait seul, abandonné parmi ces soins silencieux et dépersonnalisés. Il le traduira par une incapacité à préciser son souhait.
Être capable d'un diagnostic précis est une preuve de compétence médicale ; être capable d'expliquer au patient ce qu'il doit savoir relève de la compétence en communication *(fig. 5.2)*.
Tout en admettant la possibilité que certains patients aient des difficultés à comprendre, il est nécessaire de souligner que les relations patient-praticien sont souvent perturbées par un défaut de communication ou une communication maladroite et confuse. Dans ces cas difficiles, le bon déroulement des traitements est compromis.

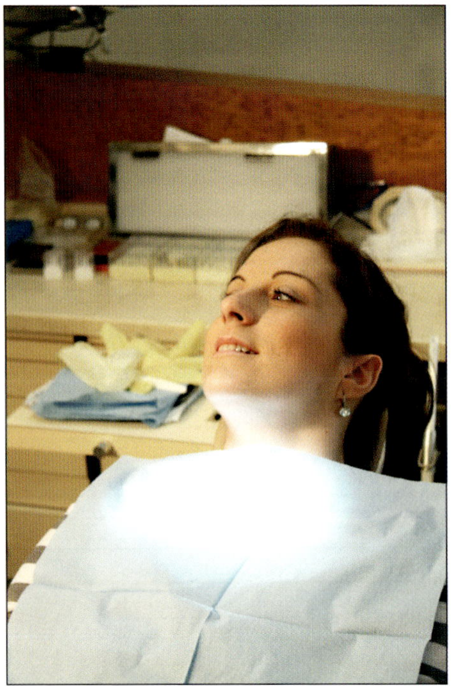

Figure 5.2 Écoute du patient.

3 - Psychologie de la peur du patient

L'assistante et le praticien doivent comprendre l'appréhension du patient et son impact. Si elle est comprise, il est possible de l'accompagner. Chaque patient est différent, mais sur le fauteuil dentaire, il est toutefois réduit à une position de soumission ou pour le moins subordonnée.

« Deux personnes inconnues l'une pour l'autre se retrouvent à distance quasiment intime, le soigné étendu, bouche ouverte » (Alain Amzalag) ***(fig. 5.3)***.

Les angoisses du patient peuvent être multiples.

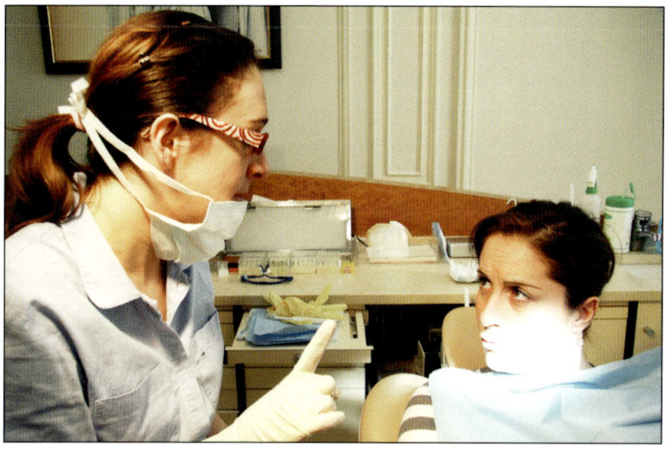

Figure 5.3 L'assistante et le patient se retrouvent à distance quasiment intime.

3.1 - Peur de perdre son identité

La réhabilitation de la denture sera-t-elle conforme au sourire naturel ou attendu ? La photographie est un des moyens de communication que l'assistante peut mettre à la disposition du patient. Il y a trois domaines d'exploitation des images :

- l'éducation et la motivation du patient ;
- la prévisualisation thérapeutique ou esthétique ;
- la documentation de cas cliniques.

Les patients ayant le droit à l'information, le praticien doit vulgariser son savoir pour expliquer et faciliter sa conduite thérapeutique. Celle-ci se heurte au problème de la « confiance », c'est-à-dire l'adhésion du patient au traitement.

« Ce qui compte, c'est la réception : l'interlocuteur doit manifester qu'il a bien reçu l'information. » (Bernard Chaumeil, Jean-Pierre Bonneville *in Informatique odontologique*, éditions CDP).

3.2 - Peur de la contamination

Le patient a peur d'être contaminé lors des soins dentaires. Il entend à la télévision, à la radio, les conséquences graves des maladies nosocomiales ou infections liées aux soins.

Tout praticien et toute assistante connaissent la rigueur à appliquer pour la maîtrise de la chaîne d'asepsie. Le patient l'ignore ; il peut avoir besoin de preuves pour être rassuré (visite de la salle de stérilisation, traçabilité de la stérilisation, ouverture des sachets contenant le matériel stérile, etc.) ***(fig. 5.4 à 5.6)***.

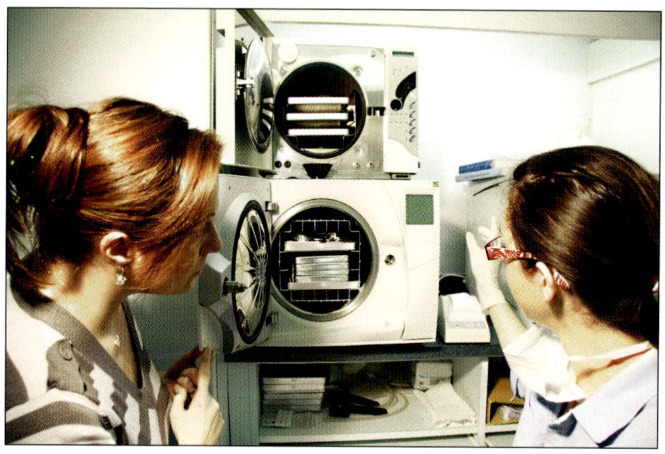

Figure 5.4 Visite de la salle de stérilisation.

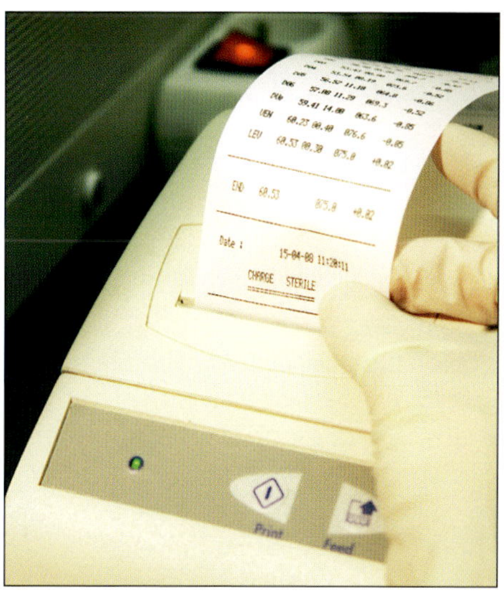

Figure 5.5 Étiquette d'imprimante notant le bon déroulement du cycle de stérilisation.

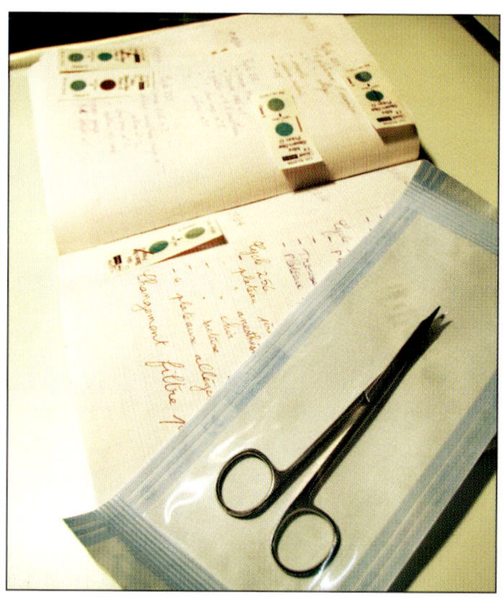

Figure 5.6 Instrument stérile emballé et cahier de stérilisation.

3.3 - Peur que sa confiance accordée au praticien soit abusée

Il peut ne pas partager la pertinence du diagnostic et des soins proposés d'où la nécessité d'explications claires.

3.4 - Peur de la douleur

Bien qu'elle soit maîtrisée, le patient a toujours peur d'avoir mal.

3.5 - Conclusion

Il est important de dialoguer et d'expliquer en permanence avec bon sens et tact.
L'assistante doit être perfectionniste, avoir toujours à l'esprit que le patient peut avoir peur du sang, des aiguilles, des atteintes dentaires, du changement de sa denture.
Depuis le début de sa formation en alternance ou alternée, elle a eu le privilège d'être confrontée à la pratique auprès d'un praticien libéral et de connaître ainsi la réalité. Elle sait que pour chaque patient « aller chez le dentiste » peut être une épreuve.
Le praticien doit être conscient qu'il détient la responsabilité de la qualité des relations humaines de son cabinet. Il est le modèle pour l'assistante. L'assistante va tout reproduire, utiliser les mêmes mots, les mêmes expressions pour s'identifier à lui.

> Essentiel : **en implantologie, l'assistante doit se savoir responsable de son poste de travail. Il ne doit exister de non-dit ni dans la relation praticien-assistante, ni dans la relation assistante-patient.**

La reconnaissance de l'assistante par le praticien est primordiale pour fonctionner en équipe. Le praticien doit exprimer le plaisir qu'il éprouve à travailler avec son ou ses assistante(s), reconnaître ses (leurs) qualités humaines, son (leur) approche, ses (leurs) performances techniques et de communication qui contribuent au bon fonctionnement du cabinet. Le patient est sensible à la considération du praticien pour l'assistante, pour avoir confiance dans l'équipe dentaire.

II - Caractéristiques de la communication

1 - Langage

Le langage est l'instrument spécifique. L'efficacité du message dépend d'une multitude de facteurs. La connaissance des facteurs de perturbation de la communication est fondamentale.
La combinaison d'un grand nombre de mots permet de produire un nombre illimité d'énoncés ; par conséquent, dans cet ouvrage destiné à l'assistante, seuls quelques principes seront énoncés.

1.1 - Choix du code

- Le code verbal peut se résumer à un message précis, concis, clair et court.
- Le code visuel utilise des couleurs, des formes, un schéma, un modèle de démonstration, etc.
- Le code silence ou pause. La pause représente le facteur principal des variations de la vitesse de production de la parole.

1.2 - Force du message

La tension doit être proportionnée au contenu. Elle dépend beaucoup de la personnalité du communicant et de son état d'âme au moment où il transmet le message.
La tension se manifeste par l'énergie de la voix, l'expression du visage et l'importance des gestes.
Par son seul aspect extérieur, tout individu transmet à son insu des informations qui doivent être captées par le récepteur.

1.3 - Sens et choix des mots ; sens connotatif

Il est constitué par des sentiments ou des souvenirs suscités par un mot chez celui qui écoute (peur du dentiste, car enfant il a eu mal, il réagit au mot douleur).

1.4 - Caractères de la voix

- Le ton (élevé, moyen, bas).
- Le timbre (il identifie la personne).
- La prononciation et l'accent (il donne des indications sur le groupe culturel, la classe sociale et la région d'origine de l'être parlant).

Il a été étudié par Ostwald divers types de voix chez des sujets sains et malades :
- la voix robuste, nette, imposante, observée chez les sujets sains et extravertis ;
- la voix aiguë, plaintive, faible, infantile, observée chez les sujets névrosés ;
- la voix plate, lasse chez les déprimés ;
- la voix sourde, observée chez les sujets souffrant d'asthénie et de faiblesse générale ;
- l'intonation, modulation de la voix ;
- l'accentuation qui consiste à prononcer une sonorité particulière, un ou plusieurs mots.

1.5 - Silence

- Le silence de refus ou d'opposition. Il peut provoquer une dispersion du message.
- Le silence favorable pour éviter le bruit, le trouble. Il facilite la communication, il faut être attentif au retour.
- Il existe, également, des individus de nature triste et qui ne parlent que pour exprimer l'essentiel. Une assistante consciente de son état doit apprendre à changer, à s'efforcer d'être souriante et communicante.
- Dans tous les cas, il doit être tenu compte des silences.

1.6 - Communication verbale par la ligne téléphonique

Le téléphone est un outil incontournable tant dans la vie privée que professionnelle. Toutefois, au niveau du rapport assistante-patient, il peut être source de malentendus.

Étant donné l'absence du visuel pour l'auditeur, l'émetteur doit s'assurer que le message est bien compris.
Il est utile de se rappeler, en permanence, qu'une voix rassurante, une explication complémentaire peuvent être très bénéfiques pour le patient. Si le téléphone peut être source de malentendus, il est également un vecteur de communication obligatoire pour l'assistante. Par exemple, elle peut s'enquérir, avant l'intervention, si la prémédication a bien été prise ; après l'intervention, si tout se passe bien et si les conseils d'hygiène sont bien compris. Elle réalise une prise en charge rassurante à distance.

2 - Communication écrite

L'écriture, pour être comprise, doit être lisible afin de ne pas être mal interprétée.

3 - Communication non verbale

Cette communication a un rôle essentiel au sein du cabinet médical. Il s'agit d'observer les mimiques et la gestuelle. On distingue sur le visage :
- l'attitude statique du visage qui, par ses traits, sa morphologie, son expression typique, aide à reconnaître l'identité de la personne (biomorphologie) ;
- la mimique faciale dynamique qui exprime différentes situations : l'émotion, l'anxiété, la peur, la tristesse, la joie, la satisfaction...

Il arrive, également, qu'un patient anxieux pense dissimuler son état en exprimant l'effet inverse, par exemple, de la joie, alors qu'il est triste et inquiet.
L'expression des émotions, par les mimiques, varie en fonction des différentes cultures.

4 - Regard

Dans l'expression générale du visage, le regard revêt une extrême importance. Lors d'une conversation, en principe, il y a un échange de regards réciproques et intermittents.

- Celui qui écoute regarde plus que celui qui parle.
- Celui qui parle regarde l'interlocuteur pour être attentif aux réactions diverses (expressions non verbales).
- Celui qui écoute regarde avec plus d'intensité celui qui parle pour obtenir des informations visuelles qui complètent les informations auditives (gestes, mimiques...).

Être regardé brièvement peut être gratifiant, être regardé longuement peut provoquer un sentiment de malaise et d'anxiété *(fig. 5.7)*.

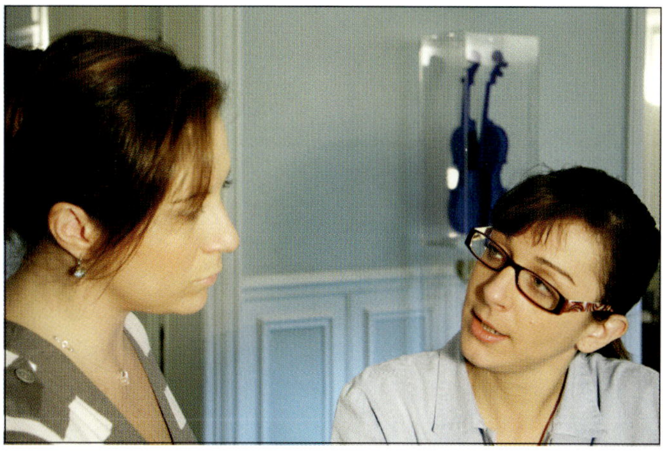

Figure 5.7 Le regard est un aspect important de la communication.

5 - Langage des mains

Souvent, les gestes accompagnent le discours. Certains gestes sont le reflet d'un état émotif (surprise, peur, anxiété...). L'anxiété se manifeste par l'expression du visage mais, également, des mains (se tordre les mains, toucher l'autre, s'agripper au bras du fauteuil...) *(fig. 5.8)*.
Les gestes d'autocontact peuvent exprimer un besoin inconscient de réconfort.

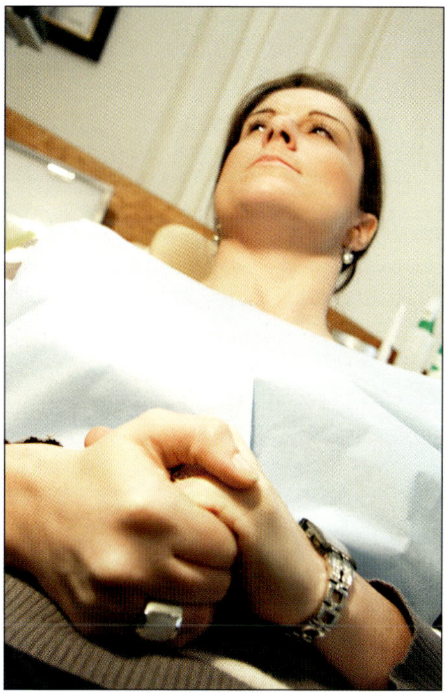

Figure 5.8 L'anxiété se manifeste par l'expression du visage mais, également, des mains.

6 - Postures

Par de fréquents changements de posture, les anxieux manifestent leur inquiétude et leur tension musculaire.
La posture de décontraction, inclinaison du tronc sur le côté ou en arrière et les positions asymétriques des membres, une

jambe repliée sur l'autre jambe, sont autant de signes d'une écoute distraite ou de grande désinvolture.

7 - Comportement dans l'espace

La distance influence la communication. On distingue plusieurs types de distance :
- la distance intime :
  - 15 cm : la perception sensorielle est intense et déformée, les détails visuels sont plus gris ;
  - 46 cm : la personne est parfaitement identifiable, l'odeur du corps et la chaleur sont perceptibles ;
- la distance personnelle :
  - de 70 cm à 1,20 m : c'est, dans ce cas, une distance de protection;
  - à cette distance, le regard se déplace sur la totalité du visage, sans fixer un détail. Le ton de la voix est modéré. La chaleur et l'odeur du corps de l'autre ne sont plus perceptibles ;
- la distance sociale : comprise entre 1,20 et 2,10 m. À cette distance, on perçoit l'intégralité de la personne. La voix doit avoir un ton plus haut ;
- la distance publique, au-delà de 3,65 m.

III - Vêtements, présentation

L'aspect extérieur est extrêmement important lorsque nous rencontrons une personne pour la première fois *(fig. 5.9)*. Consciemment ou non, avant de lui avoir parlé, nous portons un jugement.

Remarque : l'assistante doit soigner son aspect extérieur : tenue professionnelle de base, coiffure, maquillage discret. Le patient l'observe plus qu'elle n'observe. Ce qui est observé est ensuite interprété. Ce n'est pas au patient de changer, mais à l'assistante de se convaincre de l'importance de son propre comportement.

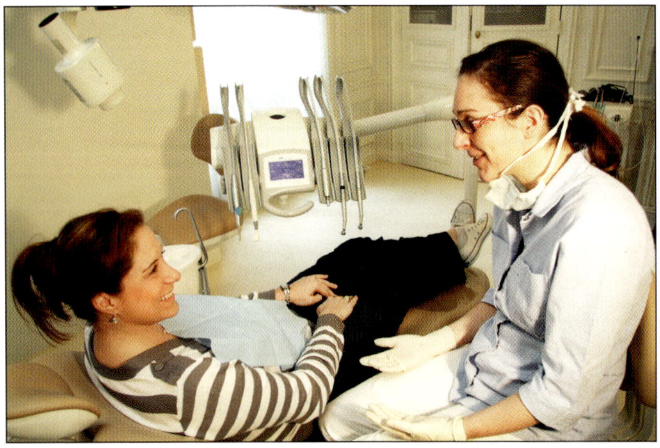

Figure 5.9 L'aspect extérieur de l'assistante est un atout important de la communication.

L'assistante ne doit pas ignorer les devoirs inhérents à sa fonction. Son aspect extérieur doit pouvoir être accepté par tous les patients.
Lorsque le retour verbal et/ou non verbal nous indique que le message a été mal compris, il est nécessaire de chercher l'erreur ou les erreurs, analyser, localiser et corriger.

IV - Apprendre à écouter

1 - Objectif et préparation

Prendre conscience de sa voix et de l'effet produit sur soi et autrui et, durant plusieurs jours, s'observer et noter.

1.1 - Exercice pratique

Choisir une journée pendant laquelle on observera, attentivement, la façon dont on s'adresse à autrui et noter chaque détail :
- combien de temps est-ce que je consacre, chaque jour, à des critiques ou paroles négatives à propos de moi, des autres et de mon environnement ?
- quelles sont les réactions de mes interlocuteurs à ces paroles ?
- quels sentiments m'inspirent mes propres paroles ? quels effets ont-ils sur moi ? dynamisants ou déprimants ?

Les jours suivants, prendre la décision de ne parler qu'avec respect et franchise. Observer les effets de ce nouveau comportement:
- ai-je des difficultés à faire l'éloge des autres ? Comment réagissent-ils lorsque je le fais ?
- ai-je conscience que mes paroles et ma voix modifient favorablement ou défavorablement mon contact avec les autres ?

S'entraîner à écouter sa voix avec un magnétophone et à modifier son intonation.

1.2 - Intonation

Prendre conscience du fait qu'effectuer une bonne écoute et une bonne reformulation nécessite de réfléchir à différents tons.

Il existe différents types d'intonation :
- moqueur ;
- approbateur, enjoué ;
- critique, acerbe ;
- inquiet (peureux, affolé, paniqué) ;
- scandalisé ;
- encourageant ;
- inquisiteur ;
- désintéressé ;
- administratif robotique ;
- fatigué ;
- menaçant ;
- plein de sous-entendus ;
- neutre, bienveillant.

Vérifier par l'écoute que l'on traduit en soi-même le sens que l'autre veut transmettre, avant d'aller plus loin dans la discussion. Faire valider par l'interlocuteur la compréhension que l'on a perçue de ce qu'il a exprimé.
S'entraîner à :
- être attentif aux nuances de ce que l'on entend ;
- exiger une écoute et une compréhension fidèle ;
- avoir une concentration permanente de compréhension.
Les jours suivants, entraînez-vous à entamer le dialogue en témoignant de l'estime à votre interlocuteur. Il éprouvera ainsi le sentiment d'être entendu et bien accueilli.
Mettez-vous à l'écoute du praticien, soyez attentif au timbre de sa voix et essayez de détecter ce qui vous plaît et ce qui ne vous plaît pas.

2 - Se former à l'écoute

Si on n'écoute pas, au sens large de « être attentif à ce qui se passe autour de nous », on ne peut pas répondre à la plupart des questions.
Qu'est-ce que font les autres de ce que je dis ?
Écouter, c'est permettre la communication, c'est s'ouvrir à l'échange ***(fig. 5.10)***. Écouter, c'est inviter l'autre à faire de même. Vous pensez : « l'écoute, on connaît, je n'ai rien à apprendre, je la pratique chaque jour ». Toutefois, ne peut-on se perfectionner au quotidien ?
Écouter, c'est apaiser, faire évoluer, agir ou améliorer. Écouter, c'est faire exister l'autre dans une reconnaissance par l'action et par la réponse concrète à ses éventuels besoins exprimés et écoutés. L'écoute, dans ce cas, signifie : « Je vous ai écouté et je m'engage à en tenir compte ».

Essentiel :
ÉCOUTE = ÉCHANGE
SUIVI D'ÉCOUTE = ACTION

Écouter, respecter, c'est éviter des situations de conflit. Toutefois, c'est en situation de conflit que l'on ne sait pas ou l'on n'a pas envie d'écouter. On préfère avancer un argument force, qui ne peut être entendu puisqu'il n'y a pas d'écoute.

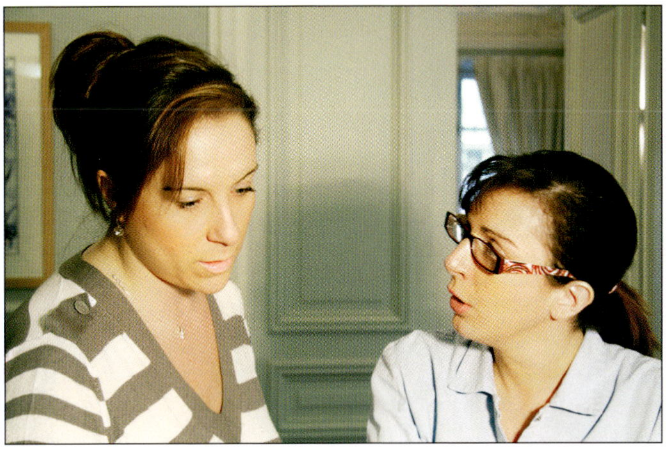

Figure 5.10 Écouter, c'est inviter l'autre à faire de même.

L'écoute peut concerner des situations graves, elle rejoint l'éthique du secret professionnel.
Pourquoi devons-nous savoir écouter ? Il s'agit de :
- s'informer ;
- mieux comprendre ;
- mémoriser ;
- poser des questions ouvertes en phase avec l'interlocuteur ;
- répondre aux questions posées ;
- donner des informations exactes ;
- répliquer, argumenter ;
- aider, conseiller ;
- décider, négocier ;
- travailler en équipe.

V - Principes généraux de l'entretien de l'assistante avec le patient

L'entretien comporte trois temps :
- le « face à face » ;
- l'interaction ;
- le dialogue et le moment où le patient prend congé.

- **Lieu** : il a son importance. Le caractère accueillant et confortable pour les deux interlocuteurs facilitera la « mise en confiance du patient ».
- **Distance** : la distance entre le patient et l'assistante à choisir est la distance personnelle : entre 70 cm et 1 m ; une distance qui permet de souligner la disponibilité pour l'entretien, l'aisance d'écoute et l'observation réciproque des interlocuteurs.
- **Posture** : le tronc droit, assise face au patient ou à côté du patient, qui permet un contact visuel fréquent est positive. Ce maintien indique de l'intérêt.
- **Durée de l'entretien** : il est difficile de fixer une durée de l'entretien qui paraît toujours trop court pour le patient et trop long pour l'assistante, en raison de l'organisation du travail. Dans tous les cas, l'assistante doit diriger l'entretien, sans précipitation et sans jamais regarder sa montre. Elle doit vérifier le temps écoulé, à l'insu patient. Si le temps prévu n'a pas été suffisant, il est nécessaire de fixer un autre rendez-vous à très brève échéance.
- **Compréhension des besoins du patient** : beaucoup de mots sont employés : sympathie, empathie, neutralité affective. Quel que soit le mot utilisé, il faut comprendre le patient et lui donner satisfaction avec compétence, sans dérive.
- **Dialogue avec l'assistante et moment où le patient prend congé** : c'est lors de ce dialogue que se produit la perception réciproque. Ne jamais oublier que le patient a eu préalablement, le ou les examen(s), diagnostic(s) et présentation du plan de traitement par le praticien ; il a besoin de compléments d'information, il est préoccupé, il doit comprendre tout en étant rassuré, accompagné.

Le patient « est venu demander de l'aide ». Le soin que vous avez de votre personne, la clarté de vos explications, la chaleur de votre accueil et votre disponibilité seront déterminants.

VI - Communication en implantologie. Plan de traitement et planification des rendez-vous

> Essentiel : l'assistante doit connaître toutes les étapes du traitement implantaire pour répondre aux questions des patients. S'il existe une complémentarité indispensable praticien-assistante, l'assistante ne doit jamais se substituer au praticien.

1 - Premier rendez-vous avec le patient

Il existe deux types de patient pour la prise en charge implantaire.

1.1 - Patient adressé par un correspondant

Le patient adressé par un correspondant se déplace pour se faire poser un ou plusieurs implant(s). Le praticien traitant a réalisé un premier bilan pré-implantaire, peut-être succinct, mais l'information initiale, au niveau du patient, a déjà été faite. L'assistante est prévenue, téléphoniquement ou par courrier, pour ce rendez-vous de bilan pré-implantaire.

1.2 - Ancien ou nouveau patient du cabinet

Le patient du cabinet d'omnipratique, pratiquant l'implantologie, a choisi entre différents types de réhabilitation prothétique. Par exemple :
- une prothèse amovible classique ;
- une prothèse fixée, un bridge ;
- un ou plusieurs implant(s) avec prothèse sur implants.

Ce premier contact établit un rapport psychologique avec le patient. Il permet de comprendre ses besoins et ses attentes.

1.2.1 Examen clinique exobuccal et endobuccal

Le praticien examine la bouche et les dents du patient avec la plus grande attention. Il constate :
- l'hygiène bucco-dentaire ;
- la qualité de la gencive et de son état d'inflammation ;
- l'évaluation clinique de l'épaisseur des crêtes osseuses.

Lors de cet examen, l'assistante prend note des conseils prescrits et du suivi pré et postopératoire.

1.2.2 Examens complémentaires

Pour compléter cette observation minutieuse, le praticien peut demander d'effectuer des examens complémentaires.
- une radiographie panoramique ;
- des clichés rétro-alvéolaires, en cas d'édentement partiel.

1.2.3 Questionnaire médical préalable

Ce questionnaire a été rempli lors d'un dialogue avec le praticien, néanmoins le patient anxieux interroge l'assistante ***(fig. 5.11)*** :

- *« Pouvez-vous me dire à quoi sert le questionnaire que j'ai signé ? »* ***(fig. 5.12)***.
- *« Ce questionnaire est destiné à mieux vous connaître afin de détecter s'il y a d'éventuelles contre-indications à la pose d'implants. Selon les médicaments que vous prenez, il peut être utile d'entrer en relation avec votre médecin traitant. En accord avec votre médecin, vous pourrez, selon le cas, suspendre temporairement votre traitement ou plus simplement, votre médecin traitant donnera son avis écrit sur l'intervention chirurgicale envisagée. Soyez rassuré, ces informations orientent le praticien pour le déroulement des actes dans les meilleures conditions. »*

Par exemple : choix d'une anesthésie locale ou neuroleptanalgésie. La chirurgie implantaire est effectuée dans la majorité des cas sous anesthésie locale. La neuroleptanalgésie est réservée à des cas très particuliers.

- *« J'ai peur des piqûres, je n'aime pas avoir mal. »*
- *« Vous ressentirez un peu quelques instants, mais de très courte durée. Tout ira bien.*

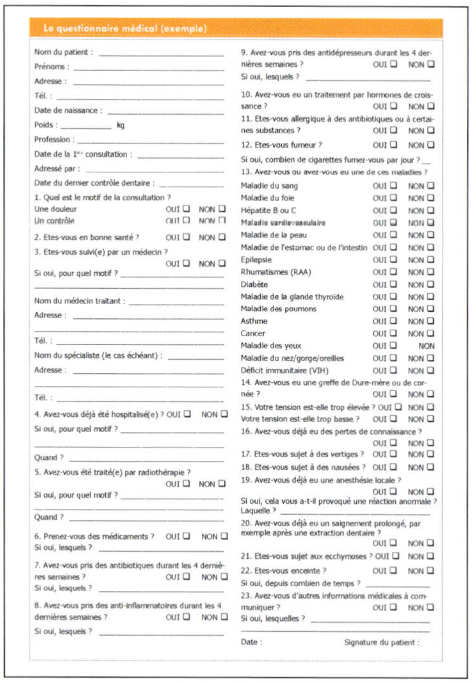

Le questionnaire médical (exemple)

Nom du patient : ____
Prénoms : ____
Adresse : ____
Tél. : ____
Date de naissance : ____
Poids : ____ kg
Profession : ____
Date de la 1ère consultation : ____
Adressé par : ____
Date du dernier contrôle dentaire : ____

1. Quel est le motif de la consultation ?
Une douleur OUI ☐ NON ☐
Un contrôle OUI ☐ NON ☐
2. Etes-vous en bonne santé ? OUI ☐ NON ☐
3. Etes-vous suivi(e) par un médecin ? OUI ☐ NON ☐
Si oui, pour quel motif ? ____
Nom du médecin traitant : ____
Adresse : ____
Tél. : ____
Nom du spécialiste (le cas échéant) : ____
Adresse : ____
Tél. : ____
4. Avez-vous déjà été hospitalisé(e) ? OUI ☐ NON ☐
Si oui, pour quel motif ? ____
Quand ? ____
5. Avez-vous été traité(e) par radiothérapie ? OUI ☐ NON ☐
Si oui, pour quel motif ? ____
Quand ? ____
6. Prenez-vous des médicaments ? OUI ☐ NON ☐
Si oui, lesquels ? ____
7. Avez-vous pris des antibiotiques durant les 4 dernières semaines ? OUI ☐ NON ☐
Si oui, lesquels ? ____
8. Avez-vous pris des anti-inflammatoires durant les 4 dernières semaines ? OUI ☐ NON ☐
Si oui, lesquels ? ____
9. Avez-vous pris des antidépresseurs durant les 4 dernières semaines ? OUI ☐ NON ☐
Si oui, lesquels ? ____
10. Avez-vous eu un traitement par hormones de croissance ? OUI ☐ NON ☐
11. Etes-vous allergique à des antibiotiques ou à certaines substances ? OUI ☐ NON ☐
12. Etes-vous fumeur ? OUI ☐ NON ☐
Si oui, combien de cigarettes fumez-vous par jour ? __
13. Avez-vous ou avez-vous eu une de ces maladies ?
Maladie du sang OUI ☐ NON ☐
Maladie du foie OUI ☐ NON ☐
Hépatite B ou C OUI ☐ NON ☐
Maladie cardiovasculaire OUI ☐ NON ☐
Maladie de la peau OUI ☐ NON ☐
Maladie de l'estomac ou de l'intestin OUI ☐ NON ☐
Epilepsie OUI ☐ NON ☐
Rhumatismes (RAA) OUI ☐ NON ☐
Diabète OUI ☐ NON ☐
Maladie de la glande thyroïde OUI ☐ NON ☐
Maladie des poumons OUI ☐ NON ☐
Asthme OUI ☐ NON ☐
Cancer OUI ☐ NON ☐
Maladie des yeux OUI ☐ NON
Maladie du nez/gorge/oreilles OUI ☐ NON ☐
Déficit immunitaire (VIH) OUI ☐ NON ☐
14. Avez-vous eu une greffe de Dure-mère ou de cornée ? OUI ☐ NON ☐
15. Votre tension est-elle trop élevée ? OUI ☐ NON ☐
Votre tension est-elle trop basse ? OUI ☐ NON ☐
16. Avez-vous déjà eu des pertes de connaissance ? OUI ☐ NON ☐
17. Etes-vous sujet à des vertiges ? OUI ☐ NON ☐
18. Etes-vous sujet à des nausées ? OUI ☐ NON ☐
19. Avez-vous déjà eu une anesthésie locale ? OUI ☐ NON ☐
Si oui, cela vous a-t-il provoqué une réaction anormale ? Laquelle ? ____
20. Avez-vous déjà eu un saignement prolongé, par exemple après une extraction dentaire ? OUI ☐ NON ☐
21. Etes-vous sujet aux ecchymoses ? OUI ☐ NON ☐
22. Etes-vous enceinte ? OUI ☐ NON ☐
Si oui, depuis combien de temps ? ____
23. Avez-vous d'autres informations médicales à communiquer ? OUI ☐ NON ☐
Si oui, lesquelles ? ____

Date : Signature du patient :

Figure 5.11 Questionnaire médical.

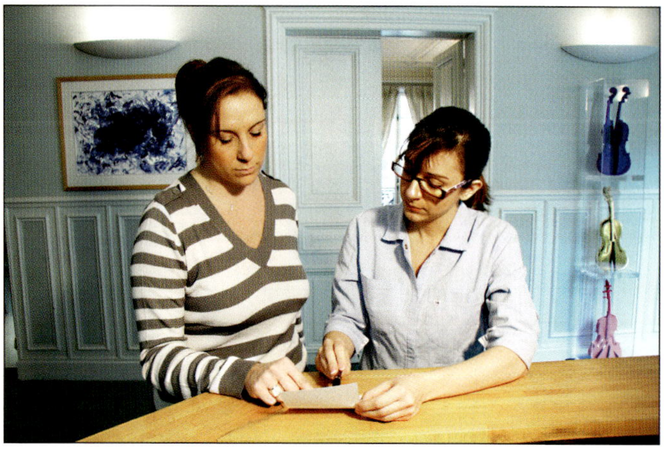

Figure 5.12 Expliquer le questionnaire médical.

Pour le succès de l'implant, le praticien doit, préalablement, assainir votre bouche en procédant à un détartrage et traitement des dents éventuellement cariées. Il existe très peu d'échecs, si, toutefois cela se produit, l'implant défectueux sera déposé, sans frais, et remplacé dans un délai de quelques semaines. »

Toutefois, si le risque d'échec est augmenté en raison du tabac, du bruxisme, etc., le patient doit être clairement informé des taux de succès.

À ces examens complémentaires, peuvent s'ajouter également des examens biologiques selon la décision du praticien.

1.3 - Information du patient du type d'intervention chirurgicale et de sa finalité, proposition de plan de traitement implantaire

Lors du rendez-vous, l'assistante et le praticien feront prendre conscience au patient qu'il doit collaborer, tant durant l'étape chirurgicale que pendant l'étape prothétique et de maintenance.

Il est important d'expliquer que le succès de ce traitement dépend de l'application que le patient portera à son hygiène bucco-dentaire, pendant et après l'acte opératoire. Présentation, par exemple, de deux clichés radiographiques, l'un montrant des prothèses réalisées sur dents naturelles, l'autre, des prothèses sur implants ***(fig. 5.14 et 5.15)***.

À la fin de ce premier rendez-vous, le patient demande de nouveau à l'assistante :

- *« Qu'est-ce qu'un implant ? Est-ce bien utile dans mon cas ? »*
- *« L'implant est une racine artificielle qui remplace la racine naturelle de la dent. Il supporte la prothèse fixe ou amovible. Il peut y avoir un ou plusieurs implants. Vous apprécierez le confort des prothèses sur implant ; vous oublierez totalement que vous avez des prothèses. »* ***(fig. 5.16 à 5.19)***.

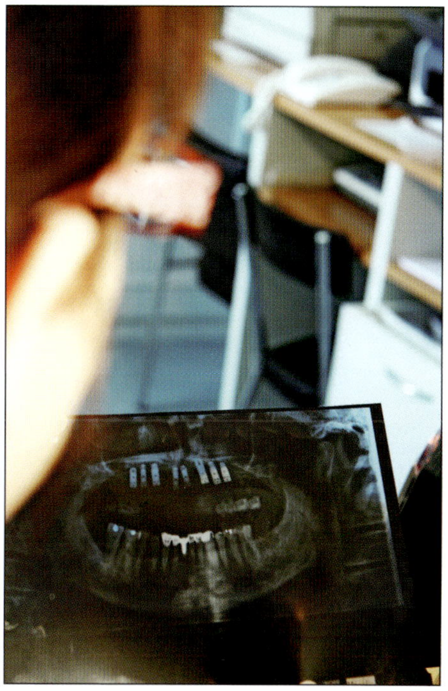

Figure 5.14 Radiographie panoramique montrant des implants.

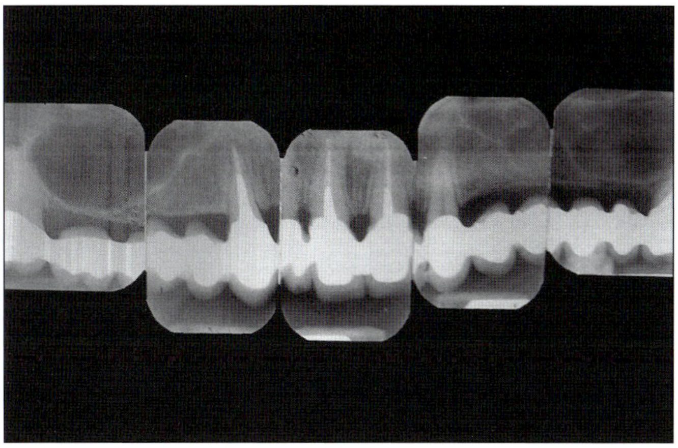

Figure 5.13 Clichés rétro-alvéolaires pour démonstration.

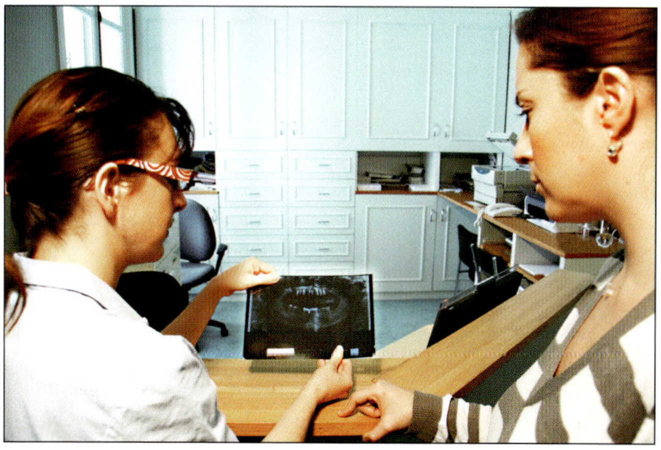

Figure 5.15 Explication d'une prothèse sur implant à l'aide de radiographie panoramique.

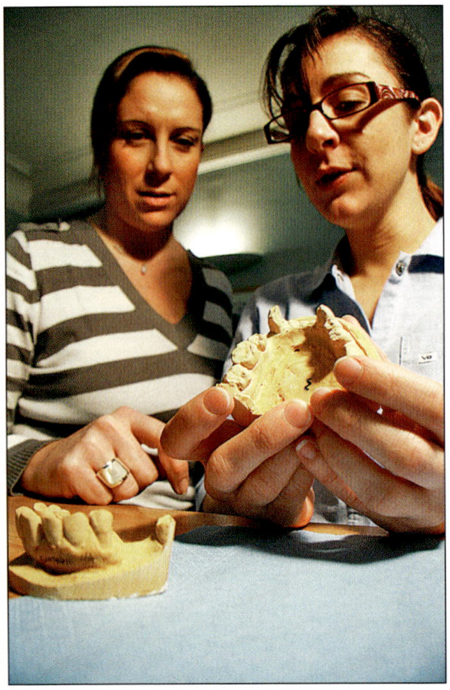

Figure 5.16 Explication d'un traitement implantaire à l'aide des modèles d'étude.

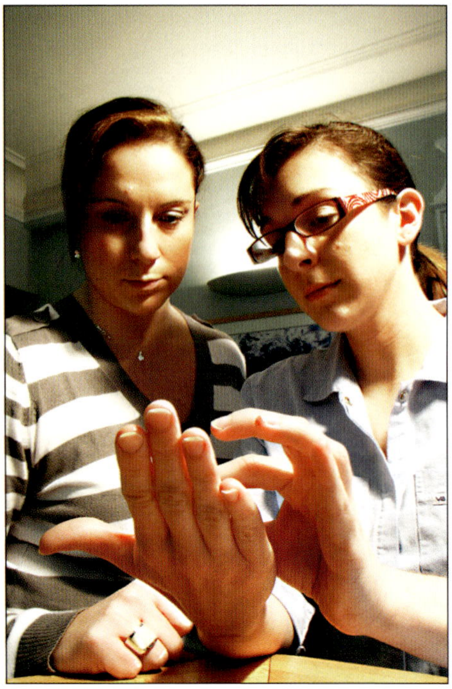

Figure 5.17 Montrer un implant factice permet une bonne visualisation pour le patient.

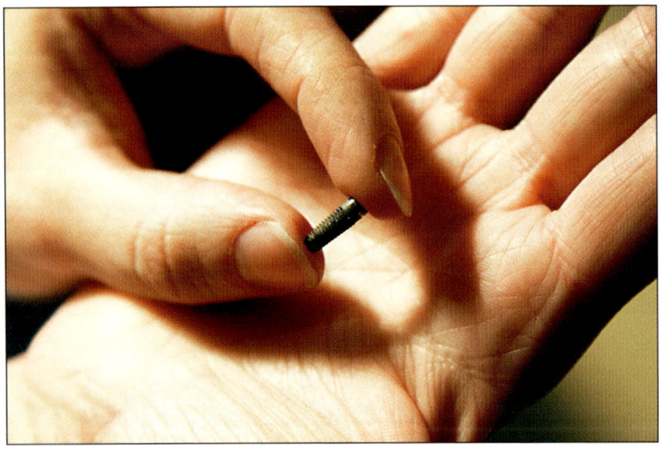

Figure 5.18 Implant factice de démonstration.

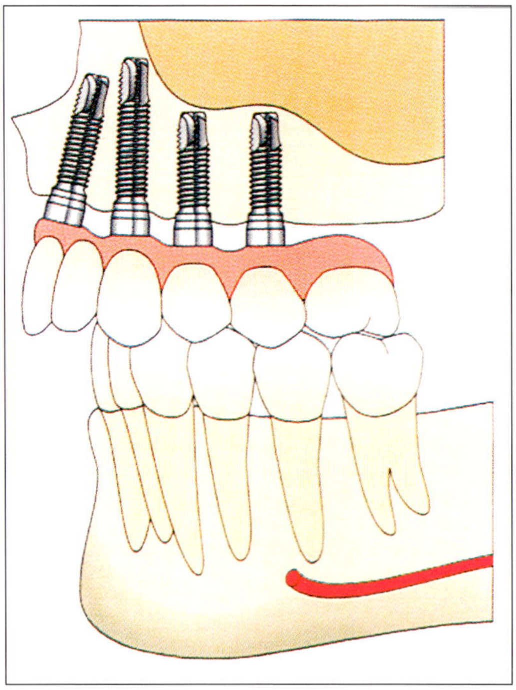

Figure 5.19 Schéma permettant de montrer comment se présente une prothèse sur implant.

2 - Second rendez-vous avec le patient

2.1 - Confirmation du plan de traitement, accord du patient

2.2 - Rappel par l'assistante du plan de traitement général

- Diagnostic fait par le praticien.
- Nécessité d'une bonne santé parodontale :
  - soit réhabilitation de l'hygiène buccale ;
  - soit stabilisation et réévaluation.

Cette étape englobe tous les traitements pré-implantaires indispensables (extractions, dentisterie conservatrice, endodontie...).
- Engagement du patient à coopérer, après avoir communiqué toutes les informations, pour le « succès implantaire » et la responsabilité médico-légale.
- Éventuellement, traitement chirurgical pré-implantaire.
- Traitement thérapeutique pré-implantaire.
- Traitement chirurgical implantaire :
  - protocole en un seul temps : mise en place de l'implant et reconstruction osseuse simultanée ;
  - protocole différé : reconstruction osseuse, ensuite mise en place de l'implant.
- Pose des prothèses sur implants.
- Maintenance :
  - rappels périodiques :
    - deux semaines après l'intervention : éventuellement, dépose des fils de suture ;
    - trois mois après, contrôle clinique ;
    - six mois après, contrôle radiologique ;
    - contrôles : deux par an durant trois ans et un par an, ensuite.

2.3 - Prise d'empreintes pour modèles d'études, étude pré-implantaire

Un examen complémentaire radiologique du type scanner peut être prescrit, un guide radiologique ayant été réalisé. Le praticien essaie le guide ; il faut bien rappeler au patient de faire son examen radiologique avec ce guide *(fig. 5.20)*.

2.4 - Devis

Selon le cas, il peut y avoir un seul devis ou trois devis :
- un devis implantaire ;
- un devis prothétique ;
- un devis comportant l'implant et la prothèse.

L'assistante doit penser à rappeler au patient de respecter un délai de deux semaines entre la date de remise du ou des devis (notée sur le dossier) et le début des travaux.

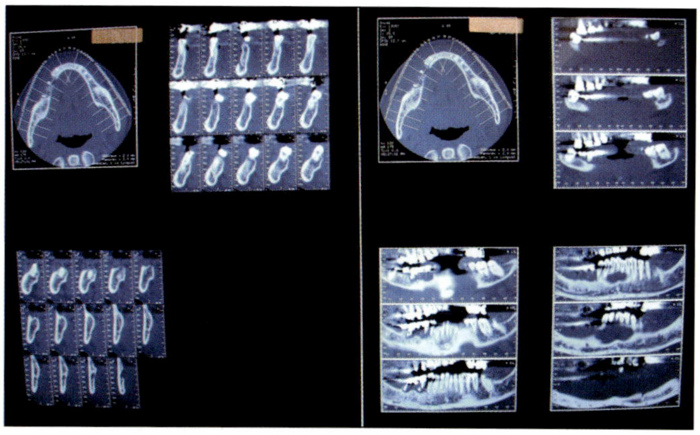

Figure 5.20 Scanner pré-implantaire.

Le praticien ayant communiqué toutes les informations avec précision au patient, il sera plus facile à l'assistante de répondre aux questions du patient.
Le devis doit être établi avec soin, il valorise l'image du cabinet. Une fois accepté, le devis engage le praticien à réaliser le traitement pour le montant des honoraires indiqués.
Les modalités du règlement peuvent être discutées soit avec le praticien, soit avec l'assistante.

2.5 - Consentement éclairé

L'assistante s'assure que le patient a bien compris toutes les informations ainsi que tous les aspects thérapeutiques proposés. Progressivement, elle doit :
- apprendre à se libérer de ses incertitudes et à affirmer son écoute ;
- être disponible, avoir un espace personnel intérieur pour écouter le patient et le comprendre ;
- s'installer face à lui et le regarder dans les yeux ; cela oblige à explorer des moyens subtils de communication, au-delà de la réalité du langage.

2.5.1 Exemple de consentement à faire signer

Je soussigné(e),
certifie avoir répondu sincèrement au questionnaire sur mon état médical et avoir été clairement informé(e) par le Dr , chirurgien-dentiste :
- que la mise en place chirurgicale d'un implant est possible mais qu'aucune garantie de succès ne peut être assurée dans ce type de traitement ;
- des traitements classiques par prothèse fixée ou prothèse adjointe (amovible) qui seraient possibles dans mon cas ;
- de la nécessité de contrôles cliniques et radiographiques deux fois par an pendant les trois ans qui suivent l'implantation, puis une fois par an par la suite ;
- des suites opératoires classiques et des conséquences d'un échec éventuel ;
- qu'en cas d'échec, l'implant sera déposé sans frais supplémentaires ;
- que le traitement par implants n'est pas inscrit à la nomenclature de la Sécurité sociale, et qu'en conséquence aucune prise en charge n'est possible par les caisses d'assurance-maladie.

Je déclare :
- avoir pu poser toutes les questions utiles et compris les réponses qui m'ont été données ;
- accepter les modifications techniques qui pourraient s'avérer nécessaires pendant l'intervention ;
- avoir disposé d'un délai de réflexion suffisant.

Il a été décidé, d'un commun accord, d'opter pour le traitement décrit dans le devis ci-joint.
Fait le
Signature (précédé de la mention « lu et approuvé »)

Autre exemple :

Je soussigné(e), certifie avoir été clairement informé(e) :
- de la nature de l'intervention chirurgicale ;
- des conséquences prévisibles ;
- des chances de succès ;
- de la nécessité, éventuelle, d'une autre intervention ;
- des éventuelles alternatives thérapeutiques.

Je déclare autoriser le traitement proposé et tout autre acte thérapeutique qui serait rendu nécessaire par l'intervention.
Fait le Signature (précédé de la mention « lu et approuvé »)

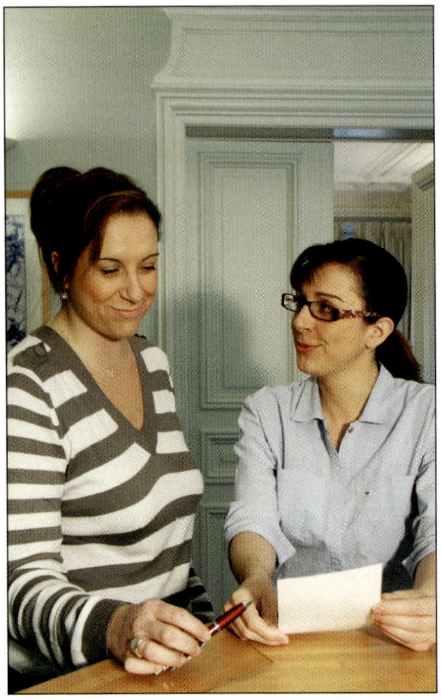

Figure 5.21 Signature du consentement par le patient.

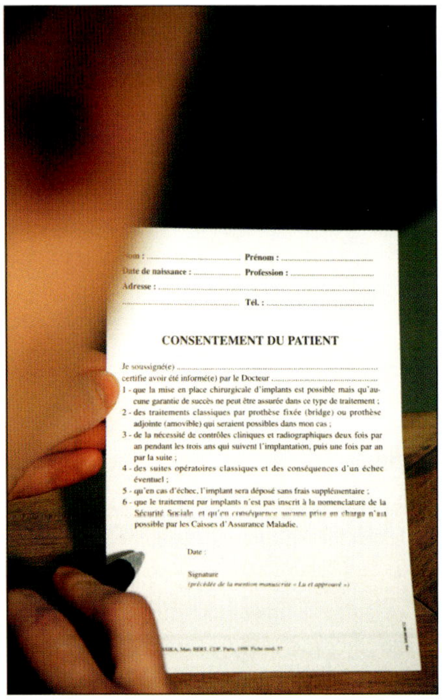

Figure 5.22 Bien relire le consentement avec le patient, s'assurer de la bonne compréhension du traitement.

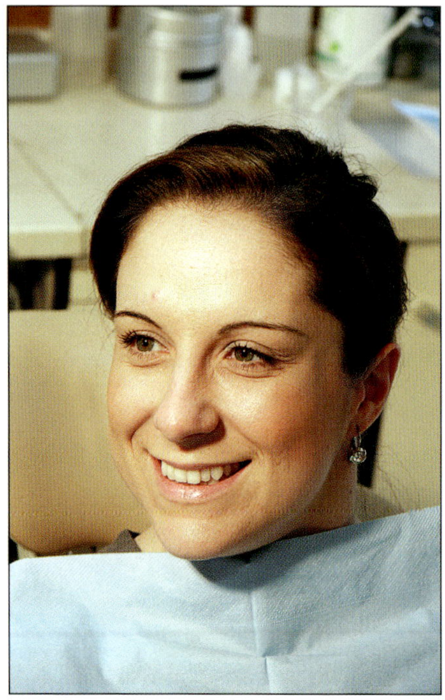

Figure 5.23 Sourire d'une patiente rassurée.

L'assistante doit avoir conscience que le praticien doit délivrer, avant tout acte médical et prothétique, une information comportant :
- les différentes investigations ;
- les traitements et leurs conséquences éventuelles ;
- les actions de prévention.

La décision du patient doit être « éclairée ». La signature du consentement éclairé permet d'apporter la preuve de l'accord du patient pour le traitement proposé.

L'assistante remet au patient le document « Chronologie et plan de traitement » et le devis détaillé *(**fig. 5.21 et 5.22**)*. Le plus beau remerciement, pour l'assistante est lorsqu'il lui est permis d'apercevoir dans les yeux du patient, cet éclair qui vient de l'âme. Après l'anxiété, le patient est heureux et reconnaissant *(fig. 5.23)*.

3 - Rendez-vous suivants

L'assistante :
- confirme le plan de traitement remis lors du deuxième rendez-vous ;
- fait signer le devis définitif après signature par le patient du consentement éclairé ;
- rassure le patient ;
- lui remet le planning des rendez-vous pour toutes les interventions chirurgicales et prothétiques.

3.1 - Répondre et rassurer le patient sur ses inquiétudes

L'assistante doit, éventuellement, réexpliquer le déroulement du traitement thérapeutique *(fig. 5.24 à 5.30)* :
- le rassurer sur les matériaux utilisés, leur stérilisation, leur biocompatibilité et leur traçabilité ;
- le laisser s'exprimer sur ses doutes, les conseils de son entourage familial ou de ses voisins de palier, point par point ;
- déterminer l'état de stress pour en informer le praticien.

Une règle impérative : un langage simple et des questions ouvertes *(fig. 5.31)*.

Exemple :
- Le patient : « *Je suis inquiet ; depuis qu'il m'a été annoncé qu'il pouvait être réalisé un implant, je dors mal.* »
- L'assistante : « *Je vais vous réexpliquer : un implant est une racine artificielle, implantée dans l'os mandibulaire (en bas)*

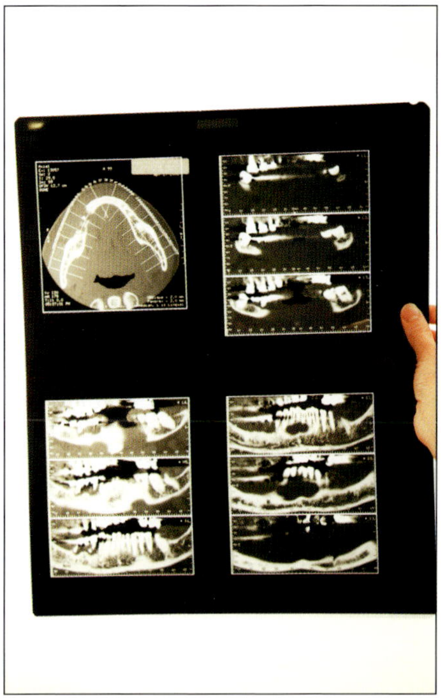

Figure 5.24 L'assistante montre le scanner pré-implantaire au patient, il faut rassurer le patient.

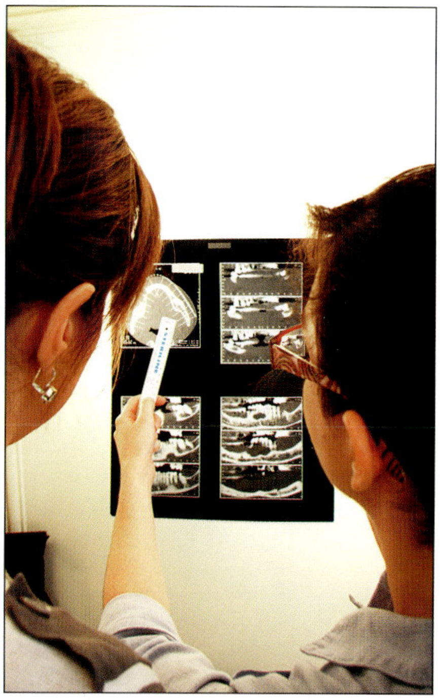

Figure 5.25 Des explications simples, ici à l'aide du scanner, permettent au patient de s'impliquer dans son traitement.

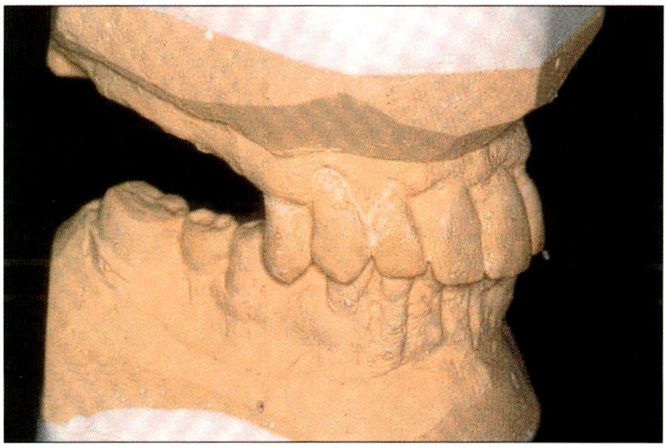

Figure 5.26 Modèle d'étude.

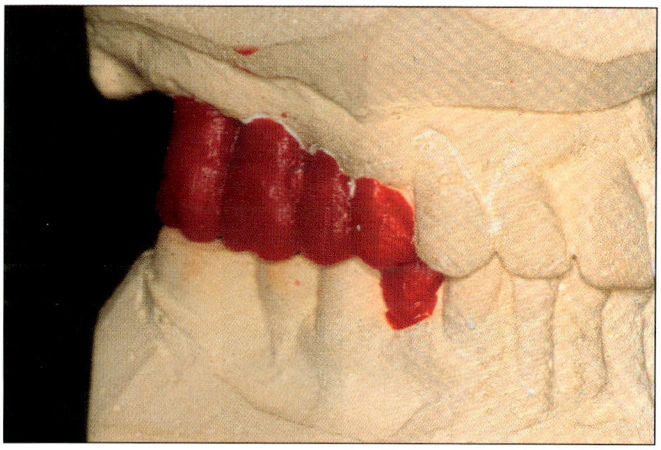

Figure 5.27 Maquette en cire de la future prothèse.

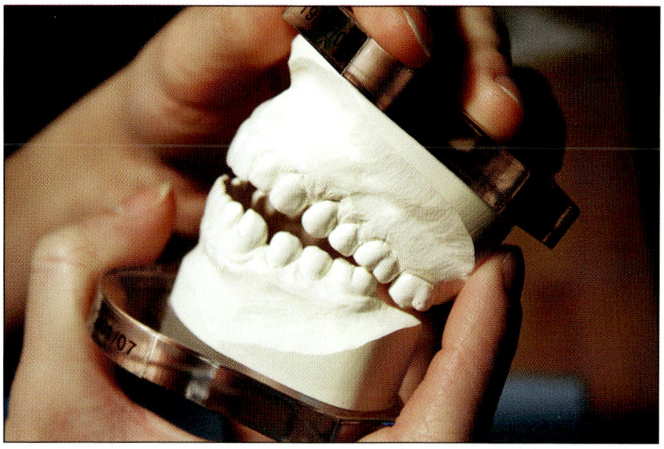

Figure 5.28 L'assistante explique le plan de traitement implantaire.

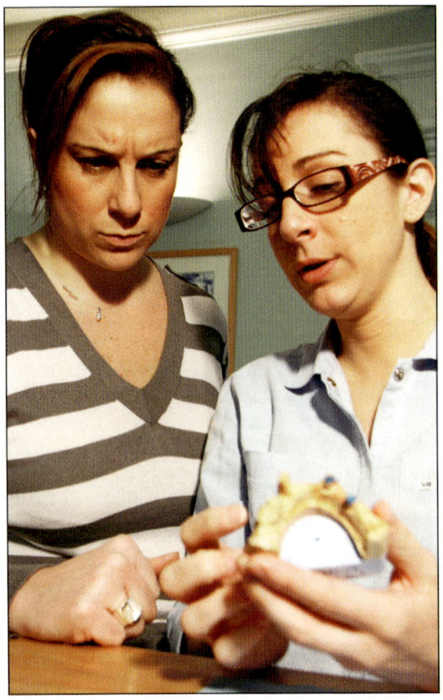

Figure 5.29 L'assistante fait comprendre au patient combien le traitement implantaire lui sera bénéfique.

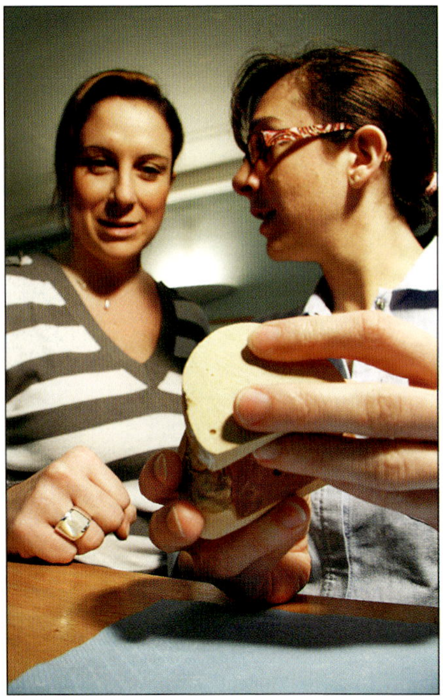

Figure 5.30 La patiente écoute et comprend les explications simples délivrées par l'assistante.

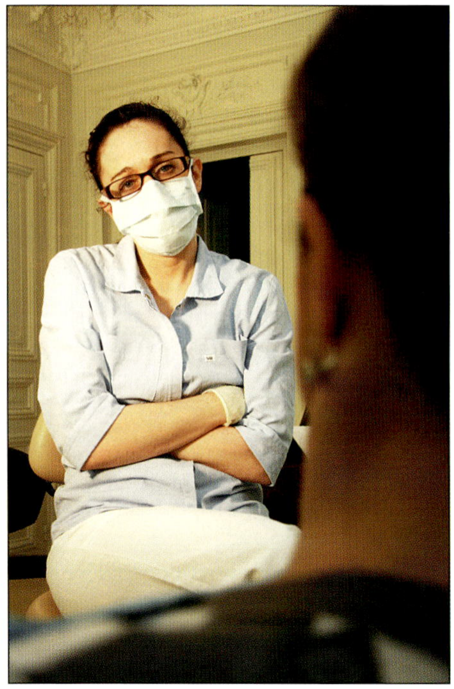

Figure 5.31 L'assistante ne doit pas avoir une attitude corporelle fermée.

ou maxillaire (en haut) afin de supporter votre prothèse. La couronne, partie visible de la prothèse, représente pour vous le même confort sur dent naturelle ou sur implant ***(fig. 5.32 à 5.36)****. Malheureusement, vous n'avez plus votre racine de dent naturelle, l'implant est le meilleur choix : esthétique et fonctionnel. »*

- Le patient : « *Je comprends, mais j'ai peur d'avoir mal.* »
- L'assistante : « *Une anesthésie locale vous sera faite, il n'y aura aucune douleur au cours de l'intervention. Ensuite, la sensibilité éventuelle est contenue grâce aux antalgiques que l'on vous a prescrits.* »
- Le patient : « *Pensez-vous que cet implant sera un réel succès ? Combien de temps puis-je espérer le conserver ?* »
- L'assistante : « *À ce jour, le taux de succès est de 97 %. Toutefois, s'il y avait exceptionnellement échec, l'implant serait déposé, sans aucune conséquence pour vous.* »

Selon le cas de chaque patient, la ou les question(s) sera(ont) différente(s).

- Premier cas : patient ayant la perte d'une seule dent ***(fig. 5.37 et 5.38)***.

L'assistante : « *Dans votre cas, considérant que le praticien n'a pas constaté de contre-indication, seule une prothèse sur implant peut répondre, esthétiquement, et sans abîmer les dents voisines : vous serez très satisfait.* »

- Deuxième cas : patient ayant deux ou trois dents absentes ou la perte récente de ces dents.

L'assistante : « *Vous avez de la chance, rien ne s'oppose à des prothèses sur implants, vous bénéficierez d'un meilleur résultat esthétique et fonctionnel par rapport à un bridge et à une prothèse amovible partielle. Avec une prothèse amovible, sans cesse vous penserez à la perte de vos dents naturelles, avec un implant, vous oublierez, quelques jours après la pose de la prothèse, que vous avez vécu un moment délicat.* »

- Troisième cas : patient édenté totalement ***(fig. 5.39 à 5.41)***.

Le patient est grave, consterné devant cette étape dans la vie, c'est le moment de le rassurer et de lui redonner confiance en lui-même.

L'assistante : « *Les prothèses amovibles, c'est bien mais la simple stabilisation des prothèses amovibles par des racines artificielles changera complètement votre vie, au niveau fonctionnel et esthétique. Vous pouvez bénéficier aujourd'hui de nouvelles thérapeutiques. La mise en place de deux ou quatre implants porteurs d'un des moyens de rétention peut augmenter votre confort d'une manière indiscutable.* »

Les moyens de rétention sont :

- des barres de conjonction (la mise en place de la barre se fait, en général, dix jours après la mise en fonction des implants) ;
- des attachements à pressions (dans la plupart des implants, l'attachement de type bouton-pression se visse directement dans la partie endo-osseuse de l'implant) ;
- des attachements magnétiques.

3.2 - Rappel des conseils d'hygiène bucco-dentaire

L'assistante doit rappeler :

- les conseils d'hygiène, qui sont de la responsabilité du patient et contribuent au « succès implantaire » ***(fig. 5.42 à 5.44)*** :
  - un brossage méticuleux après chaque repas, selon la technique présentée et adaptée au cas ;
  - un nettoyage rigoureux, deux fois par jour, matin et soir, en complément du brossage classique, des espaces entre les

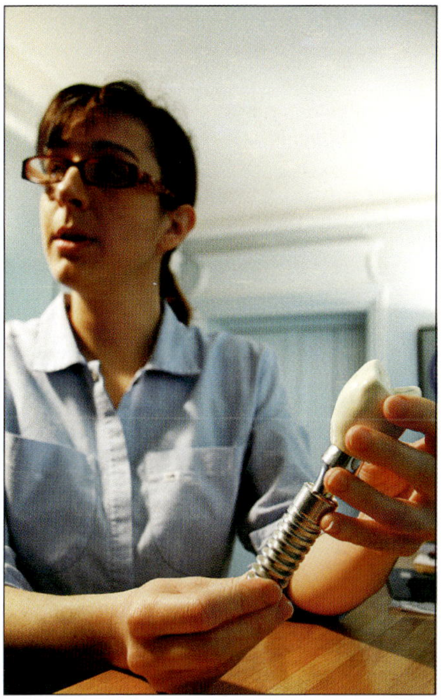

Figure 5.32 Explication à l'aide de macromodèle.

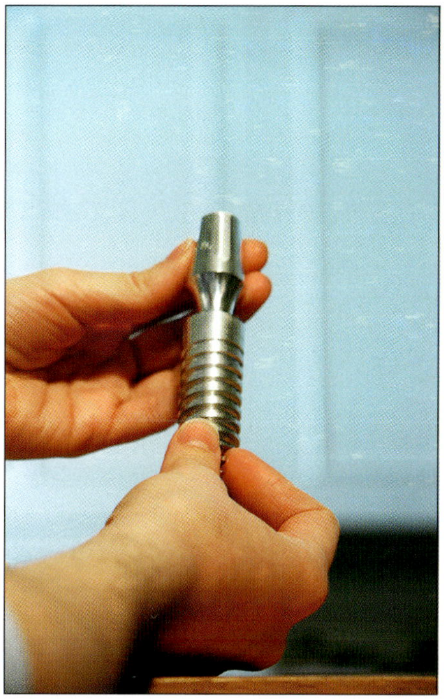

Figure 5.33 Le pilier est placé sur l'implant.

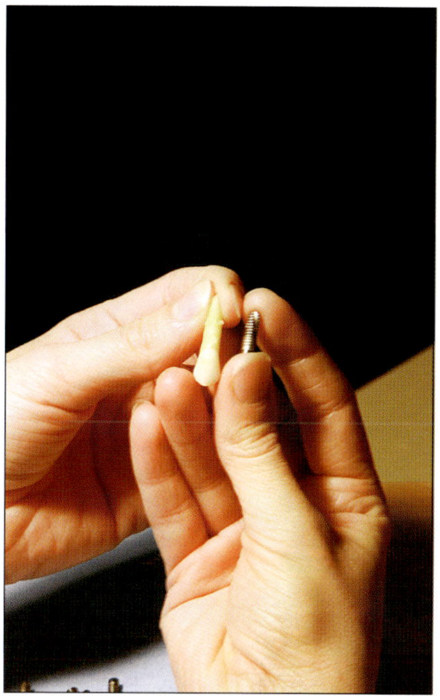

Figure 5.34 Comparaison dent-implant.

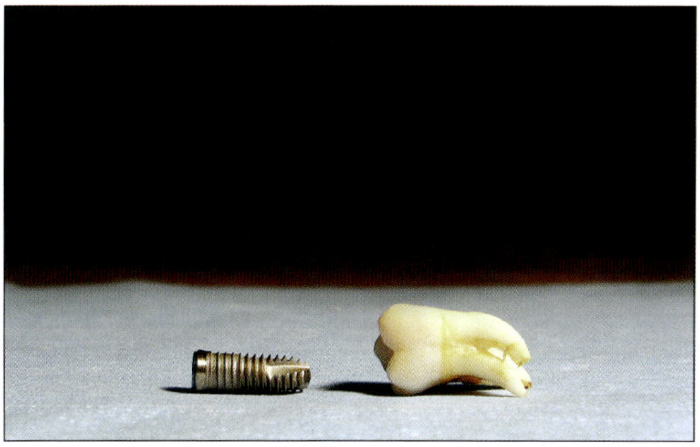

Figure 5.35 Comparaison dent-implant.

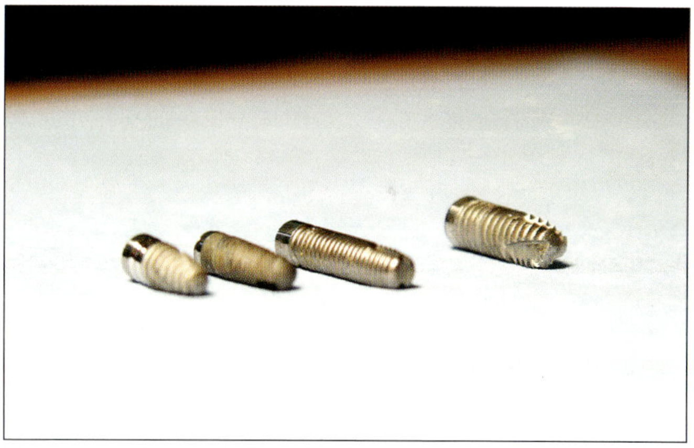

Figure 5.36 Plusieurs tailles d'implant.

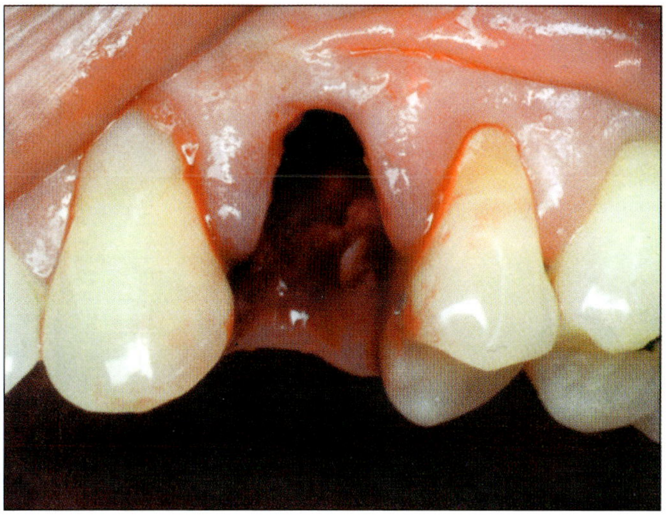

Figure 5.37 Édentement unitaire.

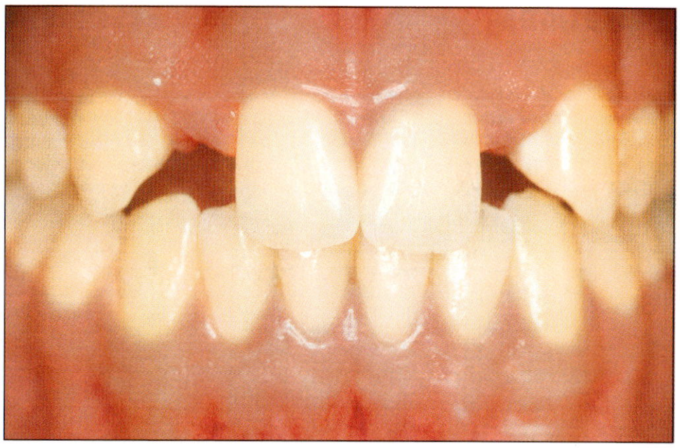

Figure 5.38 Agénésie des latérales.

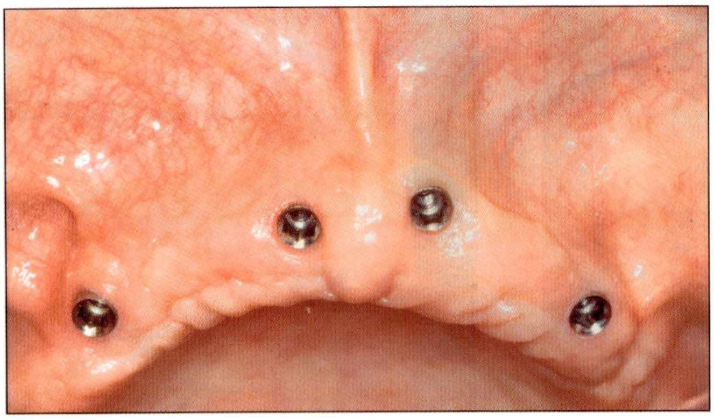

Figure 5.39 Traitement implantaire maxillaire d'un édentement complet.

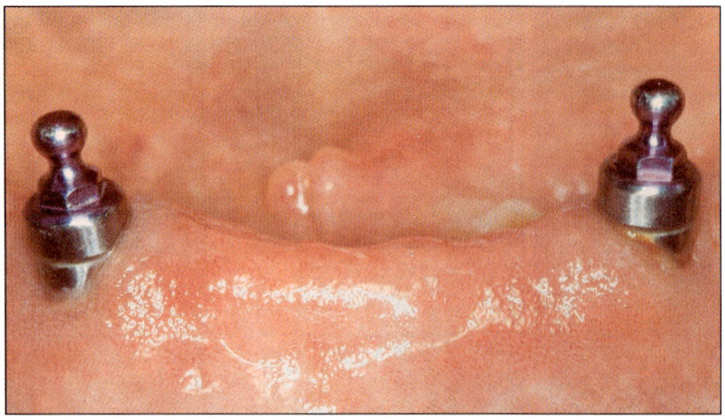

Figure 5.40 Attachement axial pour rétention de prothèse amovible.

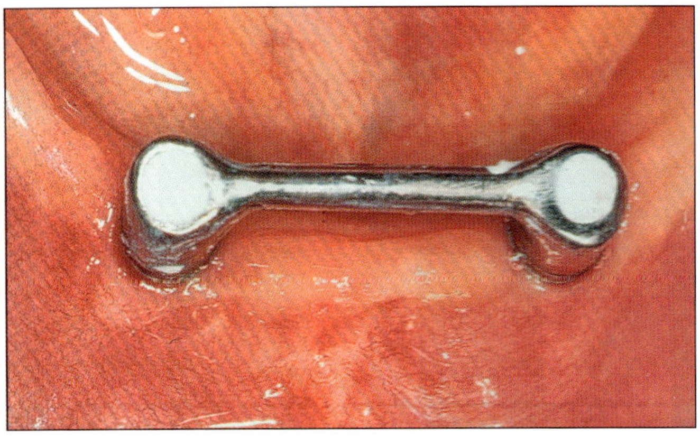

Figure 5.41 Barre de conjonction.

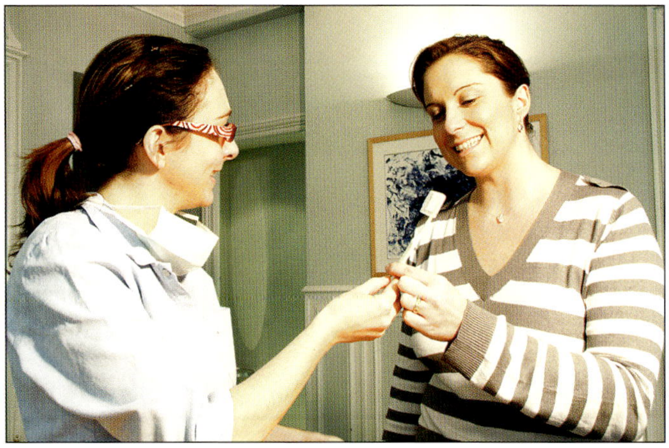

Figure 5.42 Conseils d'hygiène bucco-dentaire.

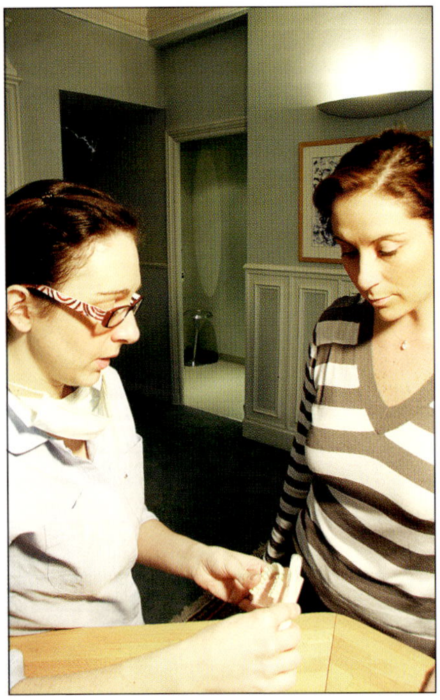

Figure 5.43 Démonstration de brossage efficace.

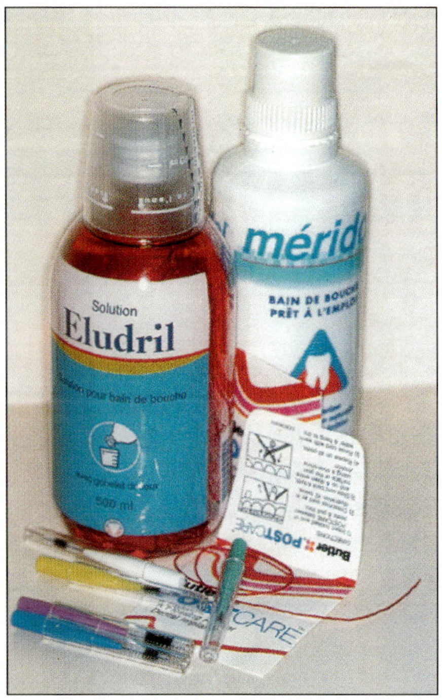

Figure 5.44 Produit pour bain de bouche, fil dentaire, etc.

piliers et de tous les endroits où la plaque bactérienne se développe. Ces zones doivent être nettoyées à l'aide de brossettes interdentaires, du fil de soie ou le jet d'un hydropulseur ;
- au patient qu'il doit être attentif :
  - au saignement de ses gencives douloureuses, rouges, enflammées;
  - aux sensations de mauvais goût ;
  - à la mauvaise haleine.

Le praticien prescrit le matériel nécessaire à chaque patient.
Le suivi de l'hygiène bucco-dentaire est indispensable :
- détartrage et suivi parodontal réguliers ;
- pour les personnes âgées, redoubler d'attention pour les « barres de stabilisation ».

3.3 - Rappel de la prémédication prescrite par le praticien, conseils préopératoires

3.3.1 Recommandations préopératoires

L'assistante, en donnant le rendez-vous pour l'intervention chirurgicale implantaire, donne au patient des conseils *(fig. 5.45)* :
- arriver à l'heure au rendez-vous ;
- si le patient est diabétique, ne pas interrompre le traitement;
- si le patient est sous anticoagulant, respecter la prescription du praticien traitant : traitement interrompu, relais hépari-nique, etc. ;
- ne pas être à jeun, prendre un bon petit-déjeuner le matin par exemple ;
- porter des vêtements confortables ;
- ne pas avoir de piercing intrabuccal ; ne pas se maquiller ;
- informer le praticien de tout changement éventuel de son état de santé.

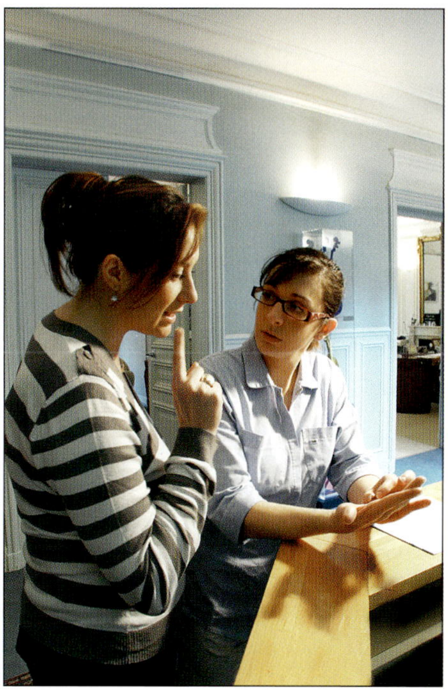

Figure 5.45 Dernières recommandations.

3.3.2 Prémédication

L'assistante doit rappeler la prémédication prescrite par le praticien, soit :
- un antibiotique à large spectre, par exemple : amoxycilline ;
- un anti-inflammatoire ;
- un antalgique (paracétamol) ;
- un bain de bouche à la chlorhexidine, deux ou trois jours avant l'intervention.

> L'assistante veillera à téléphoner au patient le jour où il doit commencer la prise du ou des médicaments pour le lui rappeler. Il sera attentif à cet appel *(fig. 5.46)*.
> Le jour de l'acte chirurgical, à son arrivée, elle lui demande s'il a bien pris le traitement. A-t-il respecté les doses et heures prescrites ?

Elle lui demandera également de se rincer la bouche, avec un bain de bouche à la chlorhexidine durant 5 minutes minimum.

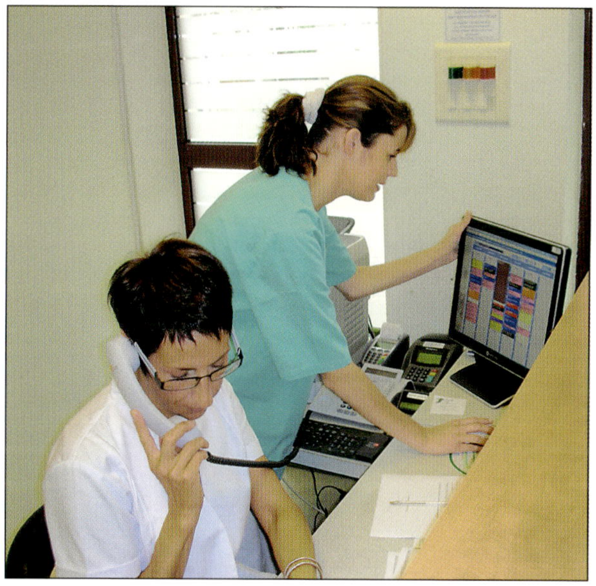

Figure 5.46 L'assistante appelle le patient la veille de l'intervention et lui précise de bien suivre la prémédi-cation.

4 - Jour de l'intervention

4.1 - Savoir apaiser le patient lors de son installation

L'assistante aide le patient lors de sa préparation, en lui parlant avec le sourire *(fig. 5.47 et 5.48)*. Elle doit :
- vérifier qu'il ait uriné avant la chirurgie ;
- retirer les lentilles de contact ;
- retirer les boucles d'oreilles ;
- retirer les prothèses amovibles ;
- habiller le patient ;
- faire une asepsie du visage et de la bouche (chlorhexidine ou bétadine).

Selon le patient, lors de cette séance, l'assistante pourra plaisanter, détendre le patient.

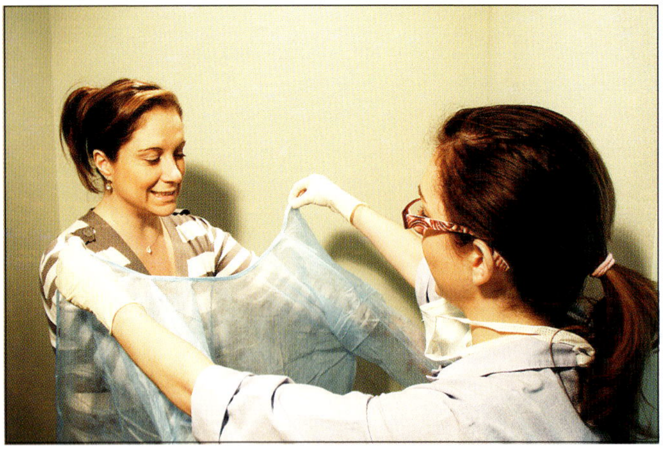

Figure 5.47 Préparation du patient, l'assistante le détend, plaisante.

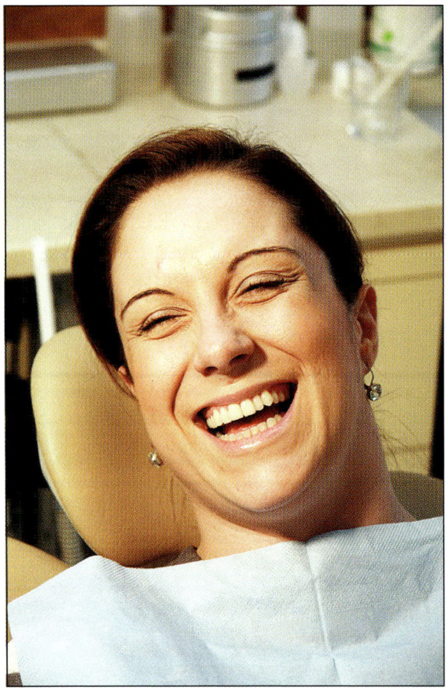

Figure 5.48 La patiente rit : un bon signe pour une intervention sans angoisse.

4.2 - À la fin de l'intervention : rappel des consignes postopératoires et conseils

À la fin de l'intervention, l'assistante rappelle au patient :
- la prescription des médicaments antibiotiques, anti-inflammatoires, par exemple, conformément à l'ordonnance du praticien, qu'il doit poursuivre selon les prescriptions ;
- de s'alimenter pendant deux jours avec des aliments mous ; ne pas mâcher du côté du site opéré pendant dix jours ;
- de ne pas fumer et ne pas boire d'alcool ;
- qu'il peut avoir un œdème pendant quelques jours ;
- qu'un petit saignement le jour de l'intervention ou le suivant est possible. Si le saignement est important ou excessif, faire une compression à l'aide d'une compresse, si le saignement persiste, téléphoner au cabinet ;
- des conseils d'hygiène bucco-dentaire : si le patient continue de brosser les dents adjacentes, cela favorise une bonne cicatrisation.

Il est utile de rappeler que le patient doit s'abstenir de toute activité sportive pendant quatre jours.

L'assistante téléphone au patient en fin de journée ou le lendemain pour prendre de ses nouvelles et le félicite.

4.3 - Carte implantaire *(fig. 5.49)*

Important ! Ces cartes éditées et diffusées par l'Association française d'implantologie, soigneusement remplies, peuvent être remises au patient, avec les renseignements suivants :
- **marque et dimensions des implants utilisés ;**
- **date des interventions ;**
- **principes de reconstructions prothétiques, le type de piliers sous-jacent à la prothèse, les ciments utilisés ;**
- **date des premiers contrôles et toutes remarques que le praticien estime nécessaires.**

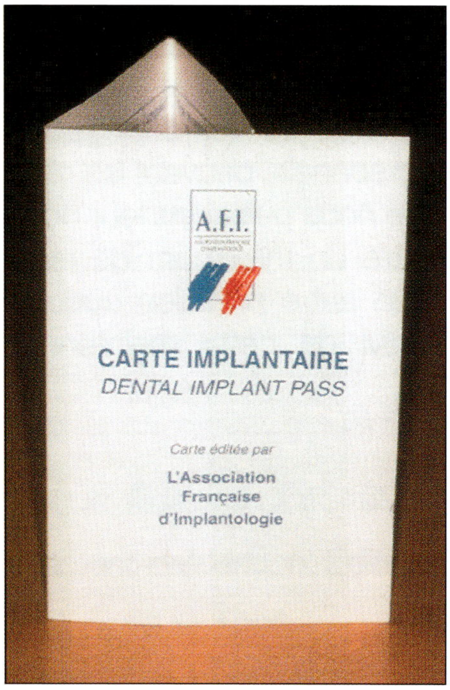

Figure 5.49 Carte implantaire de l'AFI pour patient comportant les caractéristiques des implants et des pièces prothétiques.

Chapitre 6

Travail à quatre mains en implantologie

Kathy DENYS

L'assistante dentaire qui assiste un praticien en implantologie se doit de gérer l'intégralité de l'intervention chirurgicale. Elle est spécifiquement responsable de :
- gérer le bon déroulement de l'intervention chirurgicale ;
- respecter et faire respecter les règles d'hygiène, d'asepsie et de sécurité ;
- l'enregistrement de la traçabilité de tous les produits, matériels et actes dispensés pendant l'opération ;
- la stérilisation (modes, contrôles...) ;
- l'évaluation de la qualité ;
- la gestion des risques.

L'aide opératoire est l'ensemble des activités exercées par une personne formée qui seconde l'opérateur et qui a pour but de faciliter le déroulement et d'abréger le temps d'intervention. Cette aide opératoire consiste en :
- une assistance directe ;
- une assistance indirecte (assistante dentaire dite « non stérile »).

Essentiel : la présence auprès du praticien d'une assistante formée au travail à quatre mains représente une aide directe incontournable en implantologie.

L'assistante, aide opératoire directe, est en tout point équipée de façon identique au praticien (tenue stérile, charlotte, gants stériles, chaussons) ***(fig. 6.1)***.
Elle adopte la gestuelle caractéristique d'une instrumentiste devant être vigilante aux gestes aseptiques. L'instrumentiste assiste le praticien dans le bon déroulement de l'acte chirurgical.
Le travail à quatre mains est une complicité de tous les instants. Il demande une communication claire entre les deux membres d'équipe et une bonne compréhension des tâches et objectifs de chacun.
La connaissance des instruments dans leur conception ainsi que dans leur fonction permet également la relation de complices performants.

La connaissance parfaite des procédures opératoires et la création d'un Code de communication entre les deux opérateurs sont capitales dans l'efficacité des gestes durant l'intervention. Il est possible de discerner cinq qualités chez une assistante opératoire : l'anticipation (connaissance des procédures), l'initiative (gestion des risques), la responsabilité, la rapidité d'exécution, l'écoute du patient.

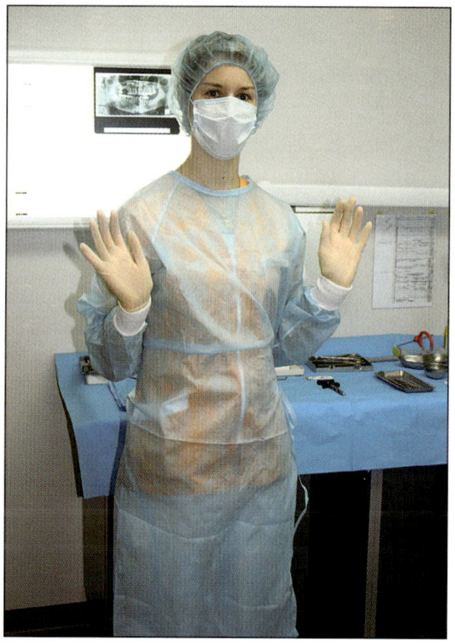

Figure 6.1 Assistante en tenue stérile.

I - Position de travail *(fig. 6.2)*

Une mauvaise position de travail maintenue pendant une intervention peut provoquer des troubles de santé comme le mal de dos ou des problèmes circulatoires. Apprendre à travailler ergonomiquement va diminuer ce risque et réduire la fatigue durant l'intervention.

La bonne position de travail en situation assise (pour les deux intervenants) est ***(fig. 6.3)*** :
- pieds à plat, les cuisses horizontales ;
- dos droit ou légèrement en avant si nécessaire avec un point d'appui ;
- yeux 10 cm plus haut que ceux du praticien car, pour être efficace, il est nécessaire de voir le champ opératoire ;
- bras contre le corps ;
- champ opératoire dégagé.

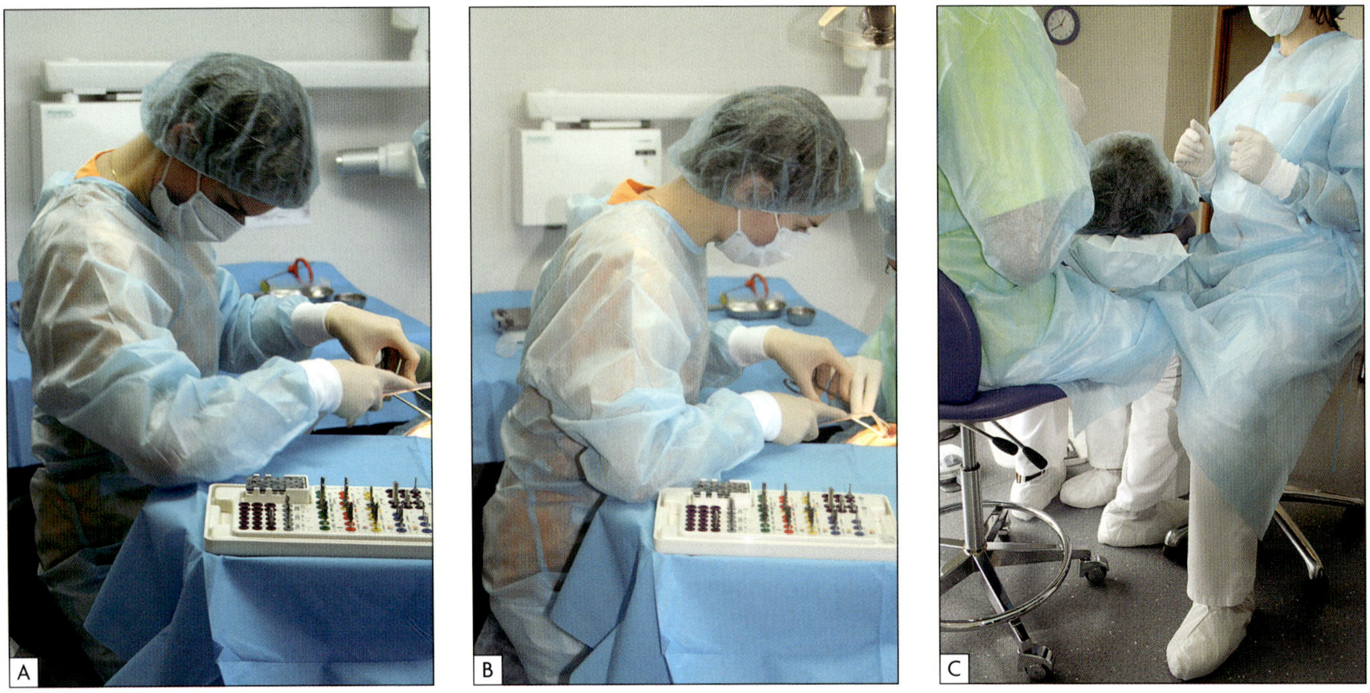

Figure 6.2 **Positions de travail.** **A** : mauvaise position de travail (dos courbé). **B** : bonne position de travail. **C** : position vue de l'avant de la tête du fauteuil dentaire.

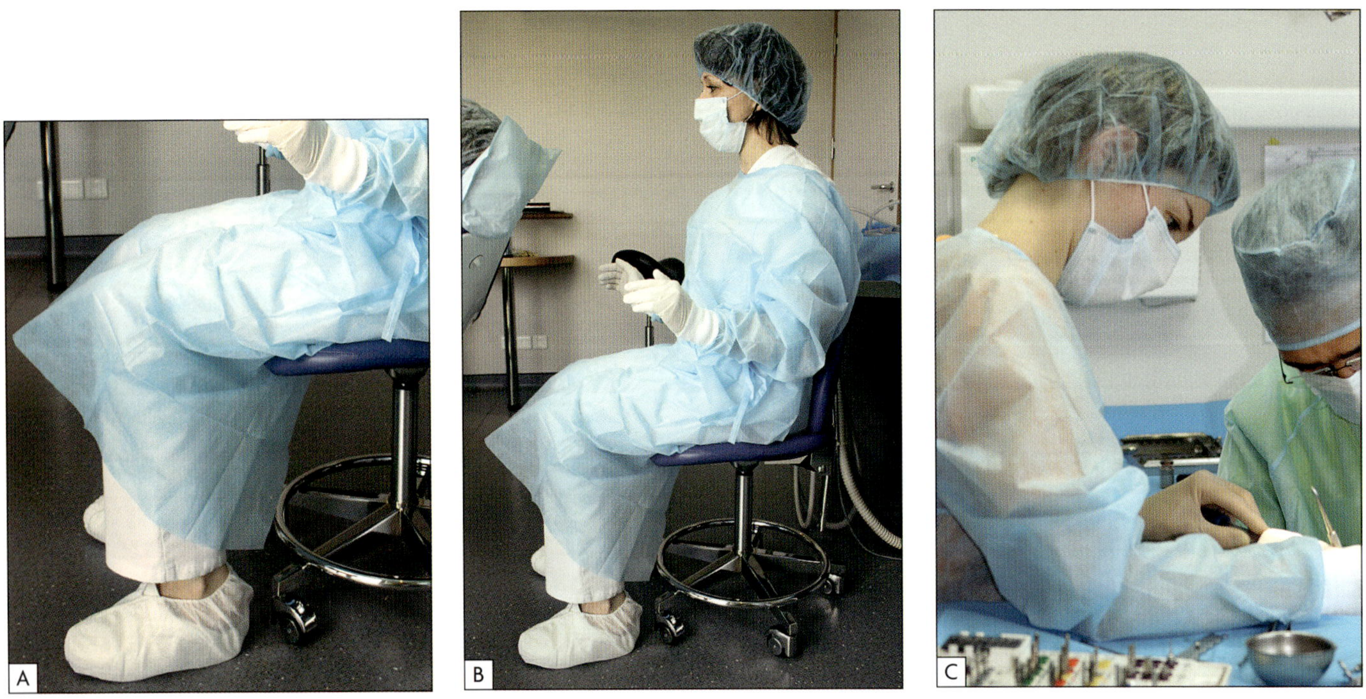

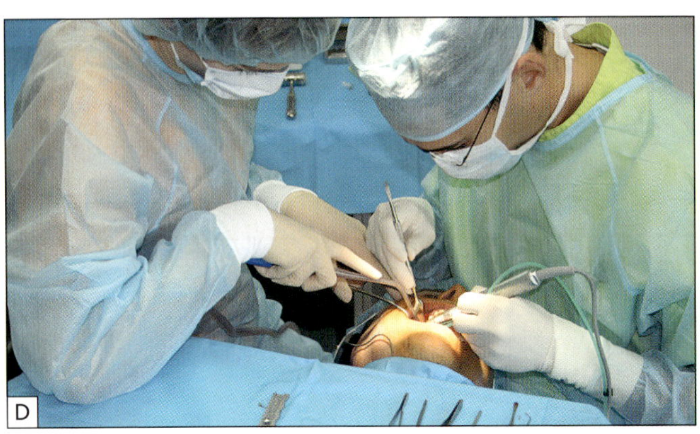

Figure 6.3 **Bonne position de travail en situation assise.**
A : pieds bien à plat, jambes pliées à angle droit.
B : position assise correcte.
C : assistante positionnée à une tête environ au-dessus de celle du praticien.
D : bras près du corps pour garder la précision dans les gestes.

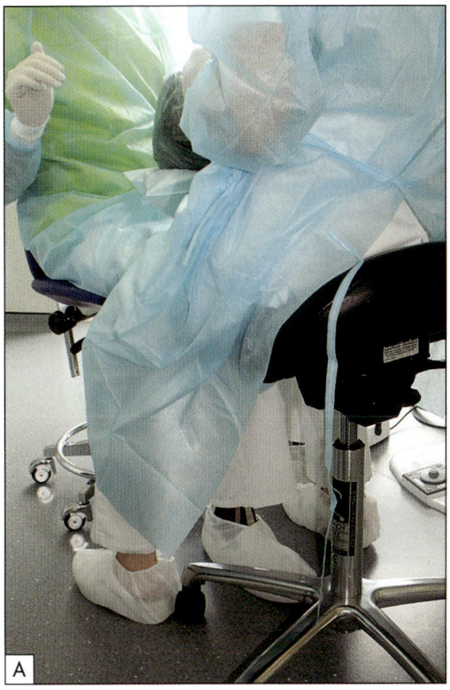

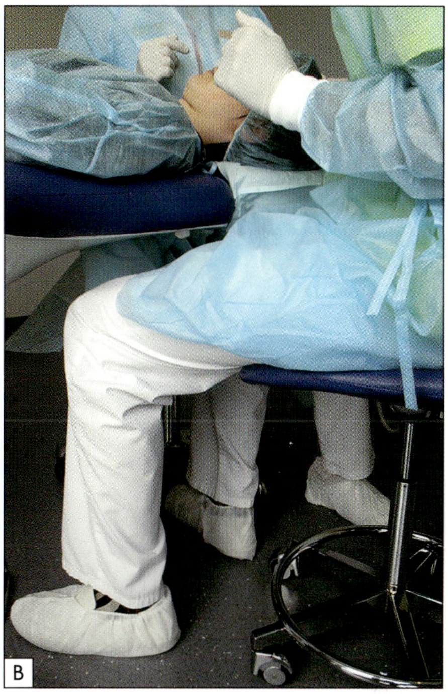

Figure 6.4 Placement des jambes de l'assistante.
A : jambes entrecroisées côté assistante.
B : jambes entrecroisées côté dentiste.

Avant de commencer l'intervention il est capital de régler la hauteur du fauteuil en fonction des données de base citées ci-dessus, de trouver une place pour les jambes dans un faible espace (souvent problématique), de jouer sur la position couchée et la hauteur du fauteuil dentaire ou de la table d'intervention. Les jambes de l'assistante sont serrées entre les jambes du praticien ou entrecroisées ***(fig. 6.4)***. (Dans l'optique de création d'une salle d'intervention, il est possible de prévoir les plans de travail à 5 cm plus bas que le coude de l'opérateur.) Ce réglage se termine par un accord des deux opérateurs sur la meilleure position de repos.

La table-pont est installée au-dessus du patient à une distance permettant l'accès aux instruments sans torsion, ni extension intempestive des bras, sans avoir besoin de changer de position sur le siège ***(fig. 6.5)***.

Chaque unité doit être à « portée » de gants.

Les deux opérateurs se complètent dans la gestuelle en fonction du cadran et du confort des opérateurs ***(fig. 6.6)***. Il est possible par exemple d'utiliser ces principes élémentaires :

- maxillaire ***(fig. 6.7)*** :
  - bloc antérieur : position à midi ;
  - postérieures droites : position à 9 heures, tête du patient tournée à gauche ;
  - postérieures gauches : position à 9 heures, tête du patient tournée à droite ;
- mandibule ***(fig. 6.8)*** :
  - molaires : patient allongé position à midi ;
  - bloc antérieur : patient allongé légèrement incliné vers l'avant.

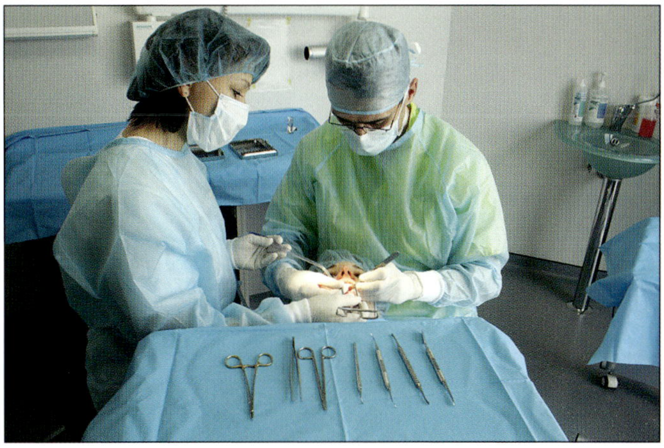

Figure 6.5 Position confortable de travail.

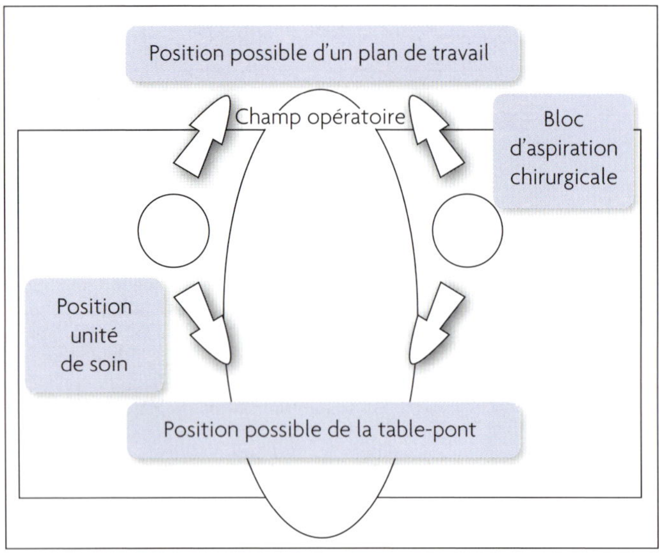

Figure 6.6 Position possible d'un plan de travail.

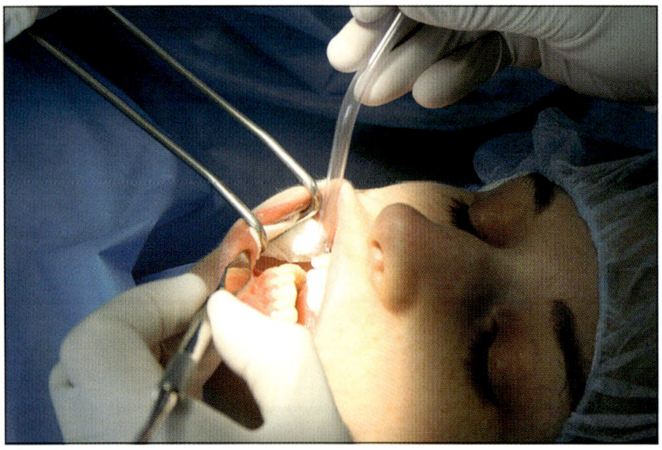

Figure 6.8 Mandibule. L'assistante tient également un écarteur, le champ opératoire est dégagé.

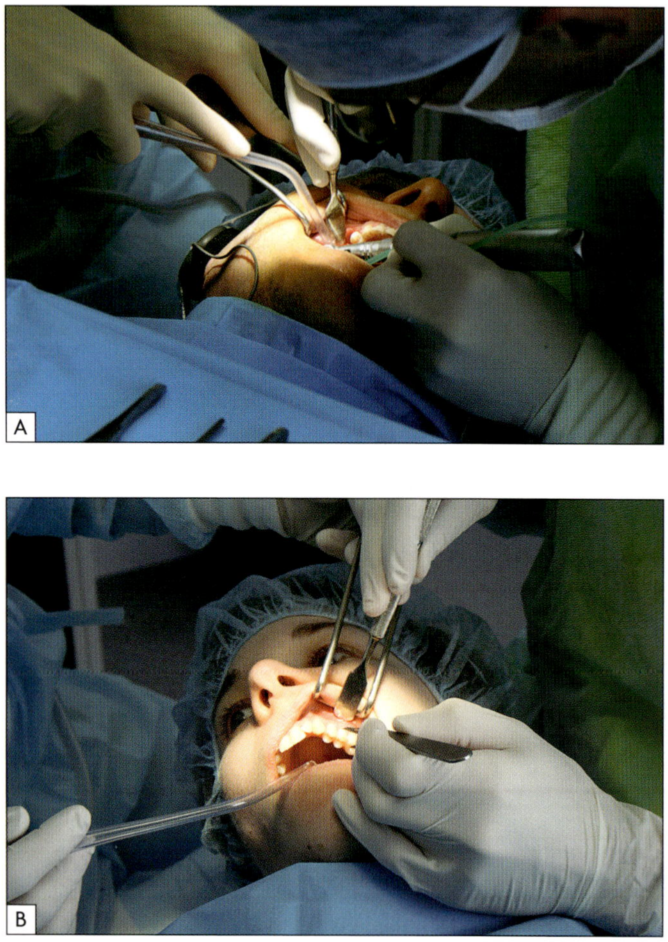

Figure 6.7 **Maxillaire.**
A, B : faire tourner la tête du patient pour une meilleure vision selon le site opératoire.

II - Voir au fauteuil

La tête du patient est mobile, souvenons-nous en ! Les erreurs les plus fréquentes au fauteuil en travail à quatre mains sont souvent des torsions dues à l'oubli de ce paramètre. Il revient donc à l'assistante de faire tourner la tête du patient dans la position qui permettra un meilleur champ de vision pour le praticien.
Chaque mouvement de la tête du patient demandé par le praticien doit être accompagné immédiatement par le réglage du scialytique ***(fig. 6.9)***. Les ombres portées sont extrêmement désagréables pour l'opérateur (mains, instruments, têtes du praticien ou de l'assistante).

L'assistante se sert d'un miroir, de l'aspiration, d'écarteurs pour éloigner du champ opératoire les joues, la langue, les lèvres et parfois le lambeau soulevé après incision ***(fig. 6.10)***. L'assistante doit également s'assurer que l'éclairage est dans la meilleure position.
Elle veille à nettoyer le champ opératoire et le miroir avec, par exemple, une irrigation d'eau oxygénée suivie de chlorhexidine ***(fig. 6.11)***, et à maintenir les lambeaux avec les écarteurs au cours de l'intervention.
Son angle de vue permet de guider l'axe de forage par exemple ***(fig. 6.12)***.

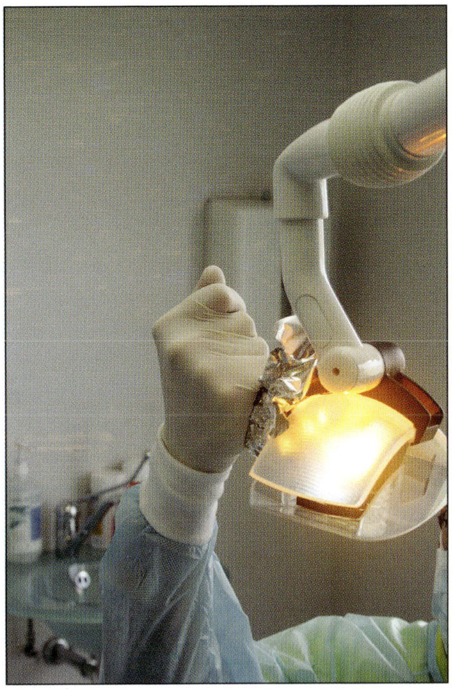

Figure 6.8 Gérer l'éclairage est une des tâches essentielles.

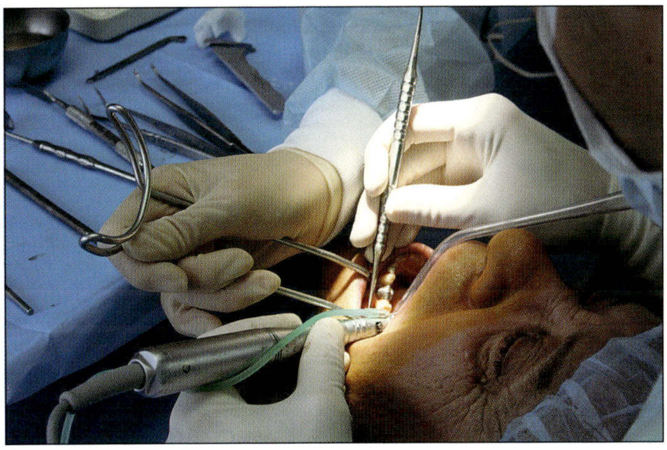

Figure 6.9 La bonne position de l'écarteur permet d'avoir un champ dégagé.

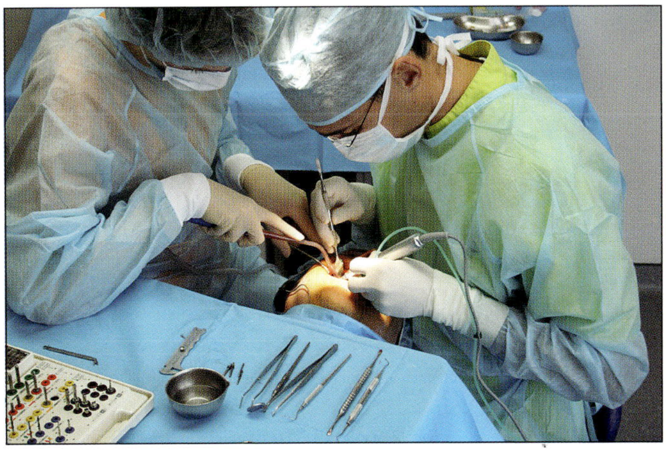

Figure 6.10 Irrigation par l'assistante.

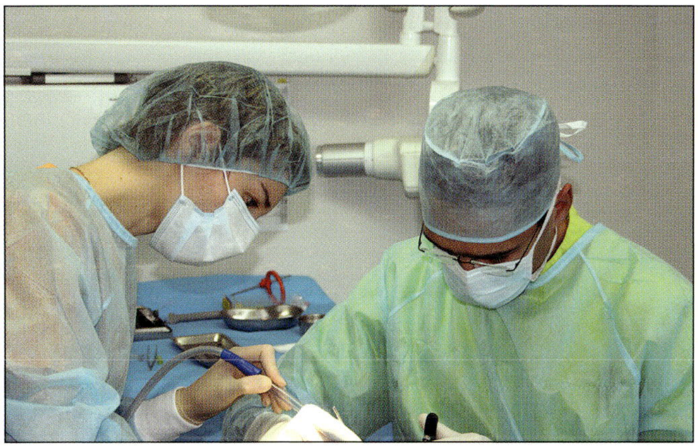

Figure 6.11 L'assistante est attentive au déroulement de l'intervention.

III - Passer les instruments *(fig. 6.13)*

En aucun cas le transfert des instruments ne doit se faire à la verticale de la cavité buccale ou des yeux.

L'assistante présente les instruments de façon à ce que le praticien n'ait pas à lever les yeux du champ opératoire. Le praticien souhaite parfois choisir le type d'instruments que l'aide opératoire devra passer (les forets par exemple). Il est donc essentiel de connaître le fonctionnement des instruments rotatifs et les systèmes de sécurité qu'ils comportent.

Elle a pour responsabilité de passer le bon instrument au bon moment et donc de connaître parfaitement les procédures et protocoles opératoires.

La partie travaillante des instruments est passée de façon fonctionnelle c'est-à-dire prête à être utilisée.

Il y a deux types de maintien d'instrument :

- le maintien en porte-plume : ils sont passés avec la partie travaillante dirigée vers le champ opératoire. (instruments rotatifs) ;
- les instruments de paume : ils sont passés le manche dirigé vers le praticien (seringue, bistouri...).

> **Remarque : il est important d'établir un code entre praticien et assistante pour rendre plus efficace la communication technique *(fig. 6.14)*.**

L'assistante opératoire passe les instruments de manière vive et ferme avec le pouce et l'index et les reprend avec le petit doigt et les repasse avec le pouce et l'index. Le passage ferme appelé « tap/tap » permet au praticien de ne pas lever les yeux du champ opératoire tout en étant sûr que l'instrument est stable dans sa main.

Durant les périodes de travail, l'assistante avec sa main libre peut et doit nettoyer les instruments après leur utilisation en les trempant dans une coupelle de sérum physiologique par exemple *(fig. 6.15)*.

Tout instrument tombé au sol reste au sol ! Il sera récupéré par l'assistante « non équipée stérile » qui passera un instrument stérile grâce au déconditionnement adéquat.

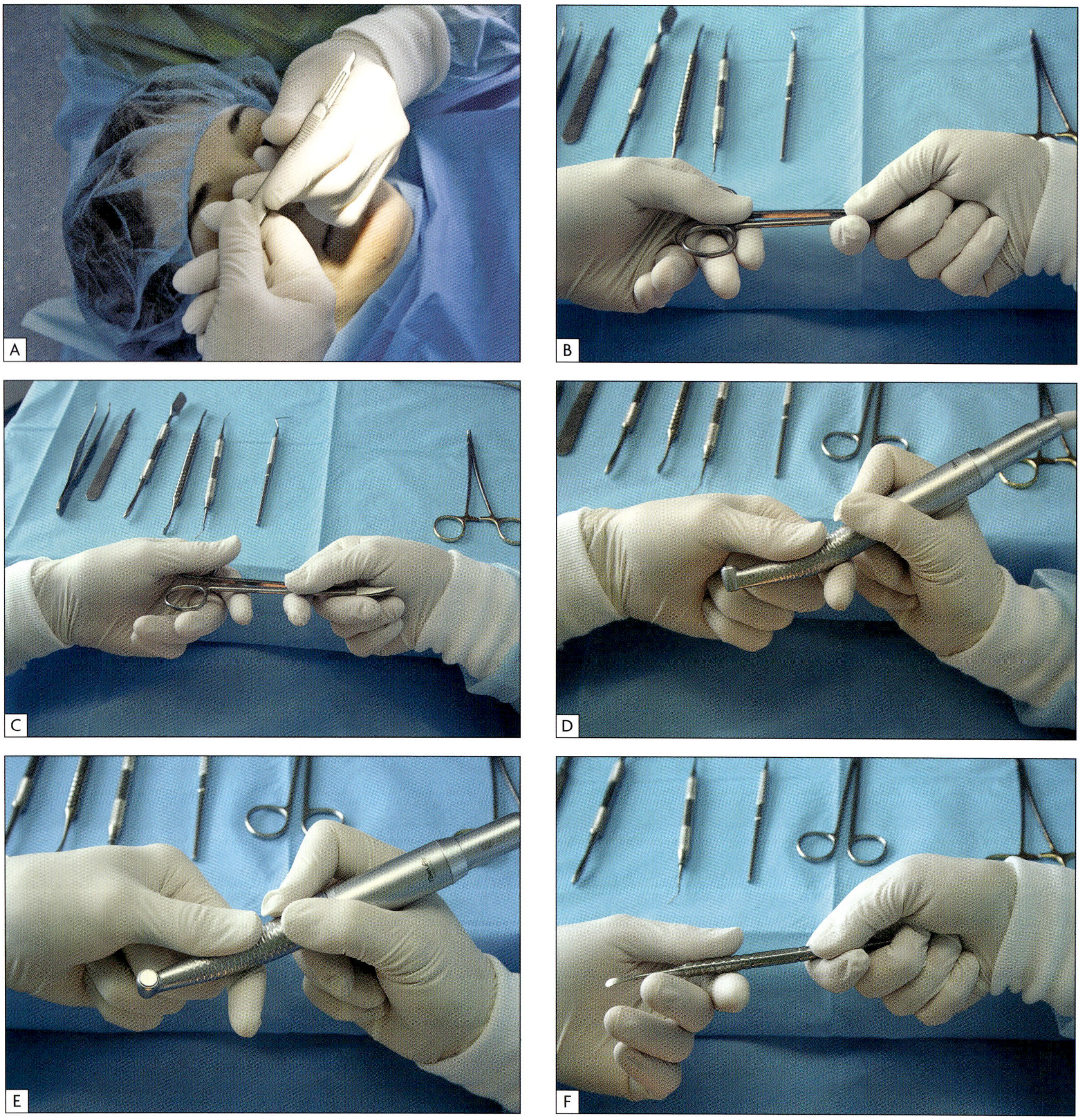

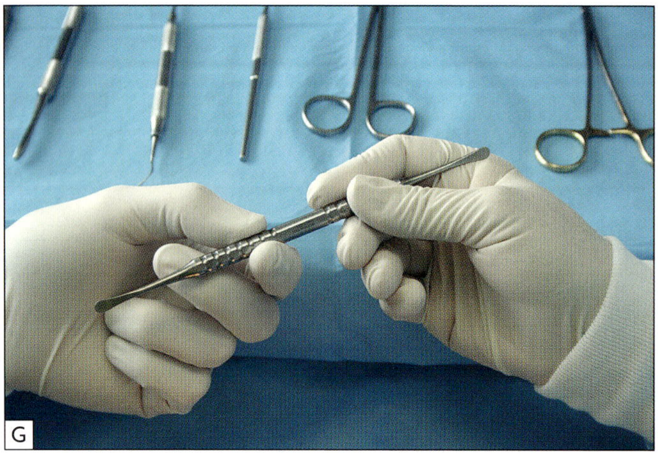

Figure 6.12 **Transfert des instruments.**
A : mauvais passage d'instrument au-dessus du visage du patient.
B : passage d'instrument partie travaillante prête à être utilisée.
C : passage « tap/tap ».
D : passage de l'instrument rotatif dit « en porte-plume ».
E : vue rapprochée du passage d'instrument rotatif.
F, G : passage d'un instrument de paume.

L'aide opératoire peut intervenir à des moments clés de l'intervention pour améliorer la qualité de travail du praticien mais aussi lui éviter une fatigue supplémentaire en l'obligeant à quitter le champ opératoire. Elle peut tenir le fil de suture durant la réalisation des points, couper ces mêmes fils le point réalisé... chaque geste mérite d'être appris et travaillé ensemble pour un travail d'équipe efficace *(fig. 6.16)*.

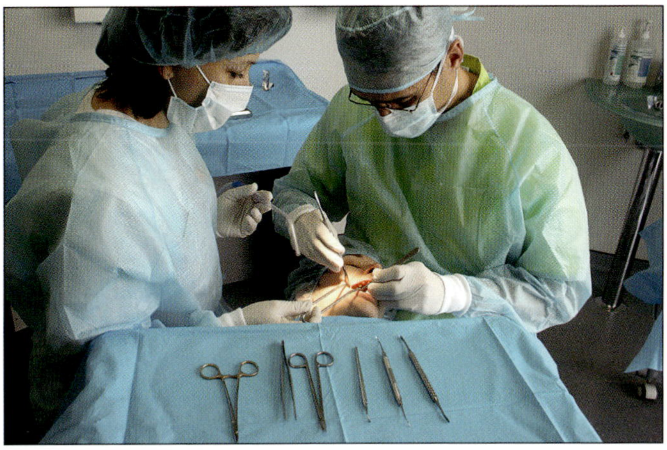

Figure 6.13 Répartition des champs opératoires.

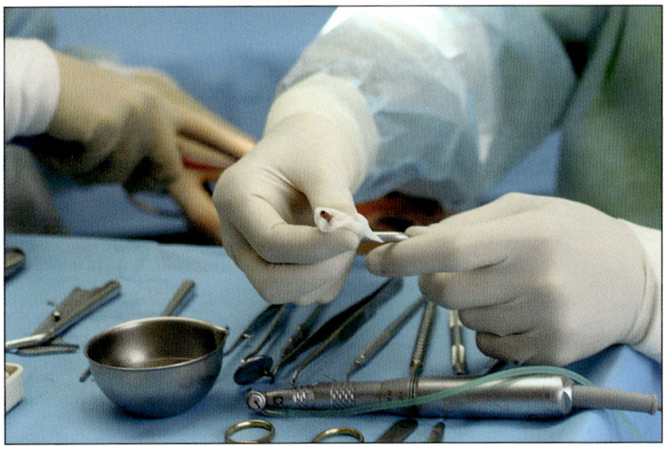

Figure 6.14 Prise en charge par le praticien de l'essuyage de certains instruments.

IV - Technique pour l'aspiration

L'aspiration joue un rôle important dans le bon déroulement d'une intervention. Le patient, souvent couché pour l'intervention, a besoin de se sentir en sécurité par rapport aux différents liquides qu'il pourrait avaler. Bouger la langue par réflexe de déglutition peut gêner l'opérateur et même, dans certain cas, augmenter le stress déjà présent chez le patient.
On peut utiliser une canule chirurgicale fine (demandant plus de réactivité) ou épaisse (pouvant servir d'écarteurs) selon les directives de l'opérateur.
L'assistante doit être capable d'utiliser une canule d'aspiration tant avec la main droite qu'avec la main gauche *(fig. 6.17)*.
L'aspiration chirurgicale est tenue comme un stylo ou en prise paume/pouce (position levier).
L'assistante n'appuie jamais l'aspiration sur le champ opératoire, ni contre les dents, mais à environ 5 mm du champ opératoire.
Éloigner les tissus permet de garder une aspiration efficace, d'éviter le bruit désagréable de l'aspiration des tissus mous mais surtout d'éviter de créer un hématome. Il est aussi préférable de porter attention aux commissures des lèvres par exemple qu'il est possible de blesser lors de l'intervention. On pourra utiliser une compresse stérile pour poser la canule contre la lèvre.
La canule sera placée en vestibulaire parallèle et en dessous du plan d'occlusion quand le champ est à gauche de la mandibule en vision directe.
Quand le champ est à droite, procéder comme précédemment, mais à l'inverse.
Quand le travail est au maxillaire supérieur : prendre garde de nettoyer le miroir quand le praticien est en position indirecte. L'aspiration est placée derrière le miroir en rétractant la joue.
On peut également décider d'un principe de fonctionnement. Par exemple, vous pouvez vous entendre que le côté droit du champ d'intervention est la zone prise en charge par le praticien et que le côté gauche du champ opératoire est à la responsabilité de l'aide opératoire.

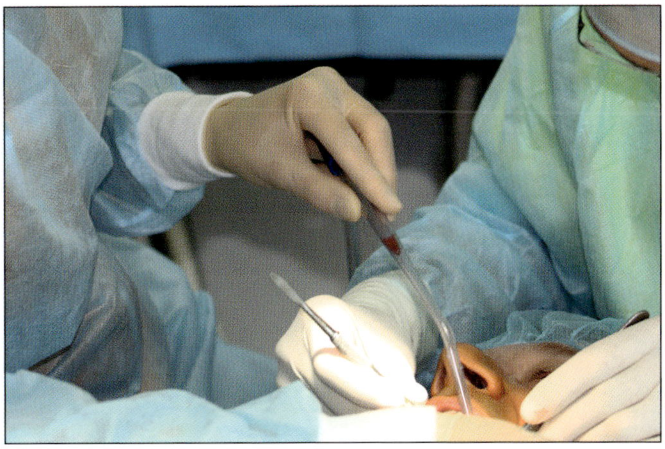

Figure 6.15 Une aspiration efficace est essentielle.

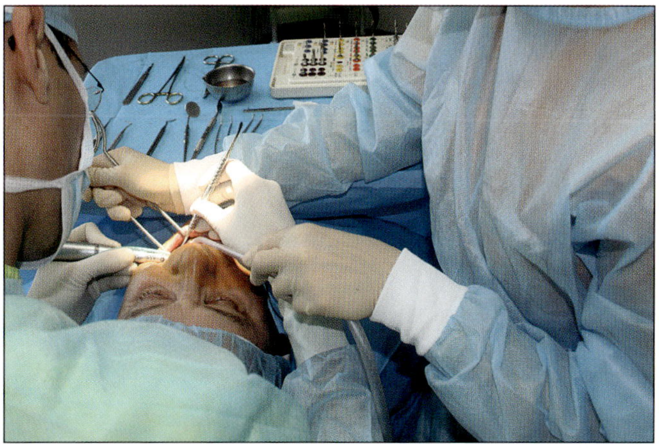

Figure 6.16 Savoir utiliser les deux mains pour écarter et aspirer.

V - Attitude au bloc opératoire durant l'intervention

Il existe quelques recommandations sur le comportement en bloc opératoire des membres d'une équipe soignante :

- ne pas être plus nombreux que le strict nécessaire. La quantité de bioparticules[1] est directement proportionnelle au nombre de personnes présentes ;
- opérer le plus rapidement possible selon la procédure ; éviter de façon importante la sollicitation des défenses naturelles trop longtemps ;
- ne pas frotter les pieds sur le sol auprès de la table d'intervention pour éviter l'électricité statique ;
- ne pas parler inutilement (projection de particules) ;
- ne pas travailler comme aide opérateur si l'assistante est enrhumée ou présente une infection cutanée ;
- éviter les mouvements inutiles et les fermetures de portes intempestives ;
- ne plus bouger de son poste une fois l'intervention commencée ;
- manipuler les champs opératoires tissus durant l'intervention si il y a lieu avec soin.

Il ne peut y avoir de complicité entre deux opérateurs sans une parfaite connaissance des procédures techniques et des comportements en adéquation avec les besoins opératoires qualitatifs du praticien. Savoir travailler en ménageant les forces de chacun, prendre soin du patient en faisant en sorte que l'intervention se passe dans les meilleures conditions demeurent des priorités. Le travail à quatre mains est un ballet, le chef d'orchestre bat la mesure, l'assistante connaît la partition et donne toute la justesse à un moment thérapeutique d'exception. Travailler à quatre mains, c'est aussi travailler à deux têtes.

1. Nombre de particules en fonction des mouvements des opérateurs (P. Toubon) :
– immobilité assis ou debout = 100 000
– mouvements légers tête et mains = 500 000
– mouvement de tout le corps = 1 000 000

Lectures conseillées

AFNOR. NF EN 285. « Stérilisation. Stérilisation à la vapeur d'eau. Grands stérilisateurs ». 1997.

AFNOR. NF EN 29001 (ISO 9001). « Système qualité. Modèle pour l'assurance de la qualité en conception, développement, production, installation et prestations associées. »

AFNOR. NF EN 29002 (ISO 9002). « Système qualité. Modèle pour l'assurance de la qualité en production, installation et prestations associées. »

AFNOR. NF EN 554. « Stérilisation des dispositifs médicaux. Validation et contrôle de routine pour la stérilisation par la vapeur d'eau ». Indice de classement : S98-107. 1995.

AFNOR. NF EN 556. « Stérilisation des dispositifs médicaux – Exigence pour les dispositifs médicaux étiquetés "stérile" ». Indice de classement. 1995.

Direction générale de la Santé. « Circulaire n° DGS/5C/DHO/E2/2001/138 du 14 mars 2001 relative aux précautions à observer lors de soins en vue de réduire les risques de transmissions d'agents transmissibles non conventionnels. »

Farret D (dir.). *Hygiène des mains. Guide de bonnes pratiques*. Paris : CLIN Paris-Nord, 2001 (3e éd.).

« Hygiène et asepsie », dans *Implant, AOS, Clinic, Cahier de prothèse*. Numéro transversal. Rueil-Malmaison : Éditions CdP, 2004.

Micoud M. (dir.). *Guide de bonnes pratiques de désinfection des dispositifs médicaux*. [Paris :] Conseil supérieur d'Hygiène publique de France, section prophylaxie des maladies transmissibles. Comité technique national des infections nosocomiales et des infections liées aux soins, [s.d.].

Ministère de la Santé, Direction générale de la Santé, Conseil supérieur d'Hygiène publique de France, Comité technique national des infections nosocomiales et des infections liées aux soins. *Guide de prévention des infections liées aux soins en chirurgie dentaire et stomatologie*. Paris : juillet 2006 (2e éd.).

Missika P, Drouhet G. *Hygiène, asepsie, ergonomie, un défi permanent*. Rueil-Malmaison : Éditions CdP, coll. « JPIO », 2001.

Saurat J.-H. *Dermatologie-Vénéréologie*. Paris : Masson, 2001.

Zeitoun R. *Asepsie en implantologie. Guide pratique*. Paris : L'Information dentaire, 2008.

Achevé d'imprimer en février 2011
par l'imprimerie L.E.G.O.
Dépôt légal : Octobre 2008

Imprimé en Italie